André Uzulis

FITNESS WANDERN.

Wie Du beim Wandern effektiv in Form kommst

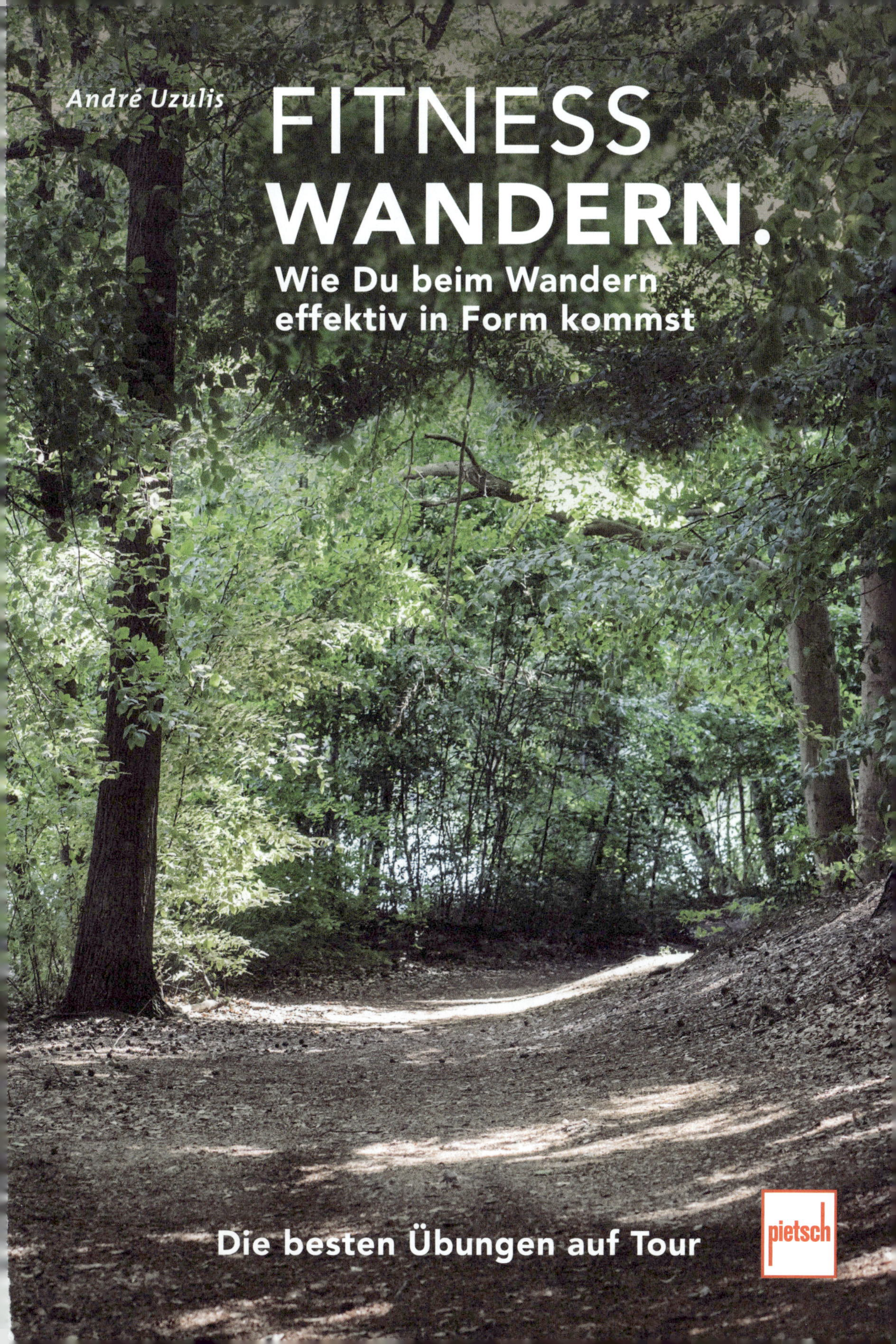

Die besten Übungen auf Tour

pietsch

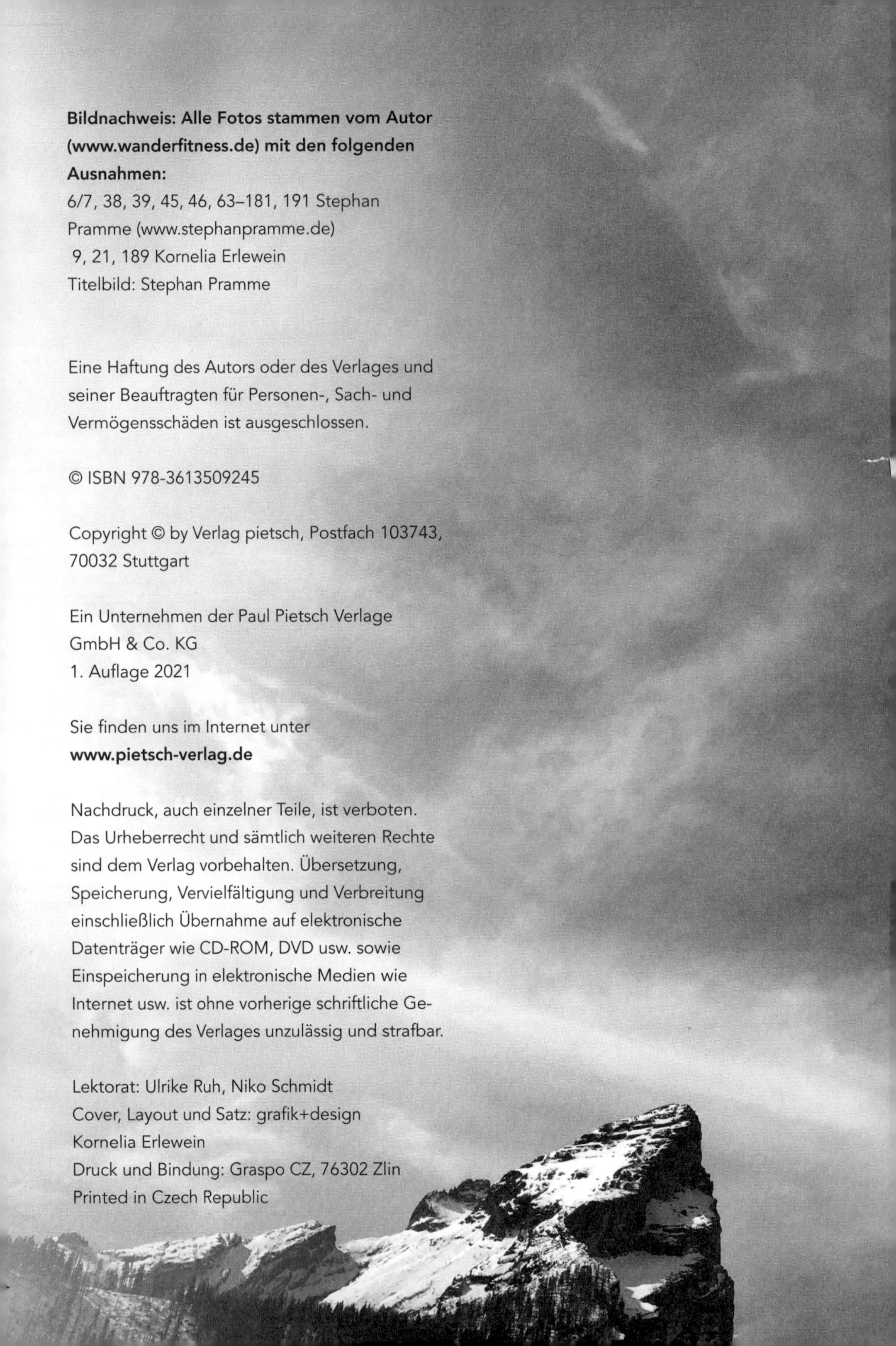

Bildnachweis: Alle Fotos stammen vom Autor (www.wanderfitness.de) mit den folgenden Ausnahmen:
6/7, 38, 39, 45, 46, 63–181, 191 Stephan Pramme (www.stephanpramme.de)
9, 21, 189 Kornelia Erlewein
Titelbild: Stephan Pramme

© ISBN 978-3613509245

Ein Unternehmen der Paul Pietsch Verlage GmbH & Co. KG
1. Auflage 2021

Sie finden uns im Internet unter
www.pietsch-verlag.de

Lektorat: Ulrike Ruh, Niko Schmidt
Cover, Layout und Satz: grafik+design Kornelia Erlewein
Druck und Bindung: Graspo CZ, 76302 Zlin
Printed in Czech Republic

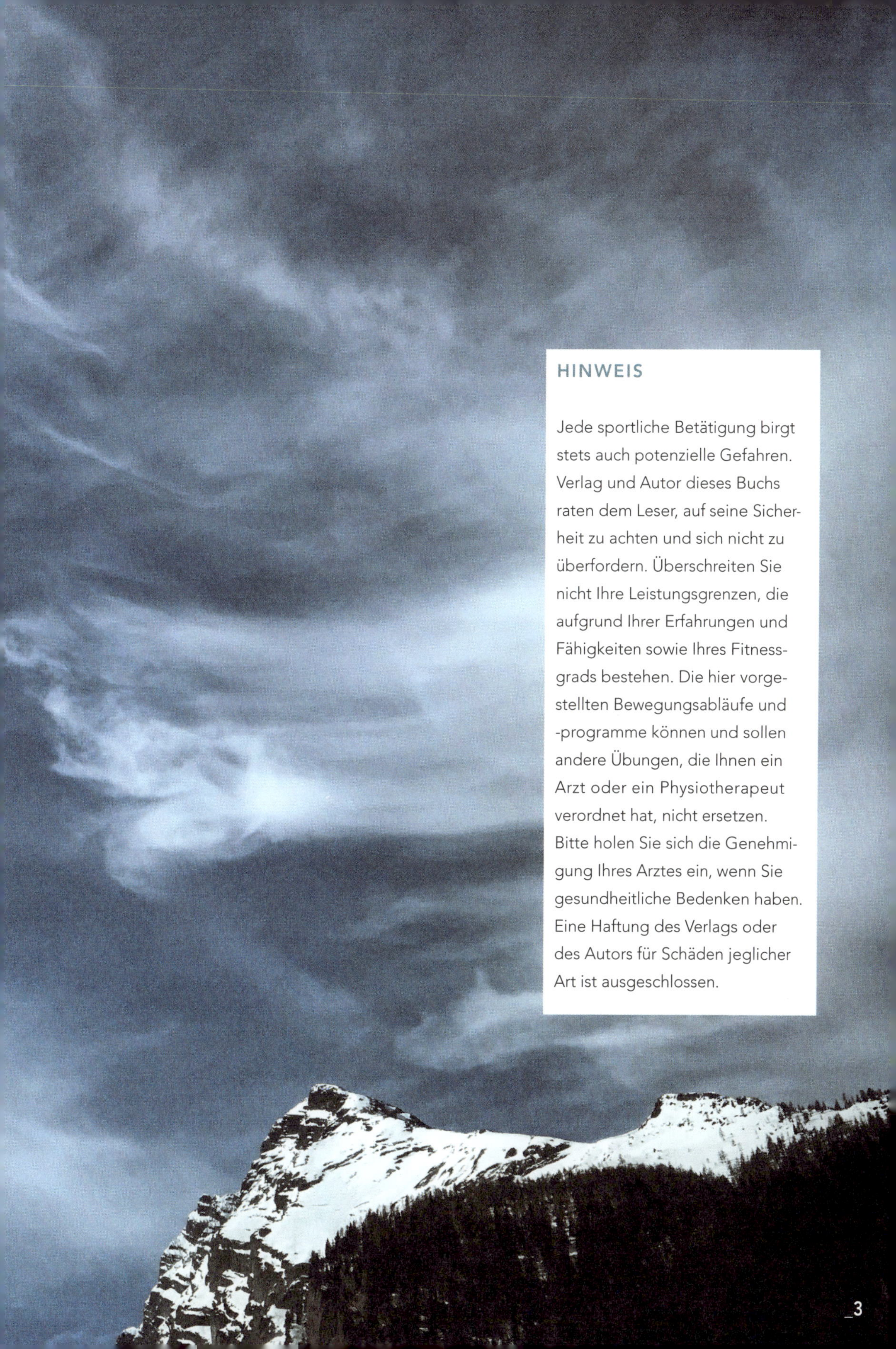

HINWEIS

Jede sportliche Betätigung birgt stets auch potenzielle Gefahren. Verlag und Autor dieses Buchs raten dem Leser, auf seine Sicherheit zu achten und sich nicht zu überfordern. Überschreiten Sie nicht Ihre Leistungsgrenzen, die aufgrund Ihrer Erfahrungen und Fähigkeiten sowie Ihres Fitnessgrads bestehen. Die hier vorgestellten Bewegungsabläufe und -programme können und sollen andere Übungen, die Ihnen ein Arzt oder ein Physiotherapeut verordnet hat, nicht ersetzen. Bitte holen Sie sich die Genehmigung Ihres Arztes ein, wenn Sie gesundheitliche Bedenken haben. Eine Haftung des Verlags oder des Autors für Schäden jeglicher Art ist ausgeschlossen.

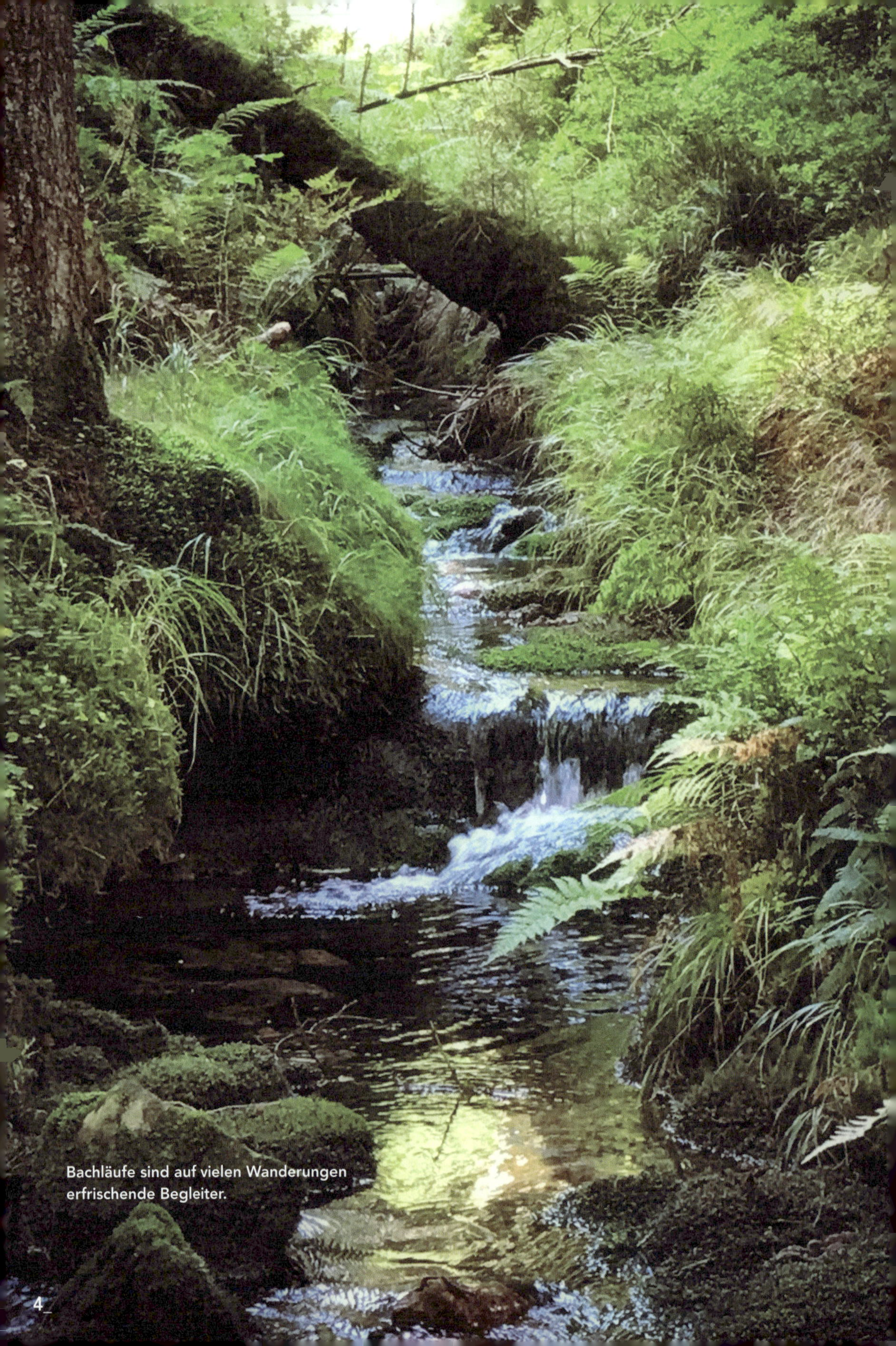

Bachläufe sind auf vielen Wanderungen erfrischende Begleiter.

Vorwort

Wandern ist in Deutschland Trendsportart Nummer eins. Gut 40 Millionen Menschen schnüren hierzulande regelmäßig die Wanderschuhe und begeben sich auf einen Abschnitt eines Wanderwegenetzes, das weltweit seinesgleichen sucht: Rund 400.000 Kilometer Wanderwege gibt es in der Bundesrepublik – das ist so lang wie zehnmal um die Erde.

Die positiven physischen und psychischen Effekte des Wanderns sind inzwischen bis ins Detail erforscht. Bei wohl keiner Sportart steht der Nutzen in einem so optimalen Verhältnis zum Aufwand. Die positiven Effekte stellen sich schon nach ein paar hundert Metern ein. Dabei ist Wandern auch noch die einfachste Sportart der Welt. Im Grunde kann sie jeder Mensch betreiben. Die Schwierigkeitsgrade des Wandern lassen sich mühelos variieren und steigern: Länge der Strecke, Beschaffenheit des Weges, Steigungen, Geschwindigkeit des Gehens, Gewicht des Rucksacks. Von der kleinen Runde durch das Naturschutzgebiet am Stadtrand bis zum organisierten 100-Kilometer-Marsch in 24 Stunden oder zum Fernwandern über die Alpen, in den Appalachen, auf dem Olavsweg in Norwegen oder nach Santiago de Compostela – wirklich jede Leistungsklasse findet eine passende Tour. Dazu ist die Natur, in der man sich bewegt, immer geöffnet. Sie nimmt auch keinen Mitgliedsbeitrag. Sie verdient nur Rücksicht und Respekt.

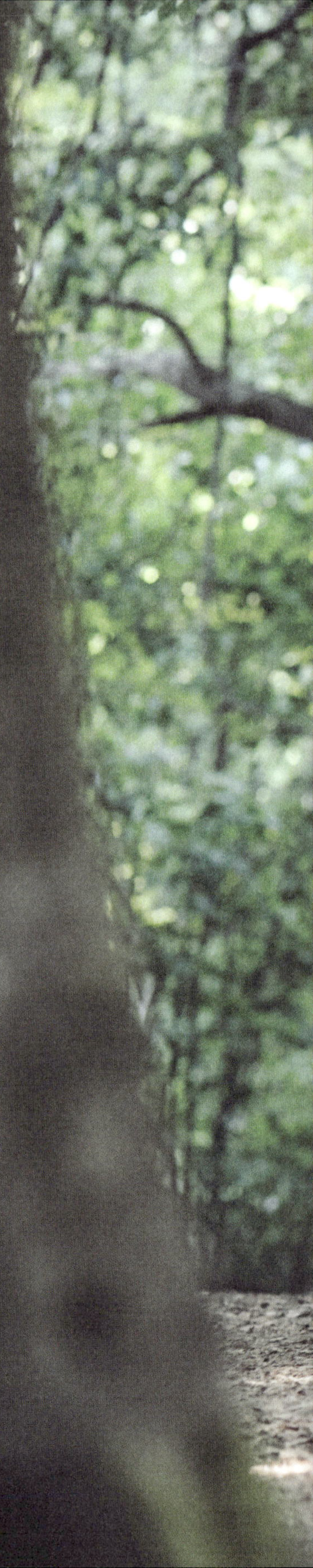

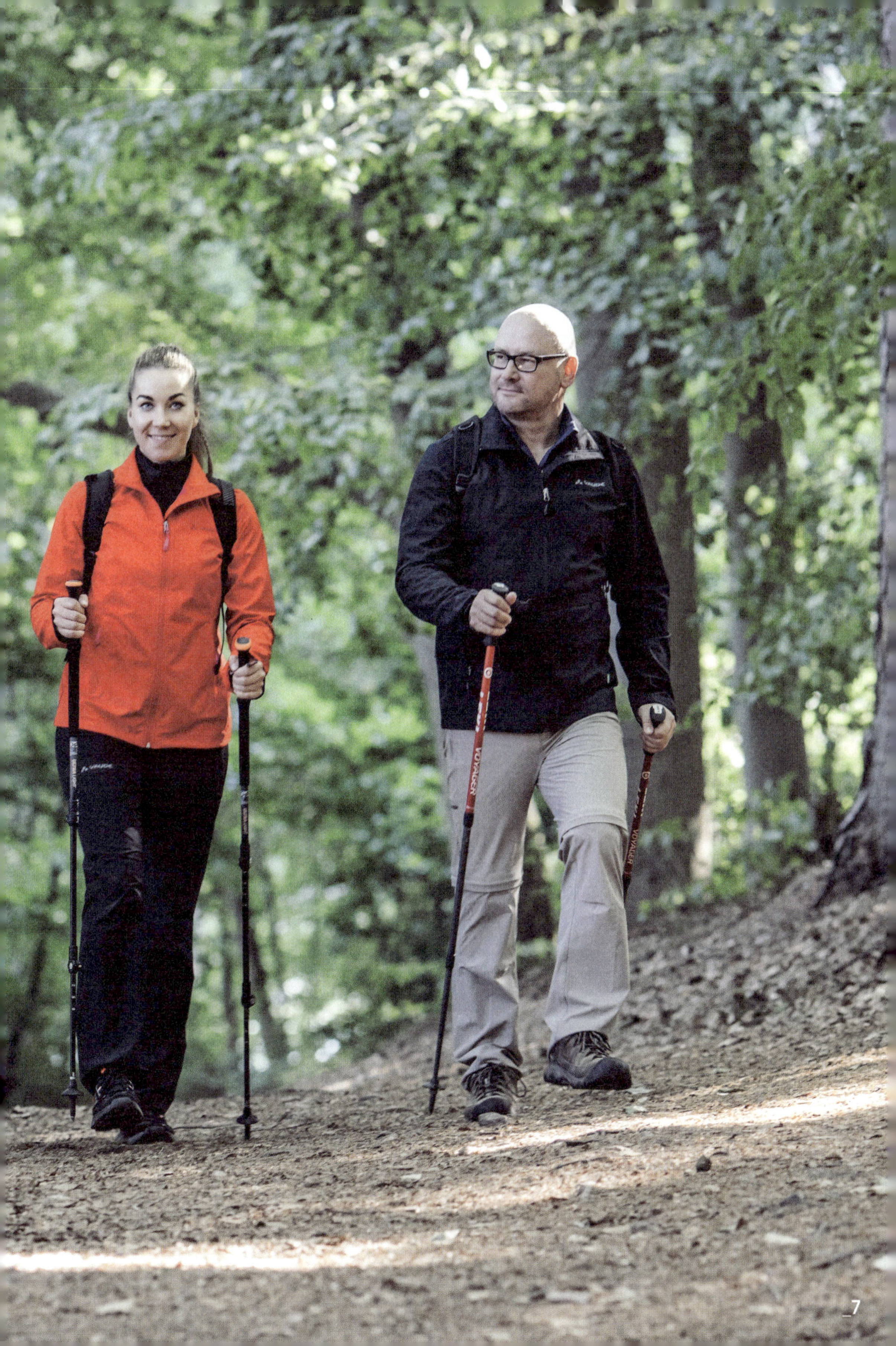
VOYAGER

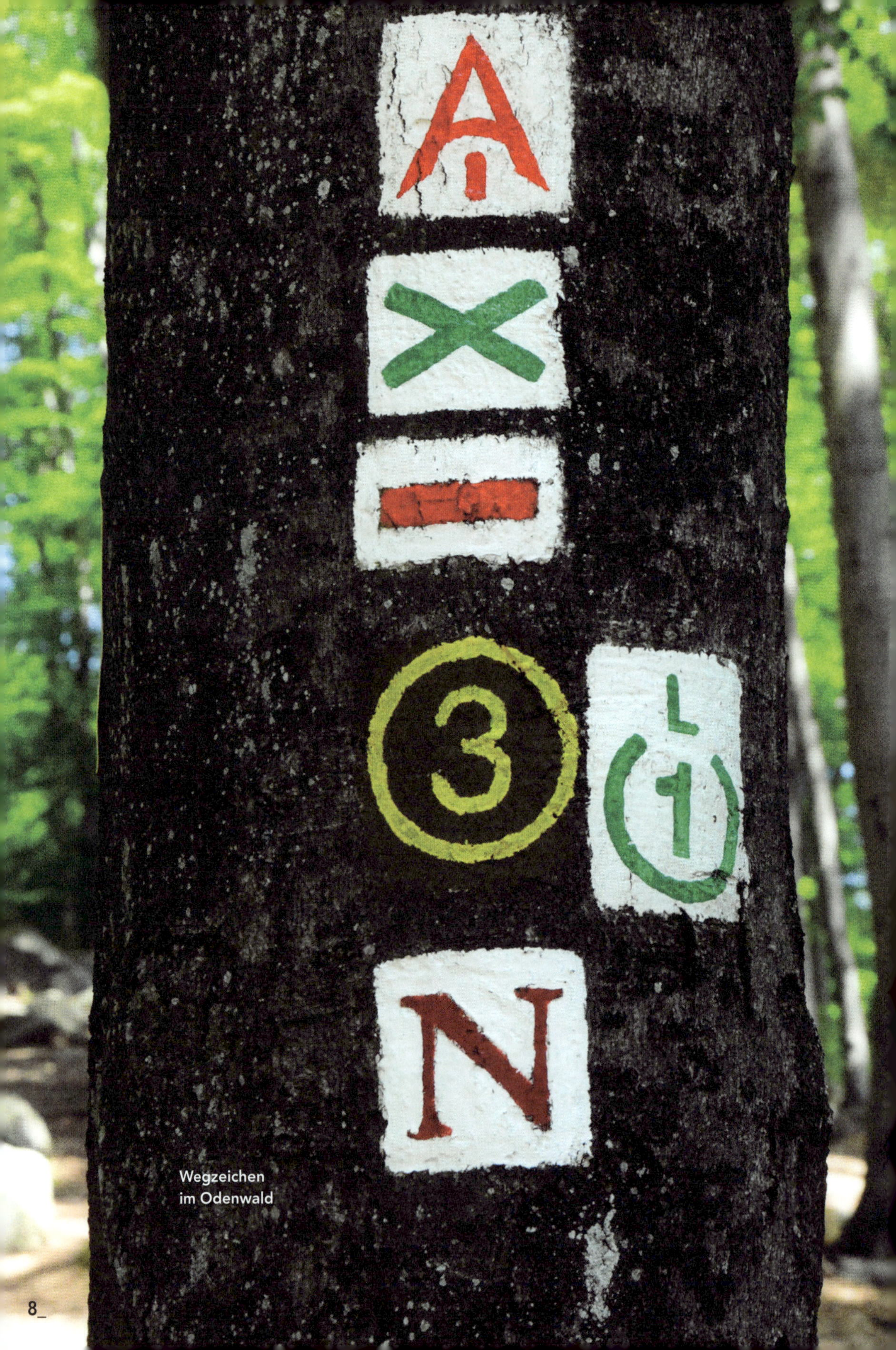

Wegzeichen
im Odenwald

Ist schon das Wandern an sich die ideale Ausdauersportart für alle Fitnesslevel, so wird aus der Kombination von Wandern und Gymnastikübungen ein perfektes Ganzkörpertraining. Wer wandert und sich zwischendurch systematisch reckt und streckt, tut nicht nur etwas für Herz und Kreislauf, sondern auch für Muskeln und Bänder, für seine Koordination und für die Beweglichkeit.

Dieses Buch bringt die beliebtesten Sportarten in Deutschland – Wandern und Fitnesstraining – zusammen. Es ist eine Einführung ins Wandern und zugleich eine Anleitung zu einer darüber noch hinausgehenden gesunden Bewegung an frischer Luft. Die vorgeschlagenen Übungen entstammen dem Funktionellen Training, dem Yoga, dem Pilates, dem Qigong und der Rückengymnastik. Sie sind allesamt millionenfach erprobt.

Das Schöne ist: Fitnesswandern braucht nur ganz wenig Ausrüstung und keine speziellen Vorkenntnisse. Das, was man zum Wandern und zum Fitnesstraining wissen muss, wird auf den folgenden Seiten vermittelt. Es geht nicht nur um die praktischen Seiten beider Sportarten, sondern auch um ihren geschichtlichen und kulturellen Hintergrund. Ein Katalog von Übungen, die man praktisch überall und jederzeit auf einer Wanderung ausführen kann, lädt dazu ein, sich das herauszupicken, wozu man Lust hat. Die Freude an der Bewegung steht im Vordergrund. Es gibt kein Muss und keine Leistungsvorgaben. Wer gern nach einem kurzweiligen Programm trainieren möchte, findet im Anschluss an den Übungsteil ein Angebot zu speziellen Zirkeln, die die vorausgegangen Übungen sinnvoll nach bestimmten Kriterien sortieren. Fitnesswandern eignet sich für alle Altersklassen vom Jugendlichen bis zum Senior und vom Bewegungsmuffel bis zum leistungsorientierten Sportler. Jeder darf sich angesprochen fühlen. Spezielle Voraussetzungen gibt es keine.

Der Mensch und die Natur, der Geist und der Körper – das alles gehört zusammen. Fitnesswandern vereint diese Elemente. Ganz im Sinne der Mystikerin Teresa von Avila (1515–1582), die einmal gesagt hat: »Tu Deinem Leib etwas Gutes, damit Deine Seele Lust hat, darin zu wohnen.« In diesem Sinne wünsche ich allen Fitnesswanderern, egal ob an sanfter Bewegung interessiert oder sportlich-ambitioniert, viel Freude beim Wandern und bei den Übungen – und ein ganzheitliches und wohltuendes, die Gesundheit förderndes Körper- und Naturerlebnis.

Dr. André Uzulis

Hontheim, August 2021

WANDERN *und* FITNESS

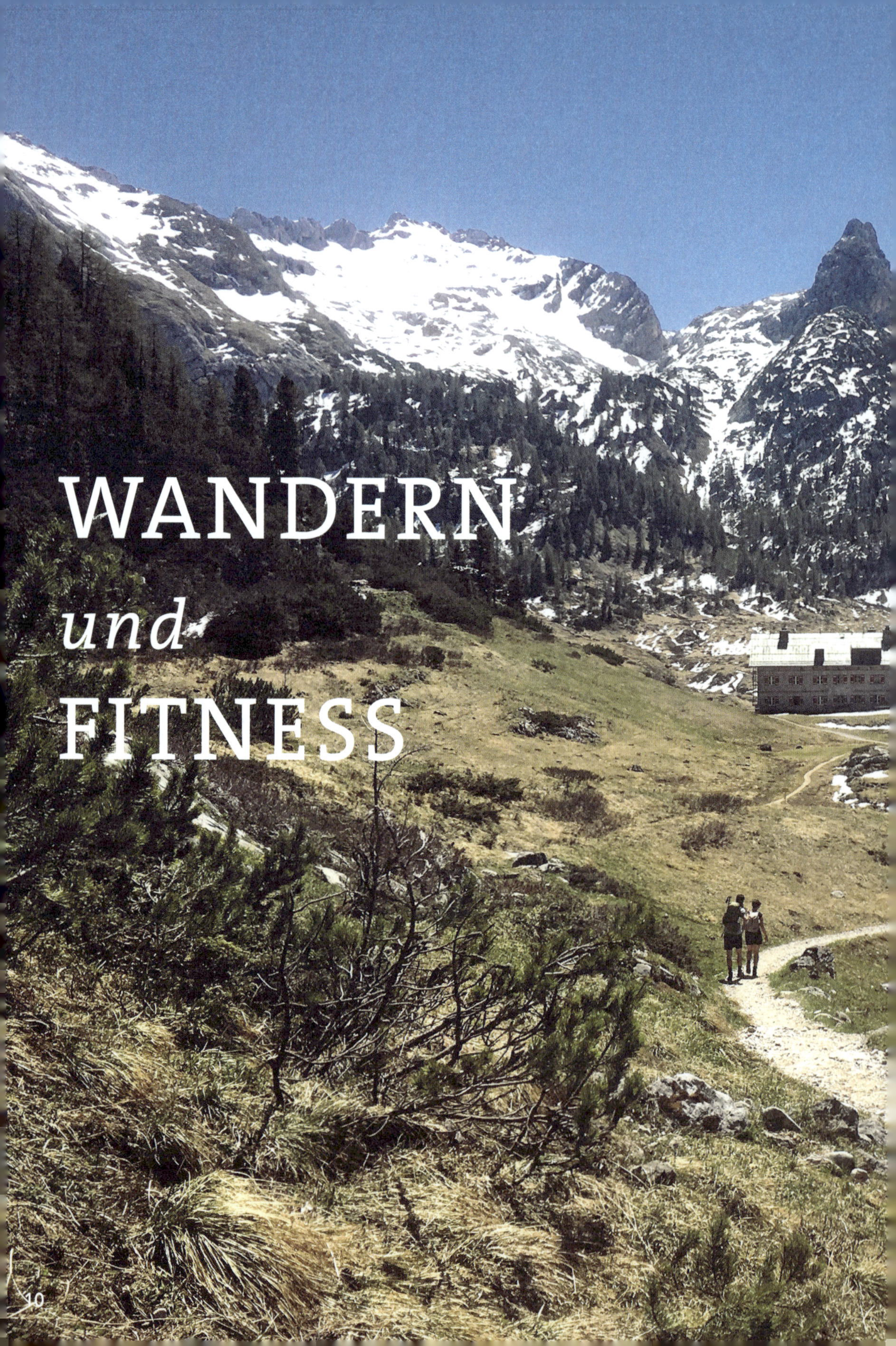

Erster Teil

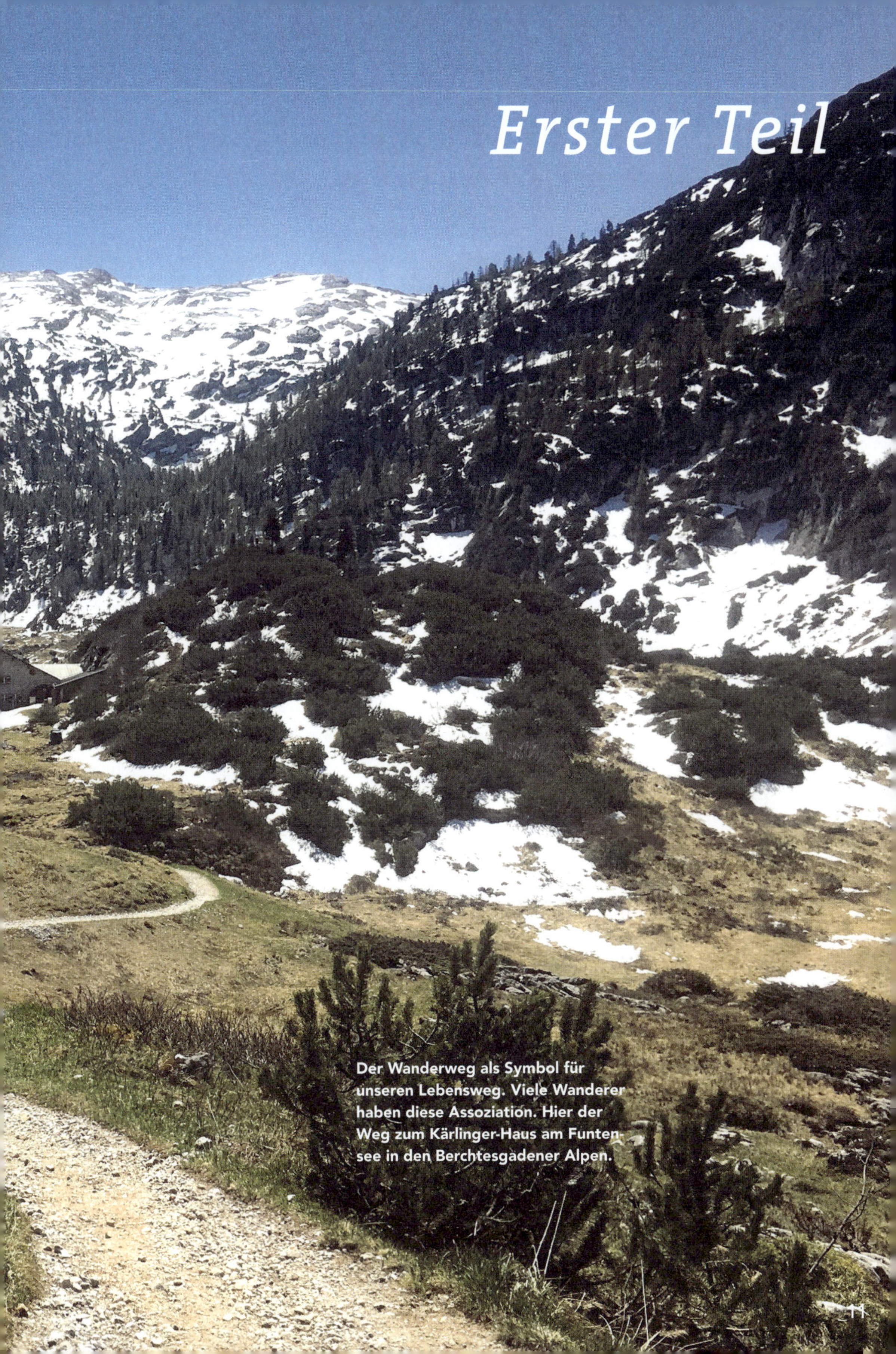

Der Wanderweg als Symbol für unseren Lebensweg. Viele Wanderer haben diese Assoziation. Hier der Weg zum Kärlinger-Haus am Funtensee in den Berchtesgadener Alpen.

WANDERN: *Der beliebteste* SPORT *der Deutschen*

Was ist eigentlich der Unterschied zwischen einem Spaziergang und einer Wanderung? Wie alles in Deutschland, ist auch diese Frage geregelt. Die Antwort gibt der Deutsche Wanderverband, die Dachorganisation der Wander- und Gebirgsvereine:

»Wandern ist Gehen in der Landschaft. Dabei handelt es sich um eine Freizeitaktivität mit unterschiedlich starker körperlicher Anforderung, die sowohl das mentale wie das physische Wohlbefinden fördert. Charakteristisch für eine Wanderung sind:

- *eine Dauer von mehr als einer Stunde,*
- *eine entsprechende Planung,*
- *Nutzung spezifischer Infrastruktur sowie*
- *eine angepasste Ausrüstung.*«[1]

So ist es seit 2010, seit einer repräsentativen Studie des Verbands zum Thema Wandern, festgelegt. Dabei wurde das Wanderverhalten in Deutschland bis ins kleinste Detail ausgeleuchtet. Auf 144 Seiten hält diese Studie ein Datenmaterial vor, das in jeder Hinsicht beeindruckend ist.

Wenn Wandern derart präzise definiert ist, wie unterscheidet es sich also vom Spazierengehen? Auch dies ist ja eine Form des Gehens. Die Übergänge sind in der Tat fließend. Das Spazierengehen ist ebenso wie das Wandern ein Gegenstand der Forschung, spätestens seit der 2003 verstorbene Schweizer Soziologe und Nationalökonom Lucius Burckhardt Ende der 1970er-Jahre die Promenadologie – die Spaziergangswissenschaft (engl. strollology) – begründet hat. Das ist kein Witz. Burckhardt verstand unter Promenadologie eine kulturwissenschaftliche und ästhetische Methode, die Bedingungen der Wahrnehmung der Umwelt bewusst zu machen und zu erweitern. Diese Spaziergangswissenschaft entstand 1976 aus einem »Ur-Spaziergang« Burckhardts mit Studenten im Schlosspark Riede bei Kassel. In den 1980er-Jahren entwickelte der Soziologe diesen Ansatz im Rahmen seiner Lehrtätigkeit im Fachbereich Stadt- und Landschaftsplanung der Gesamthochschule Kassel weiter.

Im Gegensatz zu einer Wanderung ist ein Spaziergang ungeplant, von kürzerer Dauer und benötigt keine besondere Ausrüstung, abgesehen vielleicht von einem Regenschirm. Die Motivation ist auch eine andere: Der Spaziergänger will sich die Beine vertreten und frische Luft schnappen, während der Wanderer seine Tour als ein Naturerlebnis und als körperliche Herausforderung ansieht.[2]

In der Tat: Wandern hat immer etwas mit »Natur« zu tun. Für 93 Prozent der Bundesbürger bedeutet Natur ganz einfach »Gesundheit und Erholung«, wie das Bundesamt für Naturschutz 2012 herausgefunden hat.[3] Die Motivationen von Wanderern können zwar durchaus unterschiedlich sein, das Naturerlebnis steht aber immer an erster Stelle. Grob zusammengefasst gibt es drei Hauptgründe für das Wandern:

- *aktives Naturerlebnis,*
- *Bewegung/Regeneration/Erholung/Gesundheit/Fitness und*
- *soziale Kontakte/Gemeinschaftserlebnis/Geselligkeit.*[4]

Hinzu kann noch eine weitere Motivation kommen: Das Entdecken von Sehenswürdigkeiten wie Kirchen, Schlösser und Burgen oder der Besuch von Museen oder Infozentren entlang des Wegs. Dieses Buch konzentriert sich auf den gesundheitlichen Aspekt des Wanderns – insbesondere auf den Fitnesscharakter – und versteht Wandern daher als eine sanfte ***Sportart***, mit der eine Steigerung der Fitness erreicht werden und die ein umfassendes Ganzkörpertraining umfassen kann.

Doch woher kommt eigentlich das Wandern? Dass es bekanntlich des Müllers Lust ist, weiß jeder, der das alte Volkslied kennt. Die ersten Wanderer gingen aus beruflichen und aus religiösen Gründen zu Fuß durch halb Europa. Nach den Zunftordnungen war es für das Gros der Handwerksgesellen vom 14. bis ins 19. Jahrhundert eine Pflicht, sich auf Wanderschaft zu begeben. Diese sogenannte Walz nach dem Ende der Lehrzeit war über Jahrhunderte fester Bestandteil eines Handwerkerlebens und Voraussetzung für die Zulassung zur Meisterprüfung. Die Gesellen sollten sich mehrere Jahre lang auf ihrer Wanderschaft Wind um die Nase wehen lassen, fremde Städte und Länder kennenlernen, sich vor allem aber bei ihren Kollegen aus nah und (besser noch) fern neue Arbeitsformen und technische Praktiken abschauen. Die Walz war somit notwendiger Bestandteil einer handwerklichen Innovationsförderung. Weil sie so bedeutend war für die technische und kulturelle Entwicklung, wurde sie 2015 ins immaterielle Welterbe der UNESCO aufgenommen.

Dass ausgerechnet die Müller fleißige Wandergesellen gewesen sein sollen, wie der 1821 entstandene Text des Volkslieds vermuten lässt, ist übrigens ein Irrtum. Die Müller unterlagen gerade ***nicht*** der Zunftordnung und brauchten gar nicht auf die Walz zu gehen. Sie erbten die Mühle von ihrem Vater und blieben zeitlebens bei ihr, was vielfach technische Stagnation und auch eine gewisse Verschrobenheit im Wesen nach sich zog. Viele Jahrhunderte lang waren die Müller, die oft weitab von den Dörfern in ihren abgelegenen Wasser- oder Windmühlen lebten, als finstere Gesellen verschrien, die allerdings manche Privilegien genossen. So wurden sie nicht zum Kriegsdienst eingezogen, weil Mehl Grundnahrungsmittel war und auch in Kriegszeiten zur Verfügung stehen musste. Mühlen waren eben systemrelevant. Sie wurden grundsätzlich vom Landesherrn betrieben und als Lehen an die Müller gegeben.

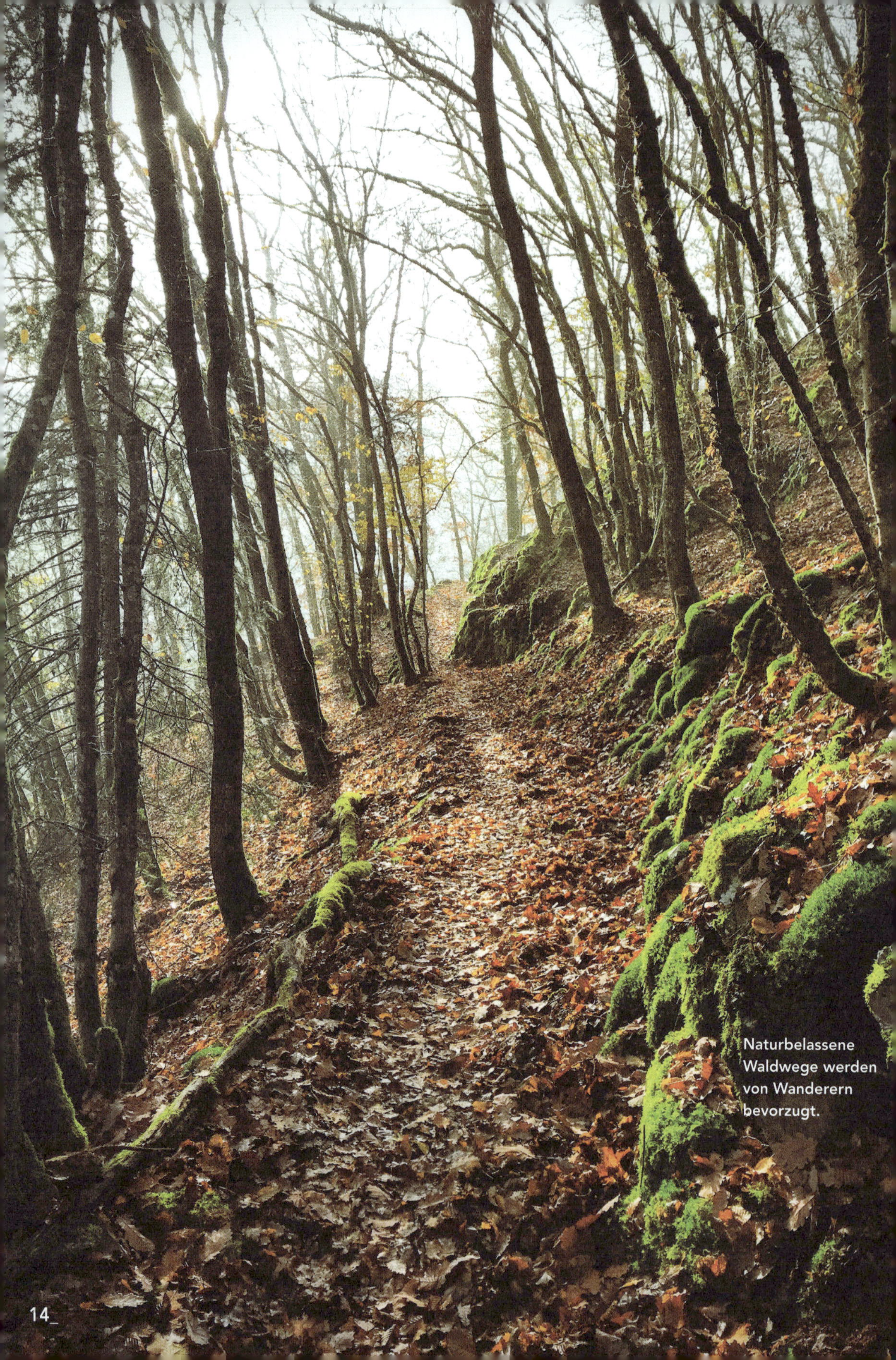

Naturbelassene Waldwege werden von Wanderern bevorzugt.

Für die Bauern gab es den Mühlenzwang: Sie mussten ihr Getreide in einer bestimmten Mühle mahlen lassen und durften nicht zur Konkurrenz gehen. Die Müller hatten also ein sicheres Auskommen und eine Monopolstellung, die ihnen mancher Zeitgenosse neidete. Sie gehörten damit einem sehr sesshaften Berufsstand an und hatten mit Wanderungen nicht viel am Hut.

In den Versen des Volkslieds geht es daher auch gar nicht, wie man meinen könnte, um die Vertreter des Müller-Handwerks. Vielmehr stammen sie von dem deutschen Dichter Wilhelm Müller und wurden 1823 erstmals von Franz Schubert vertont. Die populäre Melodie, die die meisten Menschen im Ohr haben, wenn sie den Titel des Lieds hören, stammt von Carl Friedrich Zöllner aus dem Jahr 1844.

Neben der Walz der Handwerker liegt die zweite Wurzel des Wanderns im Pilgern. Es ging – und geht – dabei um Buße, geistliche Vertiefung, Erfüllung eines Gelübdes oder Dank, in jedem Fall um eine religiöse Motivation. Das Ziel war ein als heilig betrachteter Ort, zum Beispiel das Grab eines religiösen Vorbilds. Seit dem Mittelalter steuerten Christen aus ganz Europa das Heilige Land an. Das Grab Christi war das Pilgerziel Nummer eins. Doch seit die Mameluken 1291 die Kreuzfahrer vertrieben und die Region erobert hatten, war der Zugang versperrt. Man musste sich auf näher liegende Ziele in Europa beschränken. Es waren die Apostelgräber, die nunmehr verstärkt Pilger anzogen: die Gräber von Petrus und Paulus in Rom beispielsweise oder das des Heiligen Jakobus in Santiago de Compostela in Spanien. Es entstand ein Pilgerwegenetz in ganz Europa, das sich schließlich in Spanien bündelte und bei Puente la Reina als ein Strang nach Santiago de Compostela führte. Herbergen boten den Pilgern Unterkunft. Die religiöse Wanderschaft war schon damals ein Massenphänomen. Es wird geschätzt, dass auf der Hauptroute in Nordspanien jährlich 200.000 bis 500.000 Menschen unterwegs waren.[5] Je nachdem woher man kam, konnte eine Pilgerreise nach Santiago sechs Monate oder länger dauern. Der Jakobsweg ist auf seinem letzten, 700 Kilometer langen Abschnitt, seit 1993 UNESCO-Weltkulturerbe.

Vom 17. Jahrhundert an begaben sich junge Adlige auf Bildungsreisen. Auf dieser »Grand Tour« sollten sie ihren Horizont erweitern, ihre Persönlichkeit festigen und Kontakte knüpfen. Sie waren dazu mit dem Schiff, der Kutsche, aber nur manchmal auch zu Fuß unterwegs. Das Wandern aus purer Lust und Freude ist erst eine Erfindung des ausgehenden 18. Jahrhunderts, die sich dann im 19. Jahrhundert voll entfaltete. Das Zufußgehen wurde vom städtischen Bürgertum als bewusste Abgrenzung vom Adel angesehen, die Natur wurde als Ressource für Wohlbefinden und Ursprünglichkeit entdeckt. Wandern war zunächst ein Luxus der Begüterten; Bauern und die wachsende Schicht der Arbeiter hatten weder Zeit noch Motivation, freiwillig die Natur zu entdecken. Für sie waren Fußmärsche bis weit in die zweite Hälfte des 19. Jahrhunderts ohnehin pure Notwendigkeit. Arbeiter gingen zur Arbeit und Bauern (oder besser: ihre Frauen) nicht selten 20 oder 30 Kilometer zum nächsten Markt, um ihre Waren feilzubieten. Wandern dagegen setzt die Trennung von Arbeitswelt und Freizeit voraus – und die trat zuerst im Bürgertum auf.

Mit der Romantik erlebte das Wandern einen ersten Höhepunkt. Unser erwähntes Lied von Wilhelm Müller legt davon Zeugnis ab.

Der als »Turnvater« bekannt gewordene Friedrich Ludwig Jahn setzte Anfang des 19. Jahrhunderts auf Körperertüchtigung. Bewegung in der Natur und Sport hatten auch handfeste volkspädagogische und militärische Gründe. Mit den preußischen Heeresreformen sollte die gesamte Bevölkerung auf die Kriege des 19. Jahrhunderts vorbereitet werden. Wer gut wandern kann, kann als Soldat auch gut marschieren. Das Wandern wurde in national eingestellten bürgerlichen Kreisen zu einer der beliebtesten Freizeitbeschäftigungen. Die Erfindung des Tourismus in England trug ihren Teil dazu bei, dass das Wandern immer beliebter wurde. Die Engländer entdeckten den romantischen Rhein mit seinen Burgen als Reiseziel, sie waren auch die ersten Alpinisten. Zuvor ist kein einziger Bergbauer auch nur auf die Idee gekommen, einen der unwirtlichen Gipfel zu erklimmen. Der erste Alpenverein, der Alpine Club, entstand 1857 in London. Auf der Insel wurde schließlich auch jener englische Landschaftspark erfunden, der eine scheinbar natürliche, in Wahrheit aber hoch idealisierte und künstlich angelegte Natur vor die Haustür der Landsitze holte, in der sich erbaulich lustwandeln ließ.

Die Eisenbahn, die sich in der zweiten Hälfte des 19. Jahrhunderts als Massenverkehrsmittel etablierte, hatte entscheidenden Anteil am Boom des Wanderns. Denn plötzlich war von den wachsenden Städten das, was wir heute Naherholungsgebiete nennen, im Nu zu erreichen. Damit zeigte sich auch, warum Deutschland das ideale Wanderland ist: Von buchstäblich jeder Stadt aus ist ein Mittelgebirge, eine Seenplatte, eine Heidelandschaft, ein Flusstal oder ein anderes attraktives Wanderziel in maximal einer Stunde mit der Eisenbahn zu erreichen, mit dem Auto wurde es später noch einfacher.

Weil die Deutschen das Vereinsleben schätzen, blieb es nicht aus, dass schnell vielerorts Wandervereine gegründet wurden. 1864 entstand der erste, der Badische Schwarzwaldverein. Heute sind im Deutschen Wanderverband 58 Gebietsvereine zusammengeschlossen, von »A« wie »Alz-Ruperti-Wanderwege-Verein e.V.« bis »W« wie »Wiehengebirgsverein Weser-Ems e.V.«. Alles in allem sind rund 600.000 Menschen Mitglieder in diesen Vereinen.

Als jugendliche Protestgruppe gründeten sich 1900 am Berliner Stadtrand die Wandervögel, die aus ihrem zu eng empfundenen bürgerlichen Elternhaus und aus der Industriegesellschaft ausbrechen wollten und nach Gemeinschaft mit Gleichaltrigen suchten. Die erste Jugendherberge öffnete 1912 in Altena im Sauerland. Die Idee, wandernden Jugendlichen eine Unterkunft auf ihren Touren zu bieten, breitete sich rasch in ganz Europa aus. 1931 gab es bereits 2.600 Jugendherbergen auf unserem Kontinent. Damit begann auch die Geschichte der Wanderinfrastruktur. Die ersten als solche benannten Wanderwege wurden noch vor 1900 angelegt und ausgewiesen.

Die Naturfreunde, die 1895 in Wien entstanden, richteten sich an Arbeiter, denen sie Erholung in der Natur und Bildung versprachen. Arbeitern war der Zugang zu den etablierten Wander-, Berg- und Sportvereinen verwehrt. 1905 bildete sich die erste deutsche Naturfreunde-Ortsgruppe in München. Die Nationalsozialisten schalteten die Wandervereine gleich oder verboten sie. Das Wandern bekam eine völkische Prägung und im Rahmen der Aufrüstung einen wehrsportlichen Charakter.

Nach den Erfahrungen des Dritten Reichs und dem Zweiten Weltkrieg sollte das Wandern der Völkerverständigung dienen. 1950 wurde unter anderem auch von den deutschen Wander- und Gebirgsvereinen die Europäische Wandervereinigung gegründet, die für ein vereintes und friedliches Europa eintrat. In der DDR hingegen blieben die traditionellen Wandervereine verboten, stattdessen entstanden sozialistische Wandervereine. Sie waren im Gegensatz zu den kulturell und auf Naturschutz ausgerichteten westdeutschen Vereinen eher an Sport und Leistung orientiert. Dachorganisation in der DDR war der »Deutsche Verband für Wandern, Bergsteigen und Orientierungslauf« (DWBO).

In jedem Fall wurde das Wandern in West und Ost zu einer beliebten Freizeitbeschäftigung. Das blieb auch nach der Wiedervereinigung so, in deren Folge in den neuen Ländern die alten Wandervereine wiedergründet wurden und neue hinzu kamen. Beim jährlich stattfindenden Deutschen Wandertag treffen sich heute Wanderbegeisterte aus ganz Deutschland. Das spießige Image hat das Wandern spätestens seit der Jahrtausendwende abgelegt. Wandern ist heute ein Megatrend: 56 Prozent der Deutschen ab 16 Jahren oder 40 Millionen Menschen können als aktive Wanderer bezeichnet werden.[6] Damit ist die Natur bei weitem das größte Fitnessstudio Deutschlands.

Der nächstgrößere Sektor folgt mit deutlichem Abstand: Die Fitnessbranche zählte 2019 rund 11,7 Millionen Mitglieder in ihren Studios. 2020 ging diese Zahl wegen der Corona-Pandemie auf 9,8 Millionen zurück.[7] Immerhin 4,4 Millionen Menschen trainierten 2019 mehrmals wöchentlich in einem Studio. An dritter Stelle stehen in Deutschland die Fußballvereine. Sie verzeichnen zusammengenommen sieben Millionen Mitglieder – wobei die Zahl der Aktiven erheblich geringer sein dürfte.

Dass das Wandern in einem weitaus geringeren Maß an einen Verein gebunden ist als beispielsweise das Fußballspielen, zeigt sich daran, dass fast 67-mal mehr Wanderer ihrem Hobby nachgehen als Mitglieder in den Vereinen organisiert sind. Ähnlich groß ist die Diskrepanz zwischen Aktivität und Organisationsgrad nur beim Joggen oder beim Schwimmen. Nicht zu vergleichen mit dem Wandern sind jedoch die absoluten Zahlen bei diesen Sportarten, die deutlich unter denen der Wanderer liegen.

2020 gingen rund 12,1 Millionen Männer und 9,9 Millionen Frauen in Deutschland häufig oder zumindest ab und zu joggen oder machten Wald- oder Geländeläufe.[8] Im selben Jahr gab es in der deutschen Bevölkerung (ab 14 Jahren) rund 5,7 Millionen Menschen, die angaben, sich ganz besonders für das Schwimmen zu interessierten. Wie viele von ihnen tatsächlich mindestens gelegentlich schwimmen gehen, kann nur geschätzt werden. Der Deutsche Schwimmverband hat 587.000 Mitglieder, also ähnlich viele wie die Wandervereine. Unterm Strich steht fest: Wandern ist die beliebteste aktiv betriebene Sportart in Deutschland.

Schauen wir uns die Wanderer und ihre Vorlieben einmal genauer an. Lange Zeit prägten das Wandern in Westdeutschland Kniebundhosen, karierte Hemden und Filzhüte. Das ist längst vorbei. Heute ist Wandern so beliebt, dass es Outdoor-Klamotten, Wanderschuhe und Zubehör sogar regelmäßig im Discounter zu kaufen gibt. Gerade junge Menschen, auch viele junge Familien, entdecken das Wandern für sich. Die Corona-Pandemie hat angesichts geschlossener Fitnessstudios und Trainingsstätten der Sportvereine im Lockdown zu einer neuen Wanderbegeisterung geführt. Sie ging so weit, dass Wanderparkplätze wegen Überfüllung geschlossen, manche besonders schmale Wanderwege gesperrt und auf einigen anderen wegen des großen Andrangs Einbahnstraßenregelungen eingeführt werden mussten. Auch berichteten Inhaber von Sport- und Outdoor-Geschäften, dass zeitweise Wanderschuhe knapp geworden seien.

Wandern ist zu einer Frage des Lebensstils geworden. Gesundheit und zwanglose Bewegung in der Natur spielen eine immer größere Rolle. Unterstützt wird dieser Trend durch eine Ausrüstungsindustrie, die funktionale Qualität mit einem hohen Lifestylefaktor verbindet und dadurch auch ein jüngeres Publikum anspricht. Der positive Imagewandel des Wanderns und die stetig steigende Nachfrage nach Wanderangeboten ist kein singulärer Trend, sondern eingebettet in eine allgemeine Strömung, in der die Natur einen immer größeren Stellenwert bekommt.[9] Wandern geht einher mit gestiegenem Umweltbewusstsein, mit dem Biotrend und mit einem geänderten Wertebewusstsein. Der Wanderer von heute nutzt die Landschaft aktiv und schafft sich ein neues Bewusstsein für Natur und Umwelt, für Körper und Geist. Die Möglichkeit des Naturerlebnisses korrespondiert mit einem nachhaltigen, umweltbewussten und der Natur gegenüber insgesamt respektvollen Lebensstil.

Die meisten Wanderer in Deutschland sind Best Ager. Sie haben also die Mitte des Lebens überschritten und schnüren bewusst und lustvoll die Wanderschuhe. Mit zunehmenden Alter steigt die Bereitschaft, regelmäßig zu wandern bis zu dem Punkt, ab dem gesundheitliche Gründe das Wandern erschweren oder gar unmöglich machen. In der groß angelegten Wanderstudie von 2010 hat der Deutsche Wanderverband herausgefunden, dass der aktive Wanderer im Durchschnitt 47 Jahre alt ist. Schaut man sich die Alterskohorten an, so findet sich der höchste Anteil an Wanderern zwischen 65 und 74 Jahren (48,9 Prozent), danach nimmt die Wanderaktivität wieder ab.[10] Die wenigsten aktiven Wanderer gibt es in der Altersklasse zwischen 16 und 24 Jahren (aber immerhin noch 26,5 Prozent). Unterschiede zwischen Männern und Frauen lassen sich in keinem Lebensalter feststellen.

Die Lust am Wandern ist in Deutschland nicht in allen Regionen gleich stark ausgeprägt, sondern zeigt ein deutliches Süd–Nord-Gefälle. Die wenigsten Wanderer finden sich in Norddeutschland: In Schleswig-Holstein geben beachtliche 66 Prozent der Befragten an, nie zu wandern. Auch in Hamburg und Brandenburg liegt der Anteil der Nicht-Wanderer deutlich über 50 Prozent. Von den Bundesländern mit Mittelgebirgen fällt das Saarland durch einen hohen Anteil an Bewohnern auf, die nie wandern: 60 Prozent. Demgegenüber wandern Thüringer und Sachsen am häufigsten – 70 Prozent von ihnen zählen sich zu den aktiven Wanderern. Die attraktivste Landschaft fürs Wandern ist das Mittelgebirge. Dort sind 40 Prozent der Wanderer am liebsten unterwegs. Das Hochgebirge suchen dagegen nur neun Prozent zum Wandern auf.

Die aktiven Wanderer zwischen 55 und 74 sind pro Jahr durchschnittlich elf- bis 14-mal unterwegs. Die typische Wanderung dauert gut drei Stunden und hat eine Länge von 9,5 Kilometern. Diese beiden Zahlen werden beim Fitnesswandern noch von Bedeutung sein. Wandern ist eine Ganzjahresaktivität. Saisonhöhepunkte sind die Monate August und September: 60 Prozent der aktiven Wanderer geben an, in diesen Monaten gewandert zu sein. Überraschend hoch ist jedoch die Zahl derjenigen, die auch im Winter losziehen. In keinem Monat fällt der Anteil unter die 20-Prozent-Marke. Wandern im Winter entwickelt sich sogar zu einer immer beliebteren Variante. Winterwanderer sind durchschnittlich jünger und sportlicher orientiert. Gesundheit und Bewegung stehen bei ihnen besonders hoch im Kurs.

Auf Lebensstilgruppen bezogen haben die höchste Affinität zum Wandern die Gruppen der »Realisten« und der »Weltoffenen«, gefolgt von den »Anspruchsvollen« und den »Kritischen«.[11] Auffällig ist, dass in allen genannten Gruppen – mit Ausnahme der »Realisten« – Frauen häufiger vertreten sind als Männer. Eine nur durchschnittliche Affinität zum Wandern haben die Lebensstilgruppen der »Abenteurer«: eine risikofreudige, trend- und körperbewusste Gruppe mit einem deutlich höheren Anteil an Männern. Bloß unterdurchschnittlich fällt die Wanderaffinität bei den »Träumern«, »Häuslichen« und »Bodenständigen« aus, denen eine höhere Bedeutung materialistischer Werte und ein Streben nach gesellschaftlicher Anerkennung zugeschrieben wird.

Wandern stellt, das belegt die Wanderstudie von 2010 deutlich, *die* Freizeitaktivität in Deutschland dar. Allein das Volumen der Wanderungen, die Jahr für Jahr durchgeführt werden, übersteigt die Anzahl der Tagesausflüge mit dem Fahrrad um mehr als das Doppelte: 153 Millionen Fahrradausflügen stehen 370 Millionen Wanderungen gegenüber.[12] Wandern wird sowohl in der Freizeit als auch im Urlaub ausgeführt. Der Grund hierfür liegt im geringen Ausrüstungsbedarf und weil es auch ohne umfangreiche und ausgeklügelte Vorbereitung durchgeführt werden kann. Bei den Wanderurlaubern am beliebtesten sind Aufenthalte in einer zentralen Unterkunft, von der aus innerhalb einer Region verschiedene Touren unternommen werden. Rund 80 Prozent der Wanderurlaube sind dieser Form zuzuordnen. Die beliebtesten innerdeutschen Ziele für Wanderurlaube sind Bayern (46 Prozent) und – mit gehörigem Abstand – Baden-Württemberg (17 Prozent).

Wanderern steht in Deutschland eine Infrastruktur zur Verfügung, die weltweit ihresgleichen sucht. Das Netz der von den Wandervereinen gepflegten Wanderwege hat hierzulande eine Gesamtlänge von etwa 200.000 Kilometern. Das entspricht genau fünfmal dem Erdumfang. Hinzu kommt ein zweites Netz in vermutlich ähnlicher Größenordnung, hinter dem vereinsunabhängige Interessengruppen, Gemeinden, Landkreise oder regionale Fremdenverkehrsorganisationen stehen.

Von den 57.000 Kilometern der Europäischen Fernwanderwege – also der höchsten Wegekategorie – verlaufen 9.700 Kilometer innerhalb Deutschlands. Weitere Kategorien sind die bundesländerübergreifenden Fernwanderwege, die Hauptwanderwege der Wandervereine, Gebietswanderwege und Ortswan-

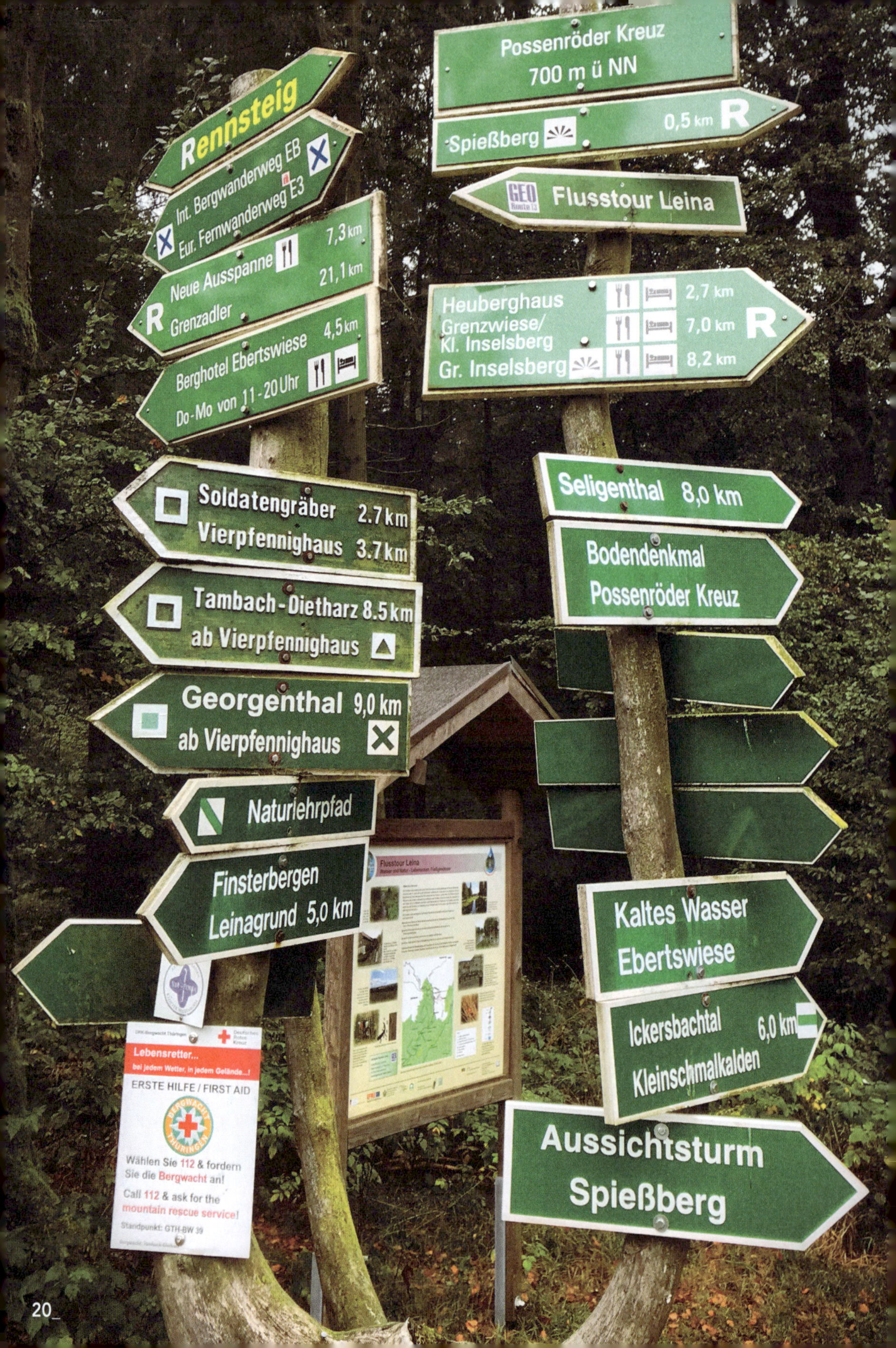
Rennsteig
Int. Bergwanderweg EB
Eur. Fernwanderweg E3
Neue Ausspanne 7,3 km
R Grenzadler 21,1 km
Berghotel Ebertswiese 4,5 km
Do-Mo von 11-20 Uhr
Soldatengräber 2.7 km
Vierpfennighaus 3.7 km
Tambach-Dietharz 8.5 km
ab Vierpfennighaus
Georgenthal 9,0 km
ab Vierpfennighaus
Naturlehrpfad
Finsterbergen
Leinagrund 5,0 km
Lebensretter...
bei jedem Wetter, in jedem Gelände...!
ERSTE HILFE / FIRST AID
Wählen Sie 112 & fordern Sie die Bergwacht an!
Call 112 & ask for the mountain rescue service!
Standpunkt: GTH-BW 39
Flusstour Leina
Possenröder Kreuz
700 m ü NN
Spießberg 0,5 km R
GEO Flusstour Leina
Heuberghaus 2,7 km
Grenzwiese/ Kl. Inselsberg 7,0 km
Gr. Inselsberg 8,2 km
R
Seligenthal 8,0 km
Bodendenkmal
Possenröder Kreuz
Kaltes Wasser
Ebertswiese
Ickersbachtal 6,0 km
Kleinschmalkalden
Aussichtsturm
Spießberg

derwege, die oft an Wanderparkplätzen oder Bahnhöfen beginnen und als Rundwanderwege beziehungsweise thematische Erlebnis- oder Lehrpfade angelegt sind.

Das A & O für Wanderer ist eine sichere und eindeutige Orientierung auf den Wegen. Die Beschilderung wird daher als wichtigstes Infrastrukturmerkmal angesehen.[13]
Danach kommen die Einbindung des Wanderwegs in die Landschaft (der Weg soll durch schöne, aussichtsreiche Landschaften führen und Naturattraktionen bieten) und weitere nachrangige Kriterien wie Absicherung von Gefahrenstellen oder Erreichbarkeit mit dem Pkw. Bei der Oberflächenqualität wünschen sich die Wanderer vor allem einen naturnahen, also nicht befestigten und schon gar nicht asphaltierten Weg; er soll auch nicht vom Regen aufgeweicht und keine Stolperfalle sein.

In einer nicht-repräsentativen Befragung des Deutschen Wanderverbands Ende 2020 gaben 30 Prozent der Befragten an, dass ihr Interesse nach Wanderwegen im Corona-Jahr 2020 im Vergleich zu 2019 stark angestiegen sei, 62 Prozent teilten mit, dass es angestiegen sei, und für nur sechs Prozent ist das Interesse gleich geblieben.[14] Gerade wenn andere Sportmöglichkeit – Fitnesstudios, Sporthallen, Schwimmbäder usw. – geschlossen sind, zeigt sich, wie wertvoll die Natur als Raum für Sport und Erholung ist.

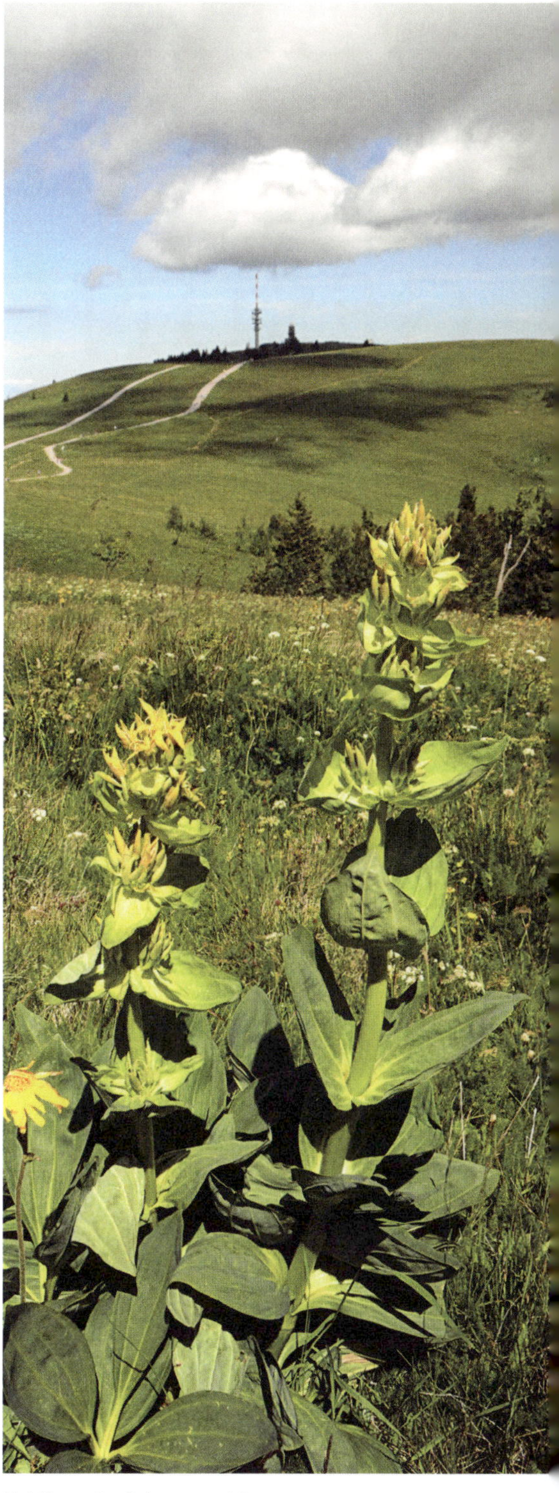

Feldberg im Schwarzwald

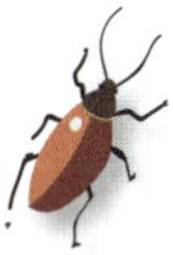

WANDERN *und* GESUNDHEIT

Wandern ist ein Wundermittel für unsere Gesundheit. Das Motiv, etwas für sich zu tun, schwingt bei mindestens jedem zweiten Wanderer über alle Altersklassen hinweg mit, die im Rahmen der zitierten Wanderstudie befragt worden sind.[15] »Stress abbauen« und »den Alltag vergessen« sind – wenig verwunderlich – bei den Berufstätigen zwischen 45 und 54 Jahren wichtige Gründe, die Wanderschuhe zu schnüren und den Rucksack zu packen. Weitere Antriebe: »Sich auf sich selbst besinnen« oder »zu sich selbst finden«. All das hat mit Gesundheit zu tun, mit körperlicher und psychischer Resilienz. Intuitiv machen es die Wanderer richtig, wenn sie losmarschieren. Gehen ist so ziemlich das Beste, das wir unserem Körper tun können.

Die Wissenschaft ist in den frühen 1960er-Jahren erstmals auf die positiven Effekte des langsamen, aber ausdauernden Wanderns aufmerksam, geworden, und zwar in der sogenannten Postbotenstudie[16]: Amerikanischen Forschern war aufgefallen, dass es in einer Gruppe Schalterbeamte der Post im Vergleich zu einer Gruppe von Briefträgern dreimal so viele Herzinfarkte gab. Postboten, die zum Schalterbeamten aufstiegen, verloren ihren Infarktschutz innerhalb weniger Jahre. Was zu der Erkenntnis führte: Wer sein Leben lang geht, bleibt fit und gesund.

Tausende Studien später ist heute dieser Effekt so gut erforscht, dass Wandern eigentlich ärztlich verordnet werden müsste, so positiv wirkt es. Es liegt eben in unserer Natur. Der Mensch war, bevor er sich der Jungsteinzeit niederließ und als Bauer sesshaft wurde, Jäger und Sammler. Als solcher legte er tagtäglich bis zu 20 Kilometer zurück, um sich und seine Horde zu ernähren. Bis in die Zeit der Industriellen Revolution hinein war Gehen die wichtigste, für die meisten Menschen sogar die einzige Fortbewegungsart. Unsere Gene haben sich in den vergangenen 40.000 Jahren nicht groß verändert. Es ist noch nicht lange her, da war körperliche Fitness geradezu überlebensnotwendig.

Wir sind physiologisch optimal auf das ausdauernde Gehen angepasst. Der Mensch ist beim Gehen oder Laufen zwar nicht schnell, aber er ist ungeheuer ausdauernd. Mit dieser Fähigkeit ist er jedem Tier überlegen. Er kann – oder besser gesagt: er konnte – seine Beute buchstäblich zu Tode hetzen. Heute zeigen Triathlethen oder Ultrawanderer, die bei Märschen an einem Stück 100 Kilometer innerhalb von 24 Stunden zurücklegen, was physiologisch möglich ist. Allein: Der Mensch in der westlichen – und zunehmend auch in der fernöstlichen – Zivilisation nutzt diese Ressource nicht mehr. Wir sitzen und sitzen. Dieser Bewegungsmangel macht uns krank. Forscher sprechen bereits von einer verdeckten Pandemie durchs ewige Sitzen.

10.000 Schritte empfehlen uns die Ärzte täglich zu gehen – ganze 800 sind es durchschnittlich in der Realität. Die Mehrzahl der Deutschen bewegt sich viel zu wenig. Besonders krass sieht es bei Kindern aus, denen der Bewegungsdrang doch eigentlich innewohnt: Neun von zehn Kinder kommen heutzutage nicht auf eine altersgerechte tägliche Bewegung.[17] Statt Spielplatz oder Toben in der Natur, sitzen sie sich den Rücken krumm vor Handy, Laptop und Co. Die Coronakrise hat diesen besorgniserregenden Trend noch verstärkt. Wer als Kind keine positiven Bewegungserfahrungen macht, der wird den Sport als Ressource für ein gutes und langes Leben vielleicht nie für sich entdecken. Das ist eine persönliche Tragödie und eine Zeitbombe für unser Gesundheitssystem. Und nicht jeder Jugendliche wird Postbote, die, wie oben beschrieben, viel gehen und dabei gesund bleiben. Postboten liegen von allen Berufen übrigens immer noch im oberen Bereich, was die Bewegung angeht: Auf fitte 14,4 Kilometer kommt ein Briefträger heute durchschnittlich Tag für Tag.[18]

Wandern ist, was die körperliche Belastung angeht, die goldene Mitte: Es ist anstrengender als Spazierengehen, aber leichter als Dauerlauf oder gar Bergsteigen. Dabei ist der Energieaufwand pro gelaufenem Kilometer ähnlich hoch wie beim Joggen – der Wanderer braucht nur eben länger für dieselbe Strecke. Statt zwischen fünf und sieben Minuten wie bei einem durchschnittlichen Jogger sind es um die 15 Minuten pro Kilometer. Regelmäßige Wanderungen haben starke gesundheitsfördernde Effekte. Körper und Seele gehören beim Wandern zusammen. Selten ist dieser Zusammenhang so deutlich sichtbar wie bei dieser Sportart, die eben mehr als ein Sport ist – Wandern ist eine ganzheitliche Erfahrung, für manchen auch eine Philosophie. Schwere Verletzungen gibt es praktisch nicht, Überlastungssymptome können leicht vermieden werden, der positive Effekt stellt sich rasch ein. Kinder können es, Senioren ebenso. Man kann in jedem Lebensalter einsteigen. Wandern geht wie von selbst, weil wir den Bewegungsablauf von frühester Kindheit an kennen. Es lohnt sich, einen Blick darauf zu werfen, wie Wandern zunächst auf unseren Körper, dann auch auf unsere Psyche wirkt und wie es vor Krankheiten schützt beziehungsweise bei ihrer Therapie hilft.

Eines der gravierendsten gesundheitlichen Probleme in unserer Wohlstandsgesellschaft ist das metabolische Syndrom. Es handelt sich dabei um eine Sammelbezeichnung für verschiedene Krankheiten und Risikofaktoren, die ihre Ursache vor allem in unserem Lebensstil haben:

- *starkes Übergewicht mit meist bauchbetonter Fetteinlagerung (Adipositas),*
- *Bluthochdruck,*
- *erhöhter Blutzuckerspiegel und*
- *gestörter Fettstoffwechsel.*

Jedes dieser vier Symptome kann Blutgefäße schädigen und das Risiko für Herz-Kreislauf-Erkrankungen, Gefäßverkalkungen, Fettleber oder Typ-2-Diabetes erhöhen. Kommen mehrere Symptome zusammen, steigt das Risiko für Erkrankungen noch einmal deutlich an. Wegen der erhöhten Sterblichkeit der Betroffenen nennt man die vier Faktoren auch »tödliches Quartett«.

In Deutschland leiden 30 bis 35 Prozent der Bevölkerung am metabolischen Syndrom, Tendenz steigend.[19] Männer und Frauen sind gleichermaßen betroffen, die Dunkelziffer ist hoch. Etwa 60 Prozent der Männer und 50 Prozent der Frauen haben einen Body-Mass-Index (BMI) von 25 und mehr.[20] Ein BMI von 30 und mehr haben 20 Prozent der Männer und 21 Prozent der Frauen. Damit gilt ein Fünftel der erwachsenen Bevölkerung in Deutschland als fettleibig oder adipös. Zwischen dem 20. und dem 50. Lebensjahr nimmt ein Mensch um durchschnittlich 15 Kilo an Fett zu. Am häufigsten leiden die über 60-Jährigen unter dem metabolischen Syndrom, aber auch Kinder und Jugendliche können bereits betroffen sein. Die Zahl der fettleibigen Kinder hat sich in den vergangenen zehn Jahren auf rund 800.000 verdoppelt.[21] 2021 galt knapp jeder vierte Deutsche als krankhaft übergewichtig. Die Zivilisationskrankheit Diabetes Typ 2 greift Jahr für Jahr stärker um sich, aktuell sind es knapp sieben Millionen Fälle.[22]

Hauptgründe für das Entstehen des metabolischen Syndroms sind:

- *Bewegungsmangel,*
- *beständiger Verzehr von energie- und fettreichen Lebensmitteln,*
- *erhöhter Alkohol- und Kochsalzkonsum,*
- *Stress über längere Zeit,*
- *Schlafstörungen und Schlafmangel über längere Zeit und*
- Rauchen.

Das Fatale ist, dass Patienten mit dem metabolischen Syndrom oft zunächst keine oder nur geringe Beschwerden haben. Die Krankheit kann also lange unentdeckt bleiben. Wenn sie sich dann zeigt, hilft neben individuellen Therapien, die der Arzt verschreiben muss, vor allem eine Lebensstiländerung. Rauchen ist das Gift schlechthin für den Körper und sollte in jedem Fall aufgegeben werden. Am besten ist, gar nicht damit anzufangen. Daneben sind Ernährung und Bewegung zentrale Bestandteile der Gesunderhaltung und der Heilung – oder wenigstens der Symptomminderung.

Auf der Ernährungsseite kann man in der Regel ebenso viel tun wie auf der Bewegungsseite. Gewichtsreduktion ist das A und O, um Folgeerkrankungen des metabolischen Syndroms zu verhindern. Bei einer Gewichtsreduktion sind Ernährung und Bewegung eben zwei Wege zum selben Ziel, die zusammengehören. Beides sind langfristige Methoden, um den gesundheitlichen Problemen Herr zu werden. Kurzfristige Diäten bringen nichts und werden von seriösen Ernährungsexperten auch nicht empfohlen. Es geht nicht ohne ein leichtes, aber ***dauerhaftes*** Kaloriendefizit. Ebenso verpufft der gute Vorsatz, sich mehr zu bewegen, wenn er nicht konsequenterweise in den Alltag integriert und ebenfalls ***dauerhaft*** gelebt wird. Sport spielt dabei eine Rolle, aber auch sogenannte NSAs: Nicht-sportliche Aktivitäten wie Treppensteigen, das Fahrrad statt das Auto nehmen, zum

Briefkasten laufen statt fahren usw. Es geht bei alldem nicht um kurzfristige Erfolge – es geht um ein gesundes, beschwerdefreies Leben.

Wandern als ein Mittel zur Prävention oder als begleitende Therapie von Zivilisationskrankheiten ist ideal. Es hat gegenüber anderen Sportarten entscheidende Vorteile.

Wandern ...

> ... kann jeder, der auch gehen kann,
> ... erfordert keine besonderen Kenntnisse oder Techniken wie andere Sportarten,
> ... benötigt nur eine minimale Ausrüstung,
> ... ist mit einem Minimum an Vorbereitung realisierbar,
> ... geht in jeder Landschaft und bei (fast) jedem Wetter und auch in außergewöhnlichen Situationen wie Lockdowns, Streiks o. Ä.,
> ... hat keine Nebenwirkungen,
> ... ist abwechslungsreich (die Zahl der möglichen Touren ist bei rund 400.000 Kilometern Wanderwegen in Deutschland potenziell unendlich),
> ... kann allein, zu zweit, mit Freunden, in kleinen oder großen Gruppen betrieben werden, erfordert keine Mitgliedschaft in einem Verein oder eine vertragliche Bindung an ein Fitnessstudio,
> ... kostet keinen Eintritt und
> ... ist, wie gesagt, ein ganzheitliches Erlebnis und hat ebensolche Effekte.

Gesundheit und Fitness sind nirgends billiger zu bekommen als beim Wandern. Wandern ist im Gegensatz zu anderen Ausdauersportarten auch jederzeit für Menschen mit Übergewicht möglich. Gerade Übergewichtige verbrauchen durch das höhere Eigengewicht sogar noch mehr Energie als der Durchschnitt. Der Anteil der Fettverbrennung am gesamten Stoffwechsel liegt beim Wandern mit 40 bis 60 Prozent doppelt so hoch wie beim Joggen.[23] Für Diabetiker empfehlen Ärzte und Sportwissenschaftler längere Belastungen bei niedriger Intensität – auch für sie kann also das Wandern das Mittel der Wahl sein.

Regelmäßiges Wandern ist zuallererst der perfekte Fitmacher für Herz und Kreislauf. Der Herzmuskel wird gestärkt, das Herz kann mehr Blut pro Herzschlag durch den Körper pumpen. Die Fließeigenschaften des Blutes verbessern sich, ebenso der Zustand der Blutgefäße. Der Puls wird bei Belastung und in Ruhe niedriger. Davon profitieren nicht zuletzt Bluthochdruck-Patienten. Wandern führt auch zu einer Vergrößerung des Atemzugvolumens und somit zu einer Verbesserung der Lungenvitalkapazität: Wanderer bekommen besser Luft. Die Atemfrequenz nimmt ab, die Lunge wird gut durchblutet.

Als sanftes Ausdauertraining gehört Wandern laut Deutscher Herzstiftung deshalb zu den besten Möglichkeiten, das Herz zu schützen und es bei bestehenden Herz-Kreislauf-Erkrankungen zu stärken. Weil nur geringe bis moderate Belastungsintensitäten erreicht werden, ist es eine der schonendsten und dabei dennoch effizientesten Sportarten überhaupt, zumal sich Routen und Intensitäten problemlos an die aktuelle Gesundheitssituation und das Leistungsniveau anpassen lassen. Leichte Wanderungen bis 1.500 Meter Höhe sind nach Angaben der

Herzstiftung in der Regel auch für Patienten mit – gut behandelter – koronarer Herzkrankheit kein Problem.[24] Wer es gern etwas anspruchsvoller möchte, sucht sich einfach eine herausforderndere Tour aus: länger, auf unebenen Pfaden oder mit Steigungen. In manchen Wanderführern sind die Schwierigkeitsgrade analog zu denen von Skipisten mit blau (leicht), rot (mittel) und schwarz (schwer) gekennzeichnet. Der Nationalpark Berchtesgaden, der einzige deutsche Alpen-Nationalpark, weist in seinem Wegekonzept sogar barrierefreie Wege aus, die gelb markiert sind. Sie sind der Definition nach »breit ausgebaut, haben keine oder nur geringe Steigungen«. Auch andernorts finden sich immer mehr barrierefreie Wege. Eine Nachfrage bei der jeweiligen Tourismusorganisation lohnt sich.

Neben der Verbesserung der Ausdauer zielt ein wichtiger Effekt auf das Muskel- und Skelettsystem: Bewegungsmangel führt zu Muskelabbau und zur Erschlaffung von Sehnen und Bändern beziehungsweise zu Verspannungen und Fehlbelastungen. Ungefähr vom 30. Lebensjahr an baut der Mensch pro Jahr bis zu einem Prozent seiner Muskeln ab. Die Muskeln werden unangenehmerweise nach und nach in Fett umgewandelt. Dem beugt Wandern in gewissen Grenzen vor. Die komplette Beinpartie sowie Rumpf und Arme werden gefordert. Geht es bergab, kommen auch die Gesäßmuskeln ins Spiel; sie müssen mit jedem Schritt das Körpergewicht abfangen und werden auf diese Weise im Laufe der Zeit gekräftigt. Auch die Fußmuskulatur profitiert; sie wird nach und nach stärker und flexibler – dies zeigt sich in einer besseren Trittsicherheit und in der Koordination. Die Rückenmuskulatur als zentrales Stabilitätssystem des Skeletts wird beansprucht, gleiches gilt für Arme und Schultern, besonders beim Einsatz von Wanderstöcken. Apropos Knochen: Weil Wandern Knochen stärkt, ist es ganz nebenbei auch eine hervorragende Osteoporose-Prophylaxe.

Insgesamt verbessert Wandern die Kraftausdauer. Stärkere Muskeln tragen zu einer Entlastung von Gelenken, Hüfte, Knie und Wirbelsäule bei. Knochen, Gelenke, Sehnen und Bänder werden stabilisiert. Das verringert das Verletzungsrisiko und ist – gerade im Alter – eine gute Sturzprophylaxe, was wiederum die Betreuungsbedürftigkeit von älteren Menschen vermindert.

Wandern hat auch einen ganz hervorragenden Effekt auf den Fettstoffwechsel. Der Anteil des gesundheitsfördernden HDL-Cholesterins nimmt zu, der der gesundheitsgefährdenden LDL-Cholesterin wird weniger. Der Körper lernt beim regelmäßigen Wandern, vermehrt Fette als Energiequelle zu nutzen. Zusammen mit einer negativen Kalorienbilanz (es werden mehr Kalorien verbraucht als aufgenommen) verliert der Körper überschüssige Pfunde, was wiederum Knochen und Gelenke, die das Gewicht tragen müssen, entlastet. Zudem sinkt der Insulinbedarf und mit ihm das Risiko für einschlägige Folgeerkrankungen wie Arteriosklerose und Schlaganfall. Wandern in größeren Höhen soll der Gewichtsreduktion zuträglich sein, da die Höhenluft den Appetit zusätzlich zügelt.

In einschlägigen empirischen Studien konnten weitere positive körperliche Wirkungen des Wanderns festgestellt werden:[25]

- *Immunsystem: Mobilisierung natürlicher Killerzellen. Wanderer sind weniger anfällig für Infektionskrankheiten.*
- *Krebs: Verminderung des Risikos für Brust und Dickdarmkrebs sowie teilweise auch anderer Krebsarten.*
- *Augen: Minderung des Augeninnendrucks.*
- *Rheuma: Linderung bei chronischen Gelenkbeschwerden.*
- *Gehirn: Bessere Durchblutung führt zu einer Erhöhung der Verzweigungs- und Erneuerungsrate von Hirnnervenzellen und einer besseren Gedächtnisleistung; beugt Demenzerkrankungen vor.*
- *Corona: Die Deutsche Gesellschaft für Immunologie (DGFI) verweist auf Studien, wonach sich das Risiko einer Coronainfektion durch gesunde Ernährung, ausreichenden Schlaf und eben auch regelmäßigen Sport ebenso verringern lässt wie schwere Verläufe von Covid-19.*[26]

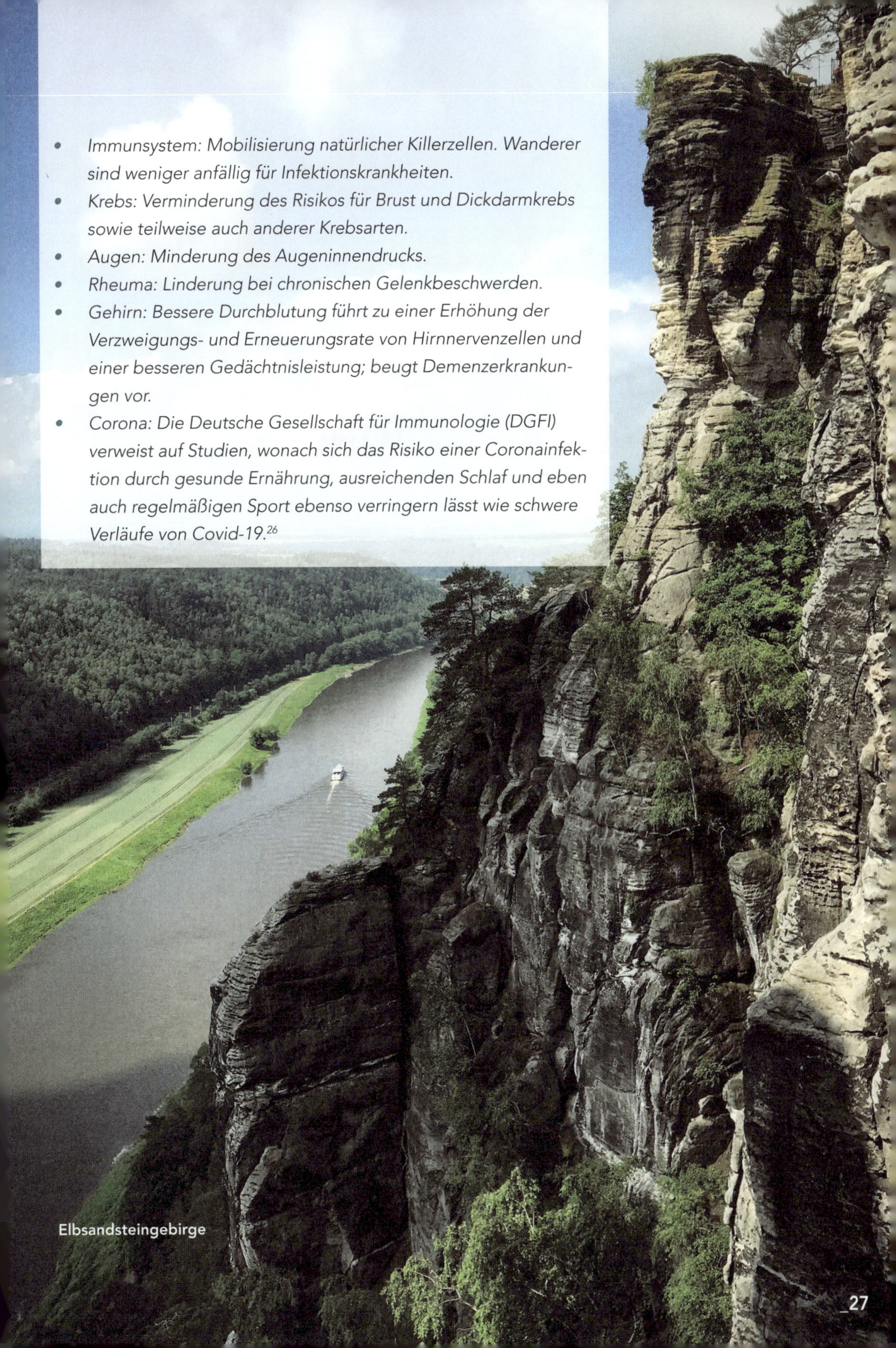

Elbsandsteingebirge

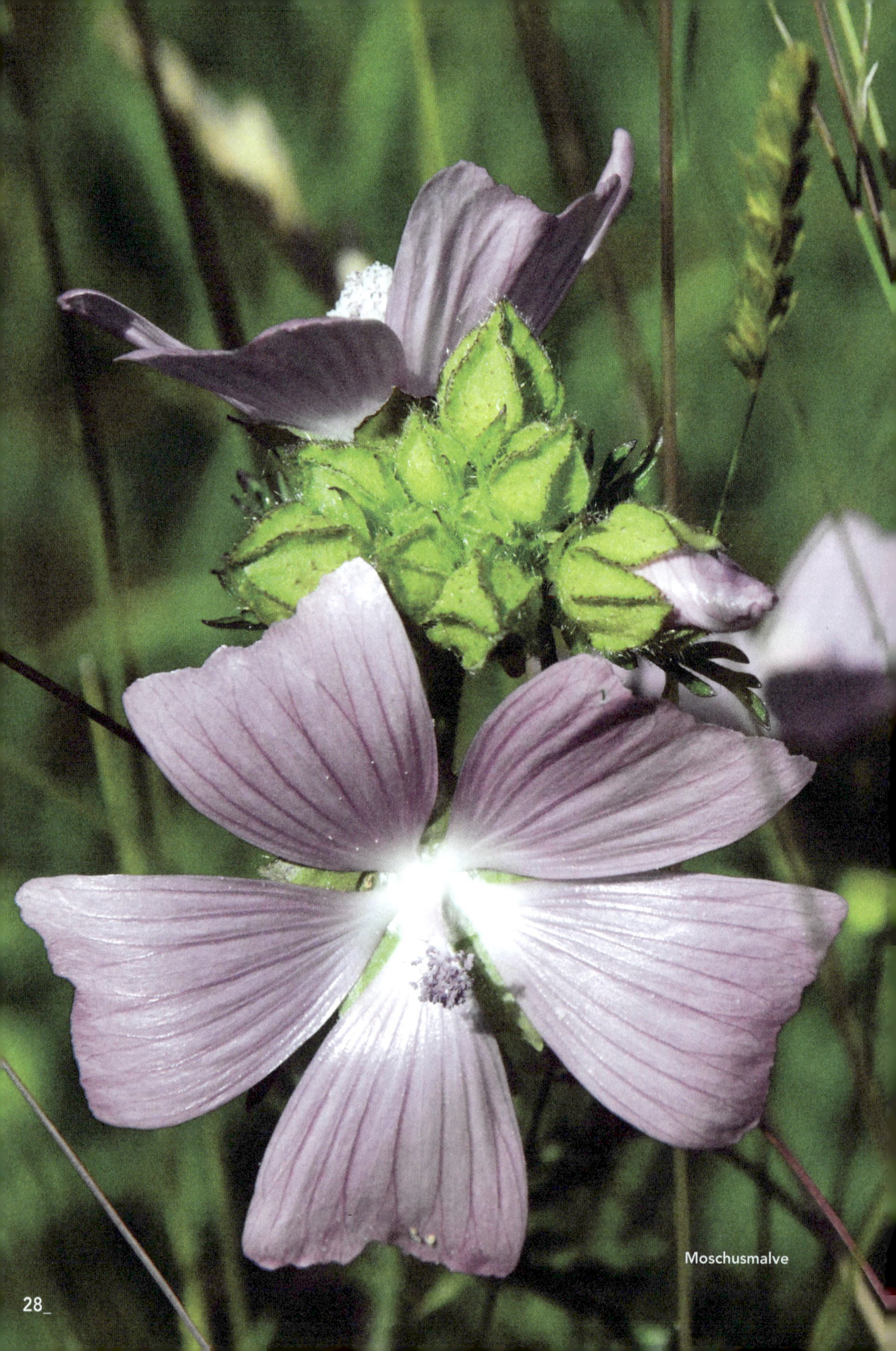

Moschusmalve

Neben den positiven Auswirkungen auf den Körper beeinflusst das Wandern auch ganz entschieden die Psyche. Das liegt daran, dass wir beim Wandern – anders als bei Mannschaftssportarten oder auch in der ablenkenden Umgebung eines Fitnessstudios – intensiver zu uns selbst in Kontakt treten können. »Ich habe mir meine besten Gedanken angelaufen«, sagte einst der dänische Philosoph Søren Kierkegaard. Und Friedrich Nietzsche warnte: »Traue keinem Gedanken, der im Sitzen kommt.«[27] Das Gehen stellt eine Verbindung zwischen innen und außen her. Der Wanderweg ist ein Sinnbild für das Leben. Es geht um Aufbruch und Loslassen, um Ankommen und Ausruhen, um schwierige Passagen und den Mühen der Ebene, um das Glück des Erfolgs und um den Schweiß der Tüchtigen.

Der äußere Pfad korrespondiert mit einem inneren Weg, auf dem die Gedanken dahingleiten und Gefühle kommen und gehen. Wandern hat etwas Meditatives, und das lässt uns innerlich wachsen. Durch die bessere Durchblutung des Gehirns kommen uns frische Gedanken. Wir bekommen den Kopf frei. Das schafft Raum für neue Ideen. Diesen Effekt kannten schon die antiken griechische Philosophen wie Aristoteles und die Peripatetiker, die – so überliefert es uns die Legende – Problemlösungen durch Umherwandeln fanden. Auch Philosophen wie Immanuel Kant oder Jean-Jacques Rousseau waren solche »Denkwanderer«. Wanderer sind also in bester Gesellschaft.

Nicht ganz unbedeutend ist der Faktor Licht. Wer wandert, der ist – mal mehr, mal weniger – der Sonnenstrahlung ausgesetzt. Die meisten werden es aus eigener Erfahrung kennen, dass graue Regentage betrübt machen und ein sonniger Tag heiter stimmt. Der Einfluss der Sonne auf unseren Gemütszustand und unser körperliches Wohlbefinden ist aber noch größer. Sonnenlicht reduziert Cholesterin und hilft uns dabei, Körperfett loszuwerden. Setzen wir uns der Sonne aus, wird in der Haut und in der Leber Cholesterin in Vitamin D umgewandelt. Das wirkt sich positiv auf den Blutdruck aus und soll auch einigen Krebsarten vorbeugen. Durch Vitamin D wiederum können unsere Knochen das lebenswichtige Kalzium aufnehmen.

Unter Sonnenlicht produziert der menschliche Körper vermehrt das Hormon Testosteron, das nicht nur das sexuelle Verlangen steigert, sondern auch den Aufbau von Knochen- und Muskelmasse anregt. Sonnenlicht senkt den Appetit, ist gut für einen gesunden Schlaf und lässt unser Wohlbefinden steigern. Und das bekommen wir auf jeder Wanderung ganz nebenbei und ohne dass wir es merken, buchstäblich mit auf den Weg. Vor zu viel Sonne im Sommer sollten wir uns allerdings hüten – mit Kopfbedeckungen und Sonnenschutzcreme. Vor allem bei Touren im Gebirge kann die wohltuende Wirkung von Sonnenlicht ins Gegenteil umschlagen. Vorsicht ist also geboten – wie bei allem, wenn es zu viel wird.

Schon die Haltung beim Wandern hat einen positiven Einfluss auf unsere Stimmung: Rumpf und Wirbelsäule bilden von Kopf bis Fuß eine senkrechte Achse. Über Beine und Füße stehen wir mit der Erde im Kontakt. Wir richten uns aus unseren krummen Haltungen vor dem Bildschirm, am Schreibtisch, im Auto oder an der Werkbank auf, erheben uns – auch im übertragenen Sinn: über unseren Alltag und das Kleinklein der Routine. Wir bekommen einen Überblick und einen freien Kopf. Bereits eine Stunde Wandern bewirkt eine deutliche Stimmungsaufhellung. Wir werden gelassener. Stress, Energielosigkeit und Ängste nehmen ab. Dies hängt damit zusammen, dass beim Wandern der Spiegel des Stresshormons Cortisol sinkt, während die Spiegel des Glückshormons Serotonin und des Motivations-Botenstoffs Dopamin steigen.

Die Wissenschaft konnte weitere positive Effekte des Wanderns auf die Psyche feststellen:[28]

- *Depressionen: Symptomminderung in ähnlichem Maße wie bei medikamentöser Behandlung, bei geringerer Rückfallquote.*
- *Neurosen: zusätzliche Effekte in der Therapie von Angst- und Panikstörungen.*
- *Psychosomatische Erkrankungen: Positive Wirkung bei psychovegetativen Störungen und Tinnitus.*

Dass wir uns wandernd im Freien, in der Natur bewegen, bringt einen enormen Zusatznutzen, der das Wandern von jenen Sportarten unterscheidet, die auf bestimmte Räumlichkeiten, Spielfelder oder technische Vorrichtungen angewiesen sind. Der Faktor Natur beim Wandern kann gar nicht hoch genug eingeschätzt werden – oder sagen wir besser: die Landschaft. In Deutschland haben wir es praktisch nirgends mehr mit echter Natur zu tun. Wir leben durch und durch in einer Kulturlandschaft, die seit Jahrhunderten von Menschen geprägt worden ist. Wir stoßen auf langweilige Altersklassenwälder oder auf endlose Schläge mit dem immer gleichen Getreide. Aber das tut dem Erlebnis Wandern keinen Abbruch. Worauf es ankommt ist, dass wir die Felder und Wälder, die wir als Wanderer durchmessen, als Natur ***erleben***, als Gegensatz zum umbauten und normierten Raum, in dem wir uns meistens aufhalten. Natürlich gibt es auch noch die seit Jahrhunderten Mitteleuropa prägenden reich strukturierten Mosaiklandschaften: hügelige Felder und Wiesen mit Hecken und Feldholzinseln und angrenzenden Wäldern. In einer solchen offenen Landschaft fühlen wir uns unbewusst am wohlsten. Das kommt daher, dass genau solche Landschaften unsere eigentliche Heimat als Menschen sind: die Savannen Ostafrikas, aus denen unsere Vorfahren einstmals aufgebrochen sind und sich die ganze Erde erschlossen haben.

Der amerikanische Medizingeograph Wilbert Gesler prägte 1992 den Begriff Landschaftstherapie. Es ist eine Wortschöpfung, die aus der Beschäftigung von Medizin und Psychologie mit den vielfältigen Anforderungen an den Menschen im postindustriellen Zeitalter entstanden ist. Dem Konzept der Landschaftstherapie liegt die These zugrunde, dass Landschaften eine Bedeutung für die Gesundheit und das Wohlbefinden des Menschen haben. Als therapeutisch werden solche Landschaften verstanden, die mit physischer, mentaler oder spiritueller Heilung assoziiert werden. Mit anderen Worten: Das Grün der Natur wirkt! Es macht uns gesund, fröhlich und schafft eine Verbindung zwischen uns als Person und der uns umgebenden Landschaft. Wanderer erleben diesen positiven Einfluss der Landschaft auf ihr Gemüt auf jeder Tour. Düstere Fichtenplantagen wirken anders auf uns als eine Frühlingswiese mit bunten Blumen im Sonnenschein. Eine tiefe Schlucht löst andere Gefühle aus als ein sanftes Seeufer oder als Weizenfelder, über die der Wind zieht.

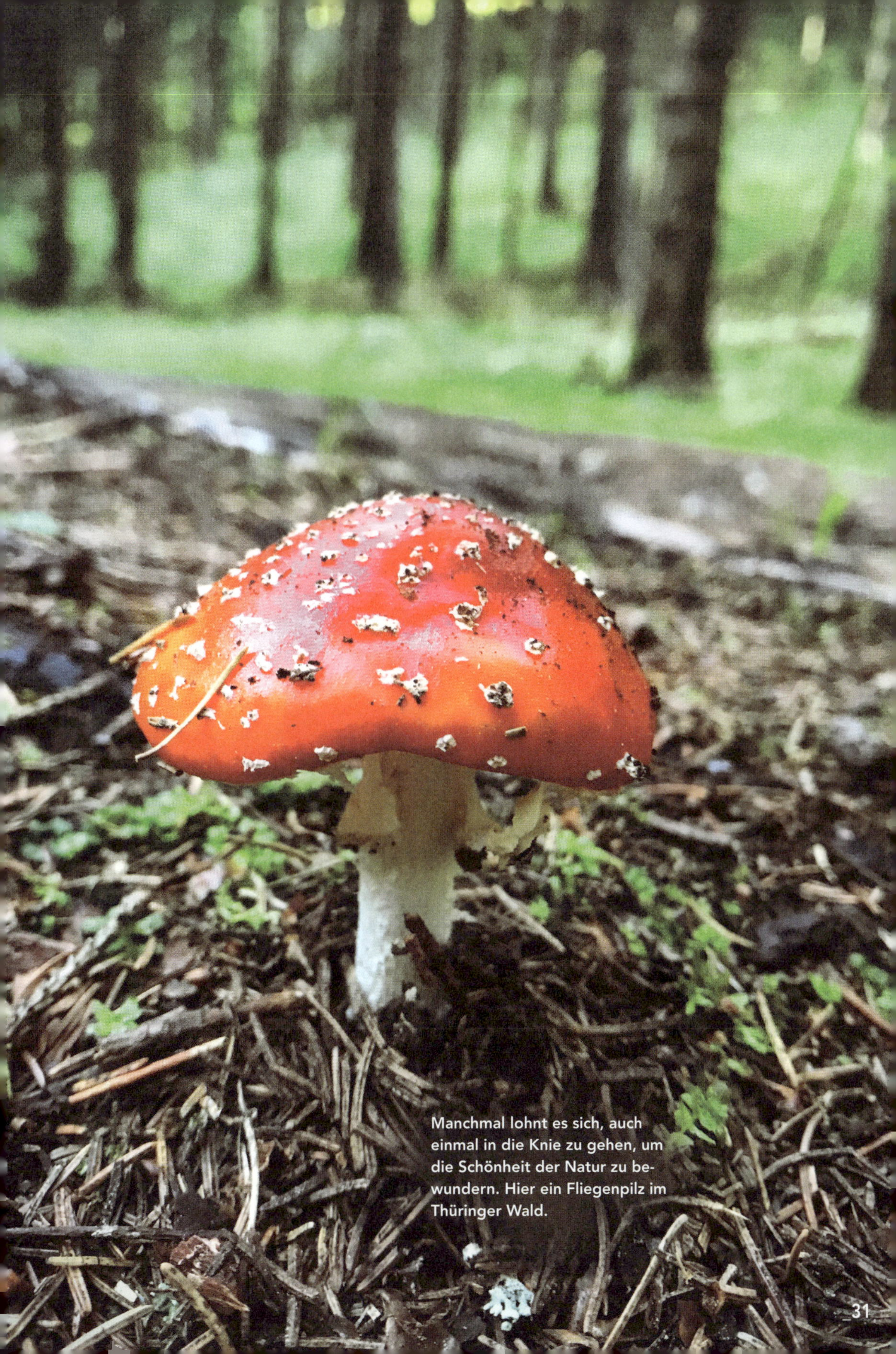

Manchmal lohnt es sich, auch einmal in die Knie zu gehen, um die Schönheit der Natur zu bewundern. Hier ein Fliegenpilz im Thüringer Wald.

Es ist erwiesen, dass Krankenhauspatienten mit Blick ins Grüne weniger postoperative Komplikationen und einen geringeren Medikamentenverbrauch haben; sie beanspruchen das Personal weniger und gesunden schneller. Die Wanderforschung hat eine ähnliche Wirkung von Landschaften und von Natur auf den Menschen festgestellt, der sich in ihr bewegt. Die Ergebnisse sind frappierend:[29]

- *Entspannung: Der Blick auf grüne und als schön empfundene Landschaften mindert Puls, Blutdruck, Hautleitfähigkeit und Muskelspannung.*
- *Stressentlastung: Naturkontakte reduzieren Stresshormone. Berufs- und Verkehrsstress kann besser verarbeitet werden.*
- *Stimmung: Grün mindert negative und verstärkt positive Emotionen und verlangsamt beruhigend die Hirnstromschwingungen.*
- *Konzentration: Aufenthalte in natürlicher Umgebung mindern geistige Erschöpfungserscheinungen und steigern die Konzentrationsfähigkeit. Wir sind »anstrengungslos aufmerksam«.*
- *ADHS: Bewegung im Grünen hat bei Jugendlichen mit Aufmerksamkeitsdefiziten und dem Hyperaktivitätssyndrom einen ähnlichen Effekt wie die Einnahme einschlägiger Medikamente.*

Allerdings darf nicht verschwiegen werden, dass es manch einem Menschen schwerfallen mag, sich auf Natur und Landschaft einzulassen. Wer aus einem durchgetakteten und hektischen Alltag mit Termindruck und einem Übermaß an Ablenkung durch Computer, Handy und Fernsehen kommt, der wird in der Eintönigkeit unserer oft flurbereinigten und maschinengerechten Landschaft womöglich zunächst einmal nichts als Langeweile empfinden. Schon mit dem Fahrrad kann man diese abwechslungslosen Agrarschläge recht schnell durchmessen und hinter sich lassen. Im Auto nimmt man sie erst gar nicht so recht wahr. Als Wanderer hingegen ist man ihnen ausgeliefert, und es bedarf einiger Überwindung, die buchstäbliche Mühe solcher Ebenen auf sich zu nehmen.

Die Schnelligkeit und Flüchtigkeit unserer Alltagserfahrungen kontrastiert massiv zur erlebten Natur im Freien, die nicht von Minute zu Minute Neues bietet, die keine erläuternde Stimme aus dem Off wie im Fernsehen kennt, die also still ist und zu deren vollen Genuss man Hintergrundwissen benötigt. Wer sich aber darauf einlässt, wird buchstäblich zur Ruhe kommen und im besten Fall seinen Horizont erweitern – im eigentlichen wie im übertragenen Sinne. Denn um die Natur um sich herum verstehen und damit wirklich genießen zu können, wird sich ein Wanderer irgendwann einmal ein Buch kaufen: einen Wanderführer, der erklärt, was am Wegesrand zu sehen ist. Oder ein Pflanzen- oder ein Vogelbestimmungsbuch, ein Buch über Tierfährten, Literatur über Bäume, Pilze oder die Forstwirtschaft, etwas über Landschaftsökologie oder über die Geschichte der Region, die wir durchschreiten und die wir in uns aufnehmen.

Das ist das Schöne am Wandern: Es macht neugierig und schärft unsere Sinne, es lehrt uns Respekt vor der Natur und kann einen lebenslangen Lernprozess in Gang setzen, der in dem Maße, unserem Leben einen Sinn zu geben, alle anderen positiven Effekte des Wanderns noch bei weitem übersteigt.

Halten wir also fest:

- Wandern macht unser Herz fit und robust. Unsere Blutgefäße werden elastischer, wir spüren mehr Energie und Lust.
- Knochen, Knorpel, Sehen und Bänder profitieren vom Wandern. Auch die Muskelkraft nimmt zu.
- Die Bewegung an der frischen Luft, in der Sonne und in der Natur erfüllt uns und lässt uns Alltagsstress besser bewältigen; wir schlafen besser, sind konzentrierter und leistungsfähiger.
- Wir gelangen zu uns selbst, können den ewigen inneren Dialog unterbrechen und uns besser fokussieren.
- Wir kommen zu frischen und innovativen Ideen. Botenstoffe sorgen für Glücksgefühle und für größere Zufriedenheit.
- Wir lernen die Natur als Ressource für unser Leben kennen – und als weitere wichtige Lebenserfahrung auch unsere Grenzen.

Kurz und gut: Wandern besitzt eine Breitbandwirkung in der Prävention und in der begleitenden Therapie von Zivilisationskrankheiten wie keine andere Fitnesssportart.[30] Die vergleichsweise niedrige Intensität wird – sofern sie überhaupt ein Nachteil darstellt – durch die hohe Ausdauer und den intensiven Naturkontakt mehr als ausgeglichen. Potenzielle Nebenwirkungen fallen, wenn überhaupt, minimal aus. Wenn das Wandern nun noch mit Fitnessübungen kombiniert wird, ergibt sich daraus das ideale Ganzkörpertraining, das allen Bewegungsbedürfnissen des menschlichen Körpers entgegenkommt. Dadurch werden die ohnehin positiven Effekte des Wanderns noch einmal um ein Vielfaches gesteigert.

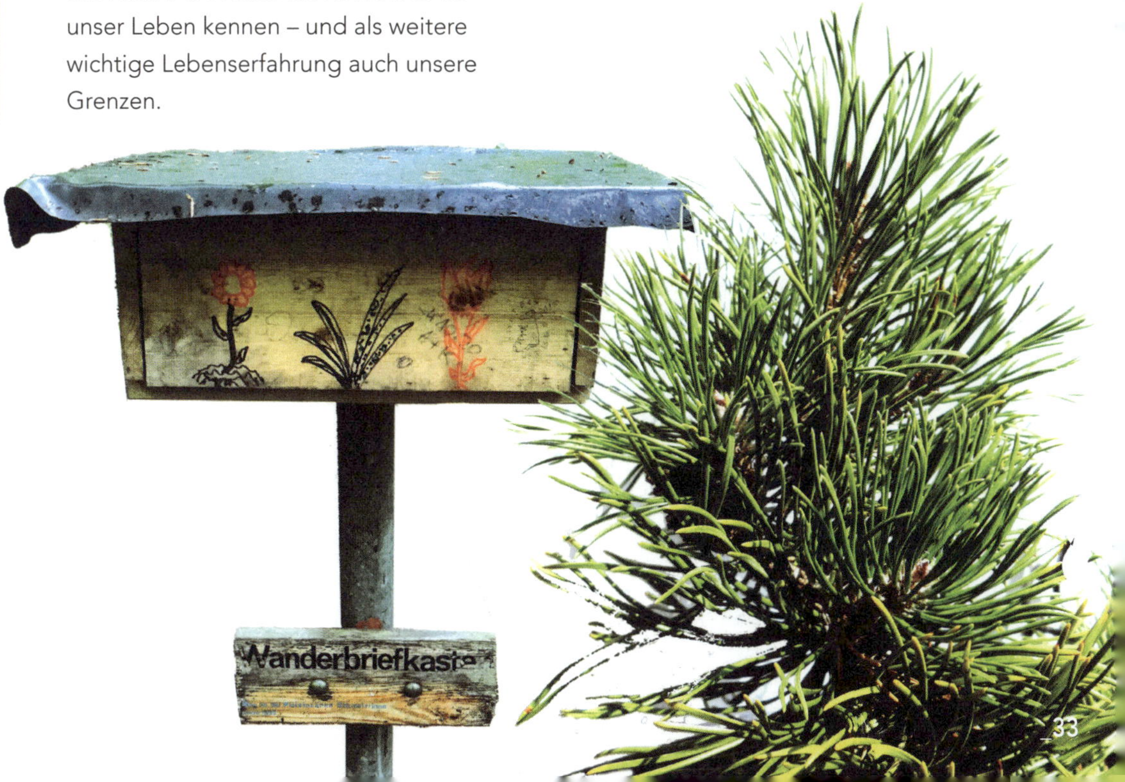

WANDERN *ganz praktisch*

Wandern ist eine Sportart, für die nur wenig Ausrüstung erforderlich ist, die keiner spezieller Ausbildung bedarf und keines komplizierten Trainings. Auch deshalb ist sie so beliebt.

Niemand zwingt uns, gleich am Anfang Gewaltmärsche zu unternehmen. Jeder steigt auf dem Niveau ein, an dem er konditionsmäßig gerade steht. Jede Wanderung beginnt mit dem ersten Schritt. Wie lang sie wird, das bestimmt ein jeder ganz allein. Niemand und nichts drängt uns. Zwischen wenigen Kilometern zu Beginn und einer Tages- oder gar Mehrtagestour ist alles möglich.

Wenn ich sage, dass es nur wenig Ausrüstung bedarf, so heißt das nicht, dass man sich nicht von Kopf bis Fuß in perfekten und teuren Outdoor-Klamotten kleiden kann. Natürlich kann man das. Aber man muss es nicht. Wandern geht auch low budget und ohne jegliche Eitelkeit – ein weiterer Vorteil. Ob ich in Jeans und T-Shirt wandere oder in High-Tech-Materialen, ob ich eine Wanderkarte für wenige Euro dabei habe oder ein GPS-Gerät für einen dreistelligen Eurobetrag, ob ich einen Tagesrucksack aus dem Discounter kaufe oder ein ausgefeiltes Modell vom Outdoor-Spezialisten – das ist alles egal. Der einzig wichtige Ausrüstungsgegenstand, den man sich wirklich gönnen sollte, sind gute Schuhe. Hier zu sparen, wäre falsch – und schmerzhaft. In unpassendem Schuhwerk kann Wandern zur Qual werden, wenn die Haut wund gescheuert wird oder Blasen auftreten. Im schlimmsten Fall ist es gefährlich, wenn ich umknicke oder ausrutsche. Falsches Schuhwerk kann einen selbst und andere gefährden.

Zwar sieht man auf den Wanderwegen auch Turnschuhe, Tennisschuhe, Sneakers, Trekkingsandalen oder – wie ich es einmal in den Berchtesgadener Alpen erlebt habe – sogar Flipflops. Auch Barfußwanderer sind heute keine ganz seltene Ausnahme mehr. Das sind meist Spezialisten, die wissen, was sie tun. Für alle anderen ist angepasstes Schuhwerk in jedem Fall zu empfehlen, um ein ungetrübtes Wandervergnügen zu gewährleisten. Wer wandern will, sollte sich mit dem Thema Schuhe ein wenig intensiver beschäftigen. Es lohnt sich.

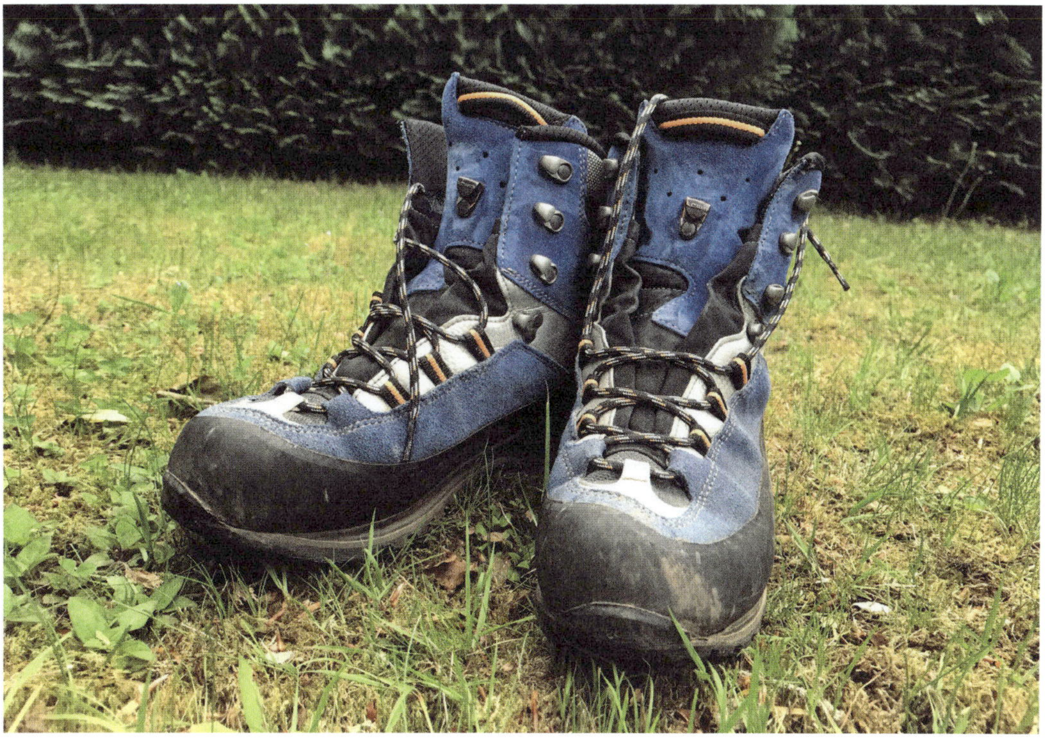

Gutes Schuhwerk ist das A und O für Wanderungen. Hier sollte man nicht sparen.

Für jede Tour gibt es den passenden Schuh. Grundsätzlich gilt: Je ursprünglicher und unbefestigter der Weg und je länger die Tour ist, desto angepasster muss der Schuh sein. Für eine leichte Runde von wenigen Kilometern im Wald in der Nähe brauche ich keinen High-End-Schuh. Wer aber im Hochgebirge auf unbefestigten Wegen wandert, dessen Schuhwerk muss entsprechend beschaffen sein.

Die unterschiedlichen Wanderschuhe im Überblick:

- *Leichte Wanderhalbschuhe für Wald- und Wiesenwege und kurze bis mittellange Touren bei leichtem Gepäck. Sie haben eine flexible Sohle und wenig Dämpfung und sind für überwiegend flache und befestigte Wege geeignet.*
- *Hohe Wanderhalbschuhe für längere Tagestouren oder Touren mit Übernachtung auf überwiegend befestigten Wegen, aber schon mit deutlichen Anstiegen und gelegentlichem losen Untergrund – geeignet also fürs Mittelgebirge und die Hochalmregion der Alpen. Die Sohle ist steif und dick.*
- *Trekkingstiefel mit verwindungsfreier Sohle, guter Dämpfung und hoher Schnürung. Sie empfehlen sich auch für bergiges und streckenweise unwegsames, auch alpines Gelände.*
- *Schwere Trekkingstiefel sind für ambitionierte Touren in unwegsamem und steilem Gelände gedacht, bei dem es keine Wegführung mehr gibt. Die Sohle hat ein tiefes Profil, die Schnürung ist sehr hoch, der Schaft ist stabil.*

- *Bergstiefel müssen im Hochgebirge, auf Eis oder Firn getragen werden; sie sind geeignet für Fels und Geröll. Mehrtägige Touren im Winter sind mit ihnen möglich, denn sie schützen auch vor Kälte. Eine Kante an der Ferse erlaubt die Verwendung von Steigeisen. Bergstiefel sind schwer und aus besonders robusten Materialien gearbeitet.*
- *Expeditionsstiefel verfügen über einen herausnehmbaren Innenschuh und sind, wie der Name schon sagt, für die spezifischen Anforderungen von Expeditionen und extremen Höhen und in kritischem Gelände konzipiert. Dazu gehören auch Gletscherüberquerungen oder ausgedehnte Hochgebirgs-Wintertouren*

Der durchschnittliche Wanderer wird mit einem Schuh aus den ersten drei Kategorien gut auskommen. Bei allen Schuhen ist beim Kauf ein Blick auf die Sohle wichtig: Sie muss rutschfest sein. Und der Schuh sollte wasserabweisend sein, damit der Wanderer sich nicht vor einem Regenschauer oder einer Pfütze fürchten muss. Der Fuß muss geschützt sein vor Steinen oder Dornen und stabil vom Schuh umschlossen werden ohne zu drücken. Luftaustausch ist wichtig, wobei das Prinzip »Wasser bleibt draußen, Schweiß geht raus« nur bei einem größerem Temperaturgefälle zwischen den rund 30 Grad im Innern des Schuhs und der Außentemperatur funktioniert. Nützlich ist die Verwendung von ergonomisch geformten Wandersocken aus Funktionsmaterialien, die den Tragekomfort im Schuh erhöhen können.

> **Tipp:** Wanderschuhe nachmittags kaufen, weil dann der Fuß breiter ist als am Morgen. Die Schuhe immer mit etwas dickeren Wandersocken anprobieren.

Fürs Fitnesswandern ist in jedem Fall ein Wanderhalbschuh – also kein Wanderstiefel! – zu empfehlen, weil die Fitnessübungen Beweglichkeit im Fußgelenk erfordern. Auch sind die Wanderungen beim Fitnesswandern zeitlich überschaubar, die Wege sind gut begehbar. Dazu später mehr.

Was die Bekleidung angeht, sind Funktionsmaterialien, die den Schweiß nach außen leiten, sehr zu empfehlen. Auch bei kürzeren Touren kommt man ins Schwitzen. Baumwolle klebt schnell nass am Körper und trocknet nicht. Ideal ist das Zwiebelschalenprinzip aus drei beziehungsweise vier Schichten:

- *eng anliegende Funktionsunterwäsche am Körper (T-Shirt oder Langarmshirt, im Winter lange Unterhose),*
- *eine isolierende Schicht (Pulli),*
- *eine Außenschicht, die Nässe und Wind abhält (Softshell-Jacke) und*
- *eine optionale Schicht für stärkeren Regen (Hardshell-Jacke), die – wenn sie nicht gebraucht wird – im Rucksack verbleibt.*

Die Wanderhose sollte ebenfalls Wind und Nässe abweisen. Je nach Jahreszeit wird man hier unterschiedliche Stärken wählen. Viele Sommerwanderhosen haben einen Reißverschluss oberhalb des Knies, sodass man sie an heißen Tagen mit wenigen Handgriffen in kurze Hosen verwandeln kann. Fürs Fitnesswandern empfiehlt sich der Kauf einer Wanderhose in elastischer Stretch-Qualität, da wir uns in ihr dehnen und strecken wollen. Ergänzt wird die Bekleidung durch eine Kopfbedeckung. Dies kann eine Baseball-Cap, ein Multifunktionstuch, ein klassischer Wanderhut oder eine breitkrempige Kopfbedeckung mit Kinnband sein. Eine breite Krempe schützt besser gegen Regen und Sonne. Eine Sonnenbrille ist unabdingbar, gerade auch im Winter, wenn man bei Sonnenschein über ausgedehnte Schneefelder wandert. Sonnencreme ist zu empfehlen.

Was zum Wandern neben gutem Schuhwerk unbedingt dazugehört, ist ein Rucksack. Ihn benötigen wir auch zum Fitnesswandern, um ausreichend Wasser mitführen zu können, auch eine Brotzeit und Früchte, Geldbeutel und Schlüssel wollen verstaut werden,

Wie bei den Wanderschuhen gibt es auch bei Rucksäcken verschiedene Modelle für die unterschiedlichen Anforderungen:

- *Ein Tagesrucksack (Daypack) ist – wie der Name schon sagt – für Tagesausflüge gedacht. Das Packvolumen reicht für die genannten Utensilien, dazu noch eine kleine Notfallausrüstung und die Regenjacke sowie Wechselunterwäsche, wenn man durchgeschwitzt ist. Durch das geringe Eigengewicht ist er im leeren Zustand auf dem Rücken kaum zu spüren. Ein Tagesrucksack hat in der Regel nur Schultergurte, vielleicht noch einen Brustgurt, aber meist keinen Hüftgurt. Das Tragegewicht beträgt wenige Kilogramm.*
- *Der Trekkingrucksack findet auf mehrtägigen Touren Anwendung. Er zeichnet sich durch ein Tragegestell und ein System aus Schulter-, Brust und Hüftgurten aus. Mit ihm können maximal 15 bis 20 Kilogramm getragen werden.*
- *Schwerlastrucksäcke sind größere Trekkingrucksäcke, mit denen mehr als 20 Kilogramm transportiert werden können. Es gibt Modelle mit Innen- und Außengestell, wobei die Innengestelle inzwischen die Außengestelle weitgehend ersetzt haben.*

Fürs Fitnesswandern reicht ein Tagesrucksack aus, da wir nicht länger als einen Tag unterwegs sind. Es gibt Modelle für breite Rücken und für die schmale Figur, mit geraden oder gebogenen Tragesystemen oder mit Rückenpolstern.

> **Tipp:** Beim Kauf eines Tagesrucksacks immer im Fachhandel beraten lassen. Das gilt auch für alle anderen Ausrüstungsgegenstände.

Und werden wirklich Wanderstöcke benötigt? Das ist unter Wanderern eine Glaubensfrage, die immer wieder diskutiert wird. Es gibt gute Gründe für und gegen Wanderstöcke. Für ihren Einsatz spricht die Entlastung der Kniegelenke, vor allem beim Bergabgehen. Sie verbessern im unwegsamen Gelände außerdem die Stabilität. Beim Bergaufgehen bringen sie – vergleichbar mit einem Allradantrieb beim Auto – mehr Kraft auf den Boden. Wie beim Nordic Walking trainieren Wanderstöcke die Arme und den Oberkörper mit. Insbesondere im unwegsamen, steilen oder alpinen Gelände sind sie nützlich, auf extremen Untergrund sogar unerlässlich. Wer sich jedoch ständig beim Wandern auf Stöcke verlässt, der vernachlässigt sein Koordinationsvermögen und seinen Gleichgewichtssinn. Auch verringert ein ständiger Einsatz die körpereigenen Reize und Schutzmechanismen, die für den Aufbau gesunder Gelenkknorpel wichtig sind.

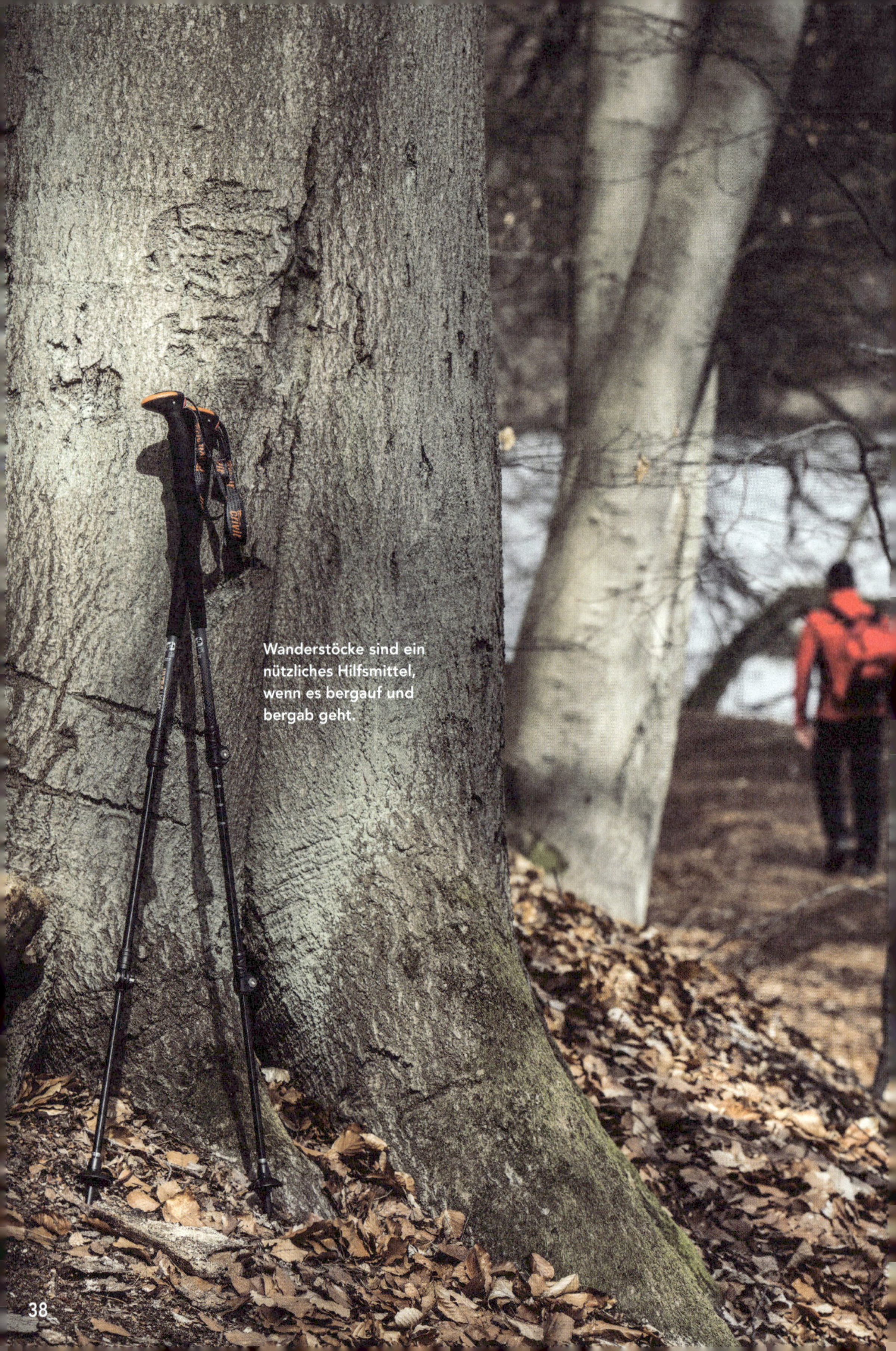

Wanderstöcke sind ein nützliches Hilfsmittel, wenn es bergauf und bergab geht.

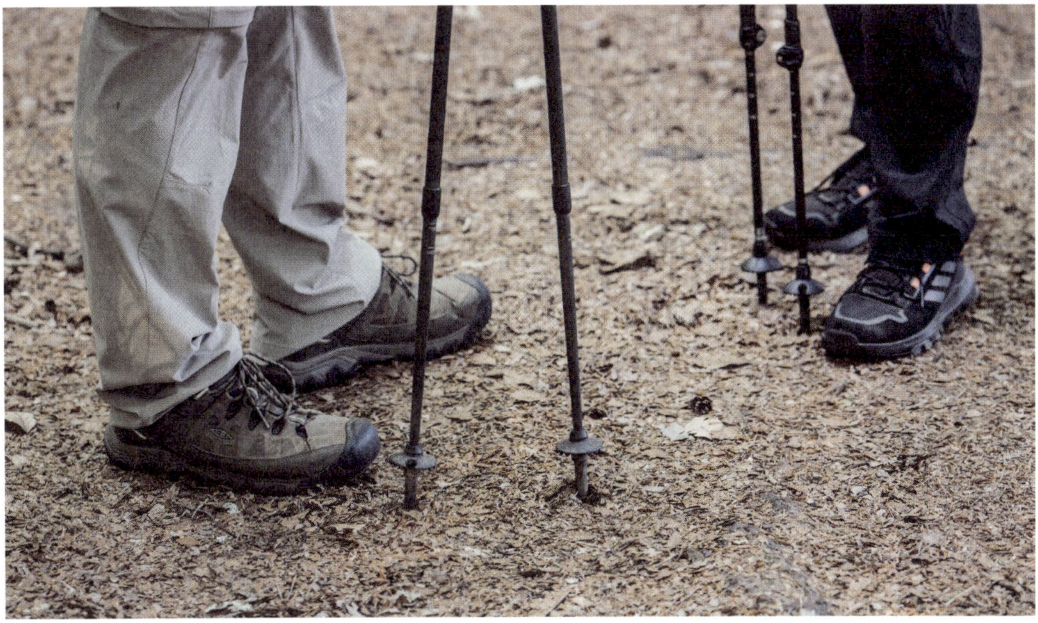

Je nach Tour also überlegen, ob die Stöcke wirklich gebraucht werden, oder ob sie auch zu Hause gelassen werden können. Bei flachen Touren auf befestigten Wegen sind sie unnötig. Beim Fitnesswandern gehören sie allerdings zur Ausstattung unbedingt dazu, weil sie bei den Fitnessübungen benötigt werden. Sie übernehmen dabei die Funktion des Gymnastikstabs.

Wanderstöcke müssen individuell auf die Körpergröße eingestellt werden. Dazu werden sie so weit ausgezogen, dass Unterarm und Oberarm im rechten Winkel zueinander stehen. Es gibt sie mit Klickverschlüssen oder zum Schrauben. Beide Systeme sind gleichwertig.

Fitnesswandern als Kombination zwischen Wandern und Fitness bedeutet eine Ergänzung zweier Bewegungsarten. Man könnte auch sagen: Es ist ein Kompromiss zwischen Wandern und Fitness. Das bedeutet: Wir machen keine Übungen bis zur Erschöpfung der Muskeln, wie es im Fitnessstudio beim Maximalkrafttraining üblich ist. Denn wir brauchen ja auch noch körperliche Ressourcen fürs Wandern. Andererseits werden wir auch keinen Ausdauermarsch bis an die Grenzen unserer Leistungsfähigkeit planen, weil wir uns dann wiederum verausgaben und keine Kraft mehr für den Fitnessteil haben.

Gesucht ist eine Tour, auf der die Fitnessübungen ideal eingebaut werden können. Diese Tour wird – je nach Kondition – unterschiedlich lang sein. Wer regelmäßig fitnesswandert, wird einen Trainingseffekt verspüren und nach und nach ausgedehntere Touren unternehmen wollen. Anfänger werden nicht gleich eine Tour über dutzende Kilometer mit zwei, drei oder gar vier Fitnessstationen planen. Trainierte Wanderer hingegen dürften sich nicht mit Strecken unter ihrem Niveau zufrieden geben.

Meine Richtwerte für die Tourenlängen sind:

- *Anfänger: vier bis sechs Kilometer,*
- *Fortgeschrittene: sechs bis zehn Kilometer,*
- *Trainierte Wanderer: zehn bis zwölf Kilometer und*
- *Sehr gut trainierte Wanderer: zwölf bis 14 Kilometer.*

Üblicherweise wird die Gehzeit mit 15 Minuten pro Kilometer angegeben. In einer Stunde schafft man also durchschnittlich vier Kilometer. Für jemanden, der sich bislang wenig oder gar nicht sportlich betätigt hat, ist das erfahrungsgemäß eine Gehzeit, die gut zu bewältigen ist, aber auch schon eine kleine Herausforderung darstellt. Und an Herausforderungen wollen wir ja wachsen. An- und Abstiege müssen natürlich auch sinnvoll geplant werden. Man kann davon ausgehen, dass ein Wanderer in einer Stunde durchschnittlich 300 Höhenmeter im Aufstieg und 500 Meter im Abstieg bewältigt. Eine Fitnesswandertour sollte – wenn es das Gelände hergibt – angemessene Höhenunterschiede beinhalten. Für Anfänger empfiehlt es sich, zunächst eine möglichst flache Route auszuwählen.

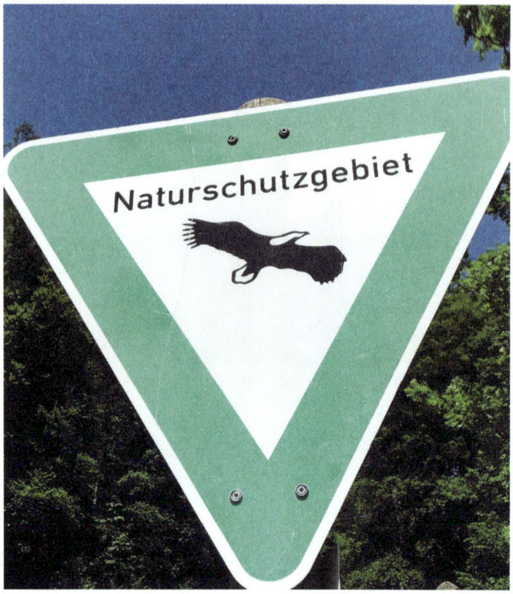

Naturschutzgebiete in Westdeutschland wurden durch einen Weißkopfseeadler gekennzeichnet. Kurioserweise kommt das amerikanische Wappentier in Deutschland gar nicht vor. Der Adler ist durch ein Versehen 1950 auf das Schild gekommen. Als Vorlage diente ein Bild aus dem Archiv einer amerikanischen Naturschutzorganisation.

Fitnesswandertouren werden bevorzugt auf befestigten Wegen unternommen und nicht querfeldein oder im extremen Gelände. In Naturschutzgebieten sind selbstverständlich die Betretungsregeln zu beachten. Tiere und Pflanzen unbedingt in Ruhe lassen. An Rast- und Übungsplätzen bitte den Müll mitnehmen oder in dafür vorgesehene Behälter entsorgen.

Die im Buchhandel für alle Wanderreviere in vielen Variationen erhältlichen Wanderführer weisen die jeweilige Streckenlänge und das Höhenprofil aus, sodass leicht eine geeignete Tour ausgesucht werden kann. Ebenso hilfreich sind entsprechende Apps, mit denen man sich auch unterwegs gut orientieren kann – selbst an Stellen, in denen kein Handyempfang möglich ist, weil die Offline-Funktion der Apps auch dann immer noch die Wegstrecke anzeigt. GPS-Geräte sind nicht notwendig. Sie können aber eine Motivationshilfe sein, vor allem für technisch oder geografisch interessierte Wanderer. In der Regel können wir uns in Deutschland auf gut markierte Wanderwege verlassen – es sei denn, wir wandern unsere ganz eigene individuelle Tour und benutzen auch Wege,

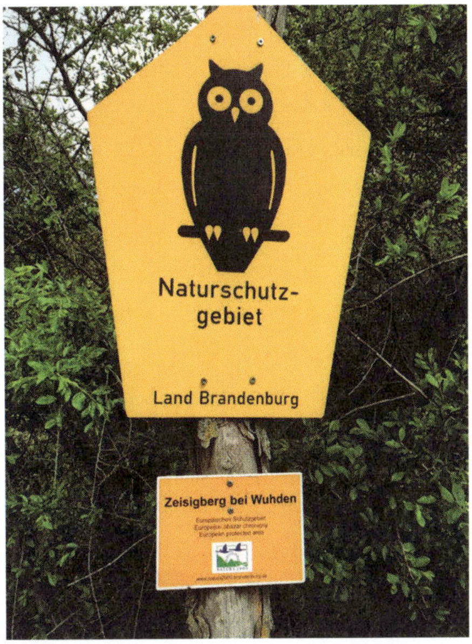

Noch überwiegend in Ostdeutschland markiert die Eule die Schilder von Naturschutzgebieten. Sie wurde 1950 das Symboltier für den Naturschutz in der DDR und steht seit 1994 in ganz Deutschland für besonders schützenswerte Gebiete.

die nicht als Wanderwege ausgewiesen sind. Eine Wanderkarte – am besten im Maßstab 1:25.000 – gehört immer mit in den Rucksack, falls das Handy mal ausfällt.

Die Tourplanung sollte neben Pausenplätzen auch Stellen vorsehen, auf denen die Fitnessübungen gemacht werden können. Das können Lichtungen, Wegespinnen, Plätze vor Schutzhütten, begehbare Uferabschnitte an Bächen, Flüssen oder Seen oder einfach auch breitere Wanderwege sein. Für die Übungen im Liegen empfiehlt es sich, eine trockene Wiese aufzusuchen. Wer sich nicht gern ins Gras legt, kann eine Picknickdecke oder eine leichte Gymnastikmatte mitnehmen, die man zusammengerollt unter dem Rucksackdeckel gut transportieren kann. Es gibt auch ultraleichte Decken, die man auf die Größe einer Hand zusammenfalten und in eigens dafür vorgesehen Täschchen transportiert. Auch sie passen in jeden Rucksack.

Unerlässlich ist es, während der Wanderung ausreichend Flüssigkeit zu sich zu nehmen. Bei einer Halbtagestour gehört mindestens ein Liter Wasser in den Rucksack, bei Ganztagestouren sind es mindestens zwei Liter. Besser zu viel Wasser als zu wenig mitnehmen. Zumal wir ja bei unseren Fitnessübungen zusätzlich ins Schwitzen kommen. Unser Körper besteht zu 60 Prozent aus Wasser. Die Schweißdrüsen produzieren täglich zwischen einem halben und einem Liter Schweiß. Bei sportlicher Betätigung ist es natürlich deutlich mehr. Was der Körper verliert, fordert er zurück. Besonders im Sommer bei hohen Temperaturen und praller Sonne ist es wichtig, rechtzeitig und ausreichend zu trinken. Wer zu wenig trinkt, bekommt schnell Kopfschmerzen, Schwindelgefühl und Muskelkrämpfe. Auch lässt die Konzentration nach. Man kann leichter ins Stolpern geraten und sich verletzen. Regelmäßiges Trinken, bevor sich das Durstgefühl einstellt, ist sinnvoll – am besten ein paar Schluck nach jeweils 30 Minuten. Durstgefühl ist bereits ein Warnsignal und sollte sich erst gar nicht einstellen, schon gar nicht trockene Mundschleimhäute.

Tipp: Damit es sich leichter trägt, lieber mehrere kleinere Flaschen mitnehmen und diese günstig im Rucksack verteilen.

Stilles Mineralwasser ist das beste Wandergetränk, weil es nicht nur das Flüssigkeitsdefizit ausgleicht, sondern dem Körper auch wichtige Mineralstoffe zuführt, die er durchs Schwitzen verloren hat. Alternativ bieten sich Apfelschorle oder manche Sportdrinks an. Auf zuckerhaltige Getränke wie Cola oder Limonaden besser verzichten, da diese den Durst nur verstärken. Zusätzlich kann dem Körper mit wasserhaltigem Obst und Gemüse Flüssigkeit zugeführt werden, Melonen, Gurken oder Tomaten eigenen sich beispielsweise prima.

Neben Wasser gehen beim Wandern auch Kohlenhydrate verloren. Auch sie müssen wir ersetzen, um die Leistungsfähigkeit zu erhalten. Kohlenhydrate bestehen aus unterschiedlichen Zuckermolekülen und sind der Treibstoff für die Muskeln, aber auch fürs Gehirn. Der Körper verbraucht ständig Energie, sogar im Schlaf. Die meiste Energie wird für den Grundumsatz benötigt, also für die lebenswichtigen Körperfunktionen wie Herzschlag, Atmung, Stoffwechsel und Regulation der Körpertemperatur. Körperliche Aktivität verlangt nach zusätzlicher Energie, und die sollten wir unserem Körper am besten schon vor der Wanderung zur Verfügung stellen.

Der Wandertag beginnt daher am besten mit einem gesunden Frühstück, das die Grundlage für die Leistung legt, die abgerufen wird. Auf keinen Fall hungrig loswandern, denn das wirkt sich auf Leistung und Motivation negativ aus. Zu viel zu essen und mit Völlegefühl zu starten ist ebenso kontraproduktiv. Für das Frühstück empfehlen sich Müsli oder Haferflocken, Vollkornbrot mit Käse, Honig oder Marmelade, Milchprodukte und frisches Obst.

Je länger die Tour ist, desto mehr Energie wird verbraucht. Diese muss ersetzt werden, damit es zu keinem Leistungsabfall kommt. Gesunde Snacks in den Pausen sind Nüsse, Müsliriegel, Vollkornkekse, Trockenfrüchte, Äpfel oder Bananen. Bei längeren Touren sorgt ein Vollkornbrot mit Käse oder Schinken für neue Power. Wer zu Wadenkrämpfen neigt, sollte auf seinen Magnesiumhaushalt achten.

Tipp: Bananen lassen sich in speziell geformten und verschließbaren Gefäßen gut transportieren, die es im Fachhandel gibt.

Wer von der Tour nach Hause oder ins Hotel zurückkehrt, sollte sich für die gezeigte Leistung durchaus belohnen. Auch die Liebe zum Wandern geht durch den Magen, und nach einer gelungenen Tour schmeckt es besonders gut. Um die Regenerationsphase einzuleiten, sind zum Beispiel ein Rinder- oder Geflügelsteak, eine Folienkartoffel, Nudeln oder ein reichhaltig bestückter Salat geeignet.

Tipp: Schon am Tag vor der Wanderung empfiehlt es sich, kohlenhydratreiche Lebensmittel zu sich zu nehmen. Dazu zählen Nudeln, Reis, Kartoffeln und Haferflocken.

Ist eine Tour ins Auge gefasst, der Rucksack gepackt, das Essen vorbereitet, darf der Blick aufs Wetter nicht fehlen. Jedes Handy verfügt über eine Wetter-App, auf der man mit ausreichender Genauigkeit das Wetter mindestens des folgenden Tages ablesen kann. Wettervorhersagen werden ab drei Tage im Voraus ungenau.

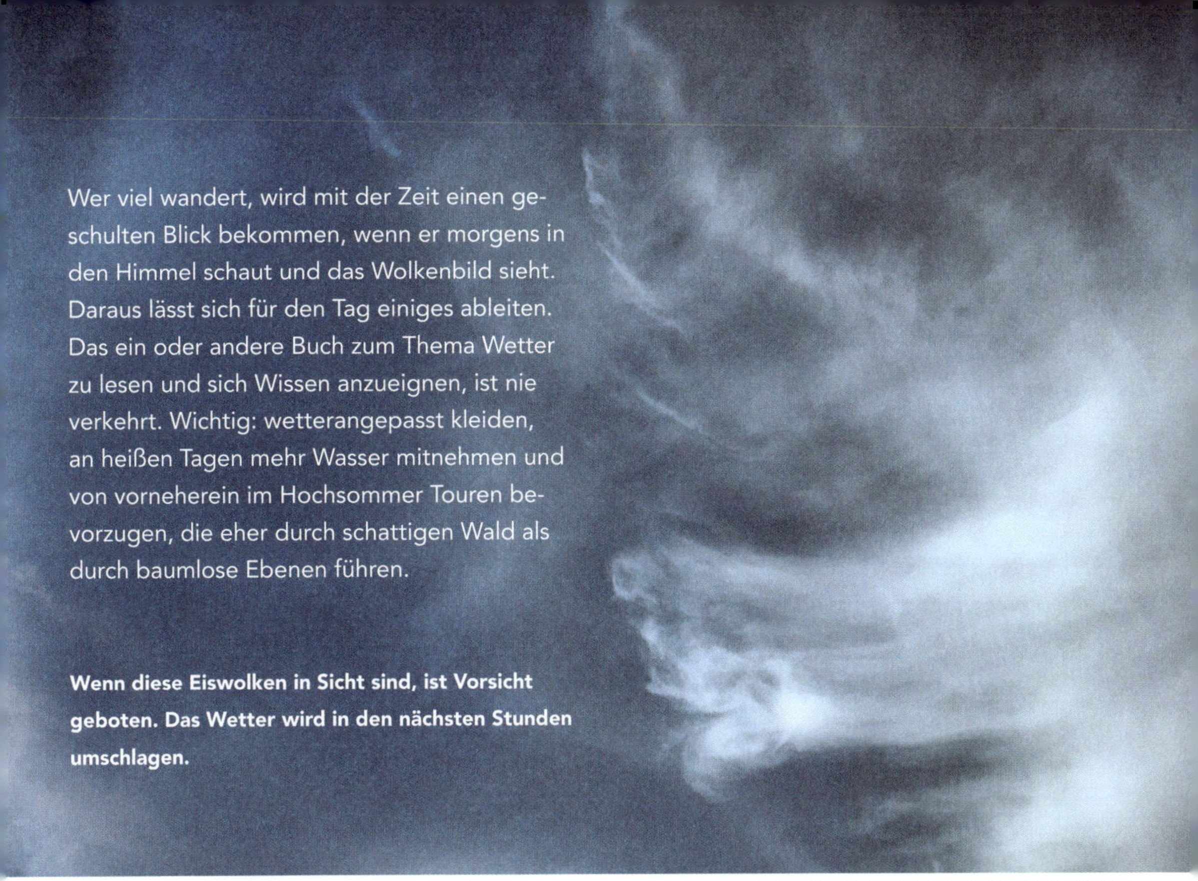

Wer viel wandert, wird mit der Zeit einen geschulten Blick bekommen, wenn er morgens in den Himmel schaut und das Wolkenbild sieht. Daraus lässt sich für den Tag einiges ableiten. Das ein oder andere Buch zum Thema Wetter zu lesen und sich Wissen anzueignen, ist nie verkehrt. Wichtig: wetterangepasst kleiden, an heißen Tagen mehr Wasser mitnehmen und von vorneherein im Hochsommer Touren bevorzugen, die eher durch schattigen Wald als durch baumlose Ebenen führen.

Wenn diese Eiswolken in Sicht sind, ist Vorsicht geboten. Das Wetter wird in den nächsten Stunden umschlagen.

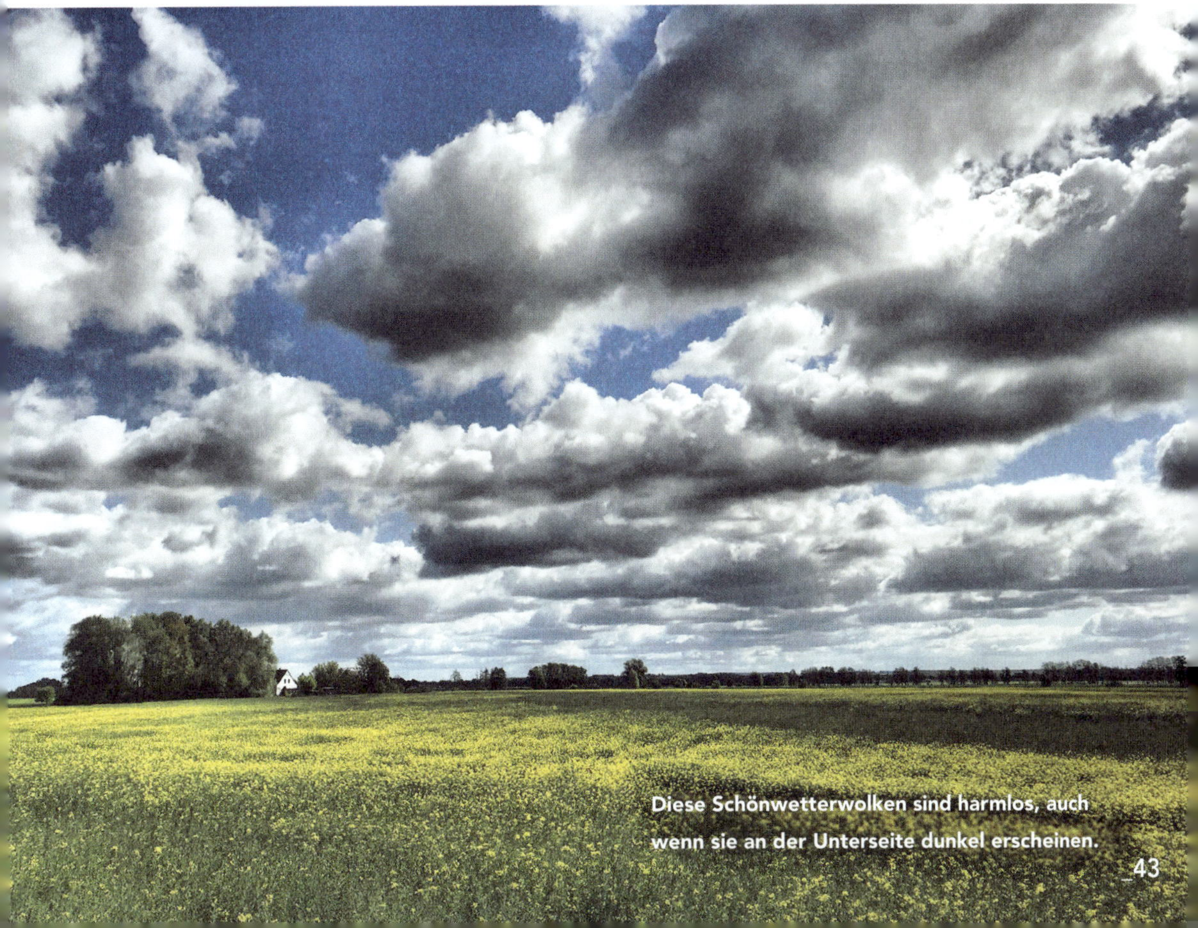

Diese Schönwetterwolken sind harmlos, auch wenn sie an der Unterseite dunkel erscheinen.

Wer eine Tour im Gebirge macht, für den reicht die allgemeine Wettervorhersage der App oder aus den Medien nicht mehr aus. Insbesondere in den Alpen kann das Wetter regional innerhalb kürzester Zeit umschlagen und zu kritischen, ja lebensbedrohlichen Situationen führen. Der Klimawandel bringt zudem überkommene Wettergewissheiten zum Schmelzen. So ist es in den deutschen Alpen durchaus nicht mehr so wie noch in den 1980er- und 1990er-Jahren, dass es in der Regel zwischen Weihnachten und Ostern eine solide Schneeunterlage gibt. Die Kältephasen wechseln sich in immer kürzerem Rhythmus mit Warmphasen ab. Im Sommer kann es heutzutage zu lang andauernden und ausgeprägten Hitzeperioden kommen, die früher selten waren.

Gewitter im Gebirge nehmen zuweilen bedrohliche Ausmaße an, bis hin zu Murenabgängen und Felsstürzen. Ein plötzlicher Wetterumschwung in höheren Lagen kann auch in der warmen Jahreszeit unerwartet Kälteeinbrüche und Schneefälle bringen und damit bedrohlich werden. Je höher man steigt und je ausgesetzter der Weg ist, desto gefährlicher wird es – und desto sicherer muss die Wetterprognose sein.

Im Winter ist natürlich die Lawinengefahr ein Dauerthema, insbesondere für Schneeschuhwanderer oder Skitourengeher. Das örtliche Alpenwetter »lesen« zu können, erfordert Wissen und Erfahrung und ist die hohe Kunst des (Berg-)Wanderns. Grundlegende Informationen über das Bergwetter bieten der Deutsche und der Österreichische Alpenverein, die österreichische Zentralanstalt für Meteorologie und Geodynamik (ZAMG) sowie in der Schweiz das Portal meteoschweiz. Auch gibt es spezielle Bergwetter-Apps. Hilfreich ist es vor Aufbruch zu einer Tour auch immer, den Hüttenwirt oder an der Rezeption im Hotel zu fragen. Die Einheimischen sind oft sehr bewandert in Wetterfragen. Ihren Ratschlägen sollte man folgen – vor allem, wenn die Bewohner einer Wanderregion vor einer Tour warnen. Die Bergwacht ist froh über jeden Touristen, den sie nicht aus einer Notlage befreien muss.

Tipp: Die Homepage der österreichischen Zentralanstalt für Meteorologie und Geodynamik (ZAMG) ist beim Thema Bergwetter empfehlenswert, auch über Österreich hinaus. Zum Teil speisen sich die Informationen des Deutschen Alpenvereins auch aus den Erkenntnissen der österreichischen Experten: www.zamg.ac.at

Eine oft gestellt Frage im Zusammenhang mit dem Wanderwetter ist die nach dem richtigen Verhalten bei Gewitter. Gefahr bei Gewitter besteht dann, wenn zwischen Blitz und Donner weniger als zehn Sekunden vergehen. Dann geht das Gewitter näher als drei Kilometer nieder. Weiter entfernte Gewitter sind hinsichtlich eines Blitzschlags meist ungefährlich. Dennoch ist Vorsicht geboten.

Der alte Ratschlag »Eichen sollst du weichen, Buchen sollst du suchen« ist nicht nur Unsinn, sondern auch gefährlich. Ein Blitz kann grundsätzlich in jede Baumart einschlagen. Deshalb bietet ein Baum niemals sicheren Schutz bei einem Gewitter. Der Volksmund ist auf den vermeintlichen Tipp mit den Buchen gekommen, weil diese Baumart nie sicht-

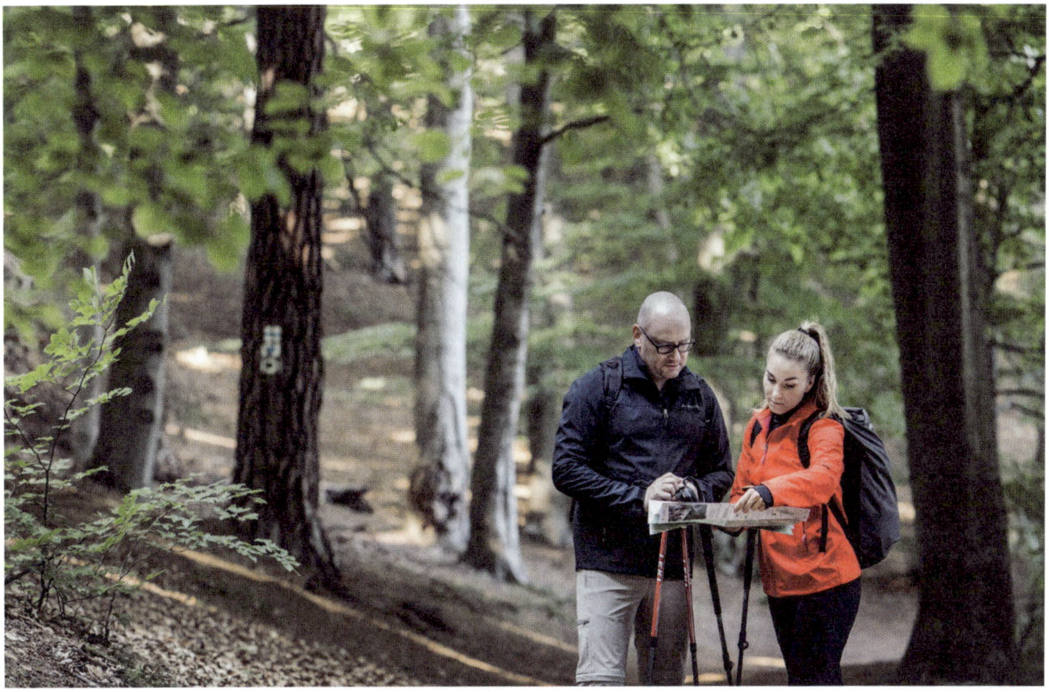

bare Zeichen von Blitzeinschlägen zeigt. Das liegt daran, dass ihre Rinde glatt ist; schlägt der Blitz in der Krone ein, wird der Strom über die glatte Rinde widerstandslos in die Erde geleitet, ohne den Stamm zu beschädigen. Bei der rauen Eichenrinde ist das anders. Hier sucht sich der Blitzstrom den Weg des geringsten Widerstands, und der führt über das wasserleitende Splintholz im Innern. Durch die Hitze verdampft das Wasser im Holz und lässt den Stamm aufplatzen. Deswegen kann man Eichen gut erkennen, in denen der Blitz eingeschlagen ist.

Bei einem Gewitter auf einer Wanderung sollte versucht werden, Gebäude mit Blitzschutz aufzusuchen oder auch Innenräume von Autos oder Zügen. Das sind faradaysche Käfige, die vor einem Blitzschlag schützen. Ist kein solcher Schutz möglich, sollte eine Schutzhütte ohne Blitzschutz aufgesucht werden. Dort in der Mitte aufhalten, weil der Blitzstrom über den Gebäuderand abgeleitet wird.

Ist auch kein Schutzraum vorhanden, müssen exponierte Stellen im Gelände unbedingt gemieden werden: einzelne Bäume, Hügel, Gipfel, Grate. Blitze suchen die höchste Erhebung in einem Landschaftsabschnitt. Mindestens 50 Meter Abstand sind empfehlenswert. Achtung: Freistehende Bäume werden bevorzugt vom Blitz getroffen!

Möglichst tief gelegene Geländeabschnitte aufsuchen: Mulden, Senken oder im Zweifel, wenn es nicht anders geht, das Innere eines Waldes. In Hockstellung gehen: Füße eng beieinander zur Reduzierung der Schrittspannung im Boden im Falle eines nahe gelegenen Blitzeinschlags. Die Arme auf den Knien oder um die Knie verschränken, den

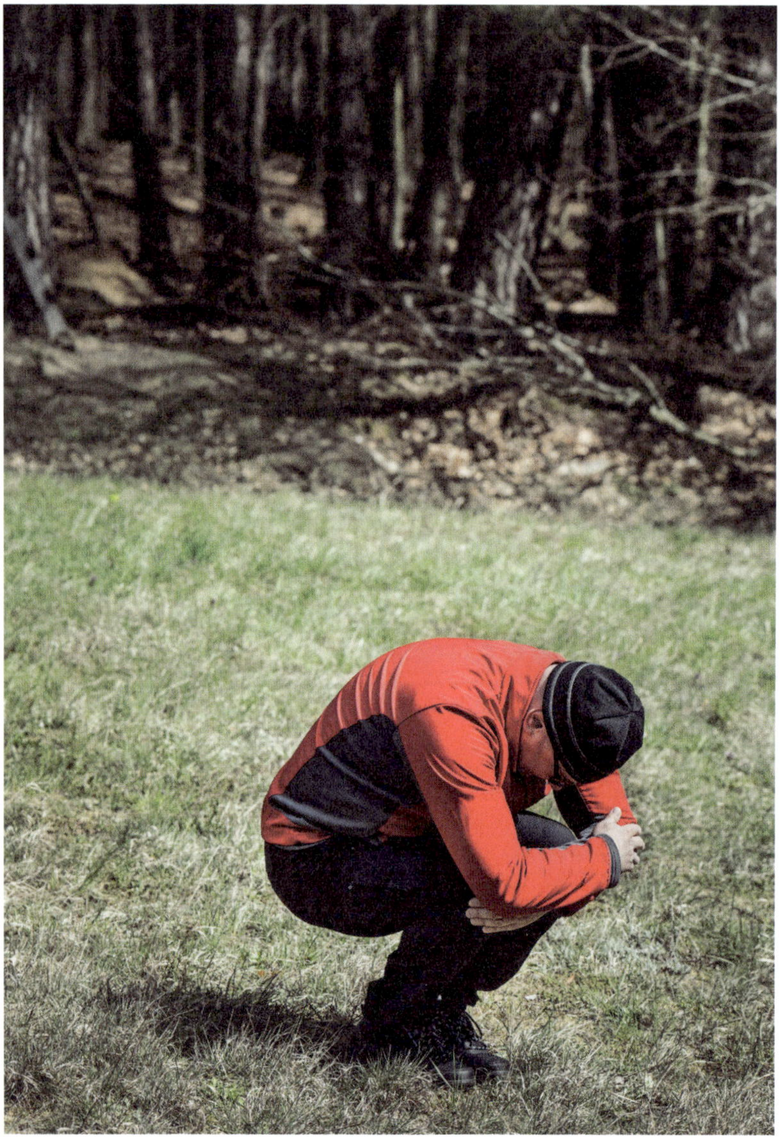

Droht ein Gewitter und findet sich keine Hütte, sollten wir diese »Gewitterstellung« in großem Abstand zu Bäumen einnehmen: Wir machen uns klein, rollen uns ein und halten die Füße eng beieinander. Lieber werden wir nass als von einem Blitz getroffen.

Kopf senken. Es ist unbequem, und in dieser kauernden Position wird man wahrscheinlich fürchterlich nass – aber das ist das weitaus kleinere Übel in dieser Situation. In einer Gruppe wählen die Gruppenmitglieder möglichst großen Abstand zueinander. Größere metallische Gegenstände wie Wanderstöcke oder Fahrräder sollten etliche Meter entfernt platziert werden. Im Gebirge natürlich auch keinesfalls die Seilversicherungen von ausgesetzten Stellen anfassen.

Für den Notfall sollte ein kleines Päckchen mit Pflastern und Verbandmaterial mitgeführt werden. Es gibt fertige Sets in der Apotheke. Nützlich sind auch eine Zeckenzange und kühlendes Gel bei Insektenstichen.

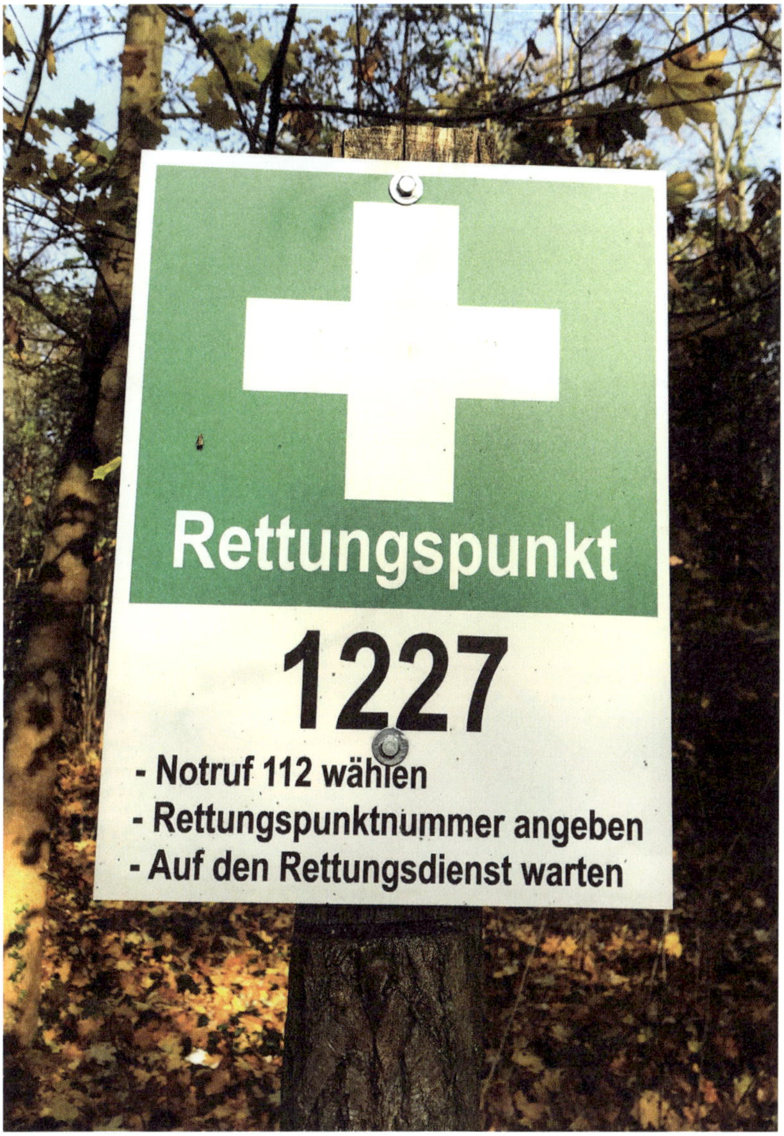
Rettungspunkt
1227
- Notruf 112 wählen
- Rettungspunktnummer angeben
- Auf den Rettungsdienst warten

Rettungspunkte sind durch Hinweisschilder gekennzeichnet. Sie können je nach Bundesland unterschiedlich aussehen.

Sollte es zu größeren Komplikationen kommen, ist meist ein Rettungspunkt nicht weit. Feld und Flur in Deutschland sind überzogen von einem Netz derartiger Rettungspunkte. Sie finden sich an Stellen, an denen mindestens die Notruffunktion des Handys funktioniert und die zugleich von Rettungsfahrzeugen angefahren werden können.

Über den Notruf – Telefonnummer 112 – die Rettungsleitstelle anrufen, den eigenen Namen nennen und den Sachverhalt schildern, dann die auf dem Schild angegebene Nummer durchgeben. Die Schilder können je nach Bundesland unterschiedlich aussehen.

FITNESS –

Von Turnern und Muskelmännern zur Massenbewegung

Das Thema Fitness ist im Sinne dessen, was heutzutage darunter verstanden wird, ein Phänomen, das tatsächlich bereits mehrere tausend Jahre alt ist. Die ältesten Darstellungen, die Menschen bei Körperübungen zeigen, sind 6.000 Jahre alt und stammen aus dem alten Ägypten. Sie führen Kampftechniken aus, für die ein beweglicher und trainierter Körper Voraussetzung ist. In Asien wurden später in buddhistischen Klöstern verschiedene Kampfkünste wie beispielsweise Kung Fu entwickelt. Aus dem alten Indien kommt das Yoga, in dem die Meditation eine zentrale Rolle spielt. Um möglichst lange und konzentriert im Lotussitz verharren zu können, entwickelten die Yogis vor 3.500 Jahren Übungsprogramme, die den Körper geschmeidig halten. Das ist der gymnastische Ursprung des Yoga.

In der europäischen Antike hat die Gymnastik ihre Wurzeln. Der Begriff kommt aus dem Griechischen: »gymnos« bedeutet soviel wie »nackt«, was darauf hindeutet, dass man in der Antike nackt turnte. Ziel war es, den gesamten Körper zu bewegen und ästhetisch zu formen. Auch die Leichtathletik hat ihren Ursprung in Griechenland: Der antike Fünfkampf bestand aus Diskuswurf, Weitsprung, Speerwurf, Laufen und Ringkampf. Hinzu kamen Faustkampf, Waffenlauf mit Helm, Schild und Beinschienen sowie Pferdewettkämpfe. Die Olympischen Spiele der Antike, die seit 776 v. Chr. abgehalten wurden, waren schon damals ein bedeutendes Sportereignis. Der erste bekannte Muskelmann der Geschichte war Milon von Kroton, sozusagen der Arnold Schwarzenegger der Antike, der um 550 v. Chr. lebte.

Der sechsmalige Olympiasieger im Ringen soll bereits in seiner Jugend Kälber gestemmt haben, später ganze Kühe. Milon wurde von dem berühmten Pythagoras beraten, der bis auf den heutigen Tag Schüler mit dem nach ihm benannten mathematischen Satz quält. Er gab Milon Tipps in Sachen Training und Ernährung – und darf daher als der erste Personaltrainer der Geschichte gelten.[31]

Im römischen Zirkus hatten die Spiele von durchtrainierten Männern eine herausragende Bedeutung als Schule des Charakters. Sie wurden aber auch in Form der Vollstreckung von Todesurteilen durchgeführt und stellten als regelmäßiges brutales Spektakel ein wesentliches Element der Volksunterhaltung dar. Das Publikum wollte Blut sehen. Der größte römische Zirkus, der Circus Maximus in Rom, fasste nicht weniger als 150.000 Zuschauer. Auch die Frauen trieben übrigens in der Antike Sport, wie wir aus Mosaiken wissen – nur eben nicht in der Öffentlichkeit, sondern zu Hause. Home-Fitness war im alten Rom ein Frauenthema.

Mit der Ausbreitung des Christentums wurden die als heidnisch empfundenen Rituale in den Arenen abgeschafft. Die Leibesertüchtigung geriet mit der Völkerwanderung in Vergessenheit. Im Mittelalter waren Reiten und der Schwertkampf wichtige Gründe für sportliche Betätigung – allerdings nur für Adlige. Später kam das Fechten hinzu. Ende des 17. Jahrhunderts tauchte der Faustkampf auf englischen Jahrmärkten wieder auf; 1694 wurde das Verb »to box« als Synonym für »mit den Fäusten kämpfen« erstmals schriftlich erwähnt.

Eine Fitnessbewegung im heutigen Sinn kam erst im 19. Jahrhundert auf. Eine ihrer Ursprünge ist das Deutschland unter napoleonischer Besatzung. Hierzulande war es die organisierte Turnbewegung von Friedrich Ludwig Jahn (1778–1852), die den Aufbruch in die sportliche Moderne darstellt. Jahn, ein national gesinnter Pädagoge, Publizist und Politiker, gründete am 13. November 1810 in der Hasenheide bei Berlin in einem ehemaligen Gehege für kurfürstliche Hasenjagden den zunächst geheimen »Deutschen Bund zur Befreiung und Einigung Deutschlands«. Deutschland war zu der Zeit ein Sammelsurium von Fürstentümern, geistlichen Territorien und selbstständigen Städten. Die Sehnsucht nach Schaffung eines einheitlichen Nationalstaates war groß. Jahns Bewegung war paramilitärisch motiviert und wollte die deutsche Jugend auf den Kampf gegen die französische Besatzungsmacht vorbereiten. Deshalb waren zum Turnen nur Männer zugelassen. Jahns Ziel war die körperliche Ertüchtigung kräftiger junger Männer zum Dienst am Vaterland. Neben Jahn war es der Pädagoge Johann GutsMuths, der dem Turnen in Deutschland zum Durchbruch verhalf. GutsMuths hatte als Leiter der Erziehungsanstalt in Schnepfenthal bei Gotha die Bedeutung des Sports für Heranwachsende erkannt und 1796 Leibesübungen in seiner Schrift ***Spiele zur Uebung und Erholung des Körpers und des Geistes*** propagiert; sie prägte die Pädagogik des gesamten 19. Jahrhunderts.

Interessanterweise hängt die Gründung der Turnbewegung durch Friedrich Ludwig Jahn, der GutsMuths Schrift kannte, in gewisser Weise mit dem Wandern zusammen. Als Lehrer in Berlin hatte Jahn nämlich mit seinen Schülern immer wieder ausgedehnte Wanderungen unternommen, bei denen auch geturnt wurde. Wenn man so will, gab es das Fitnesswandern

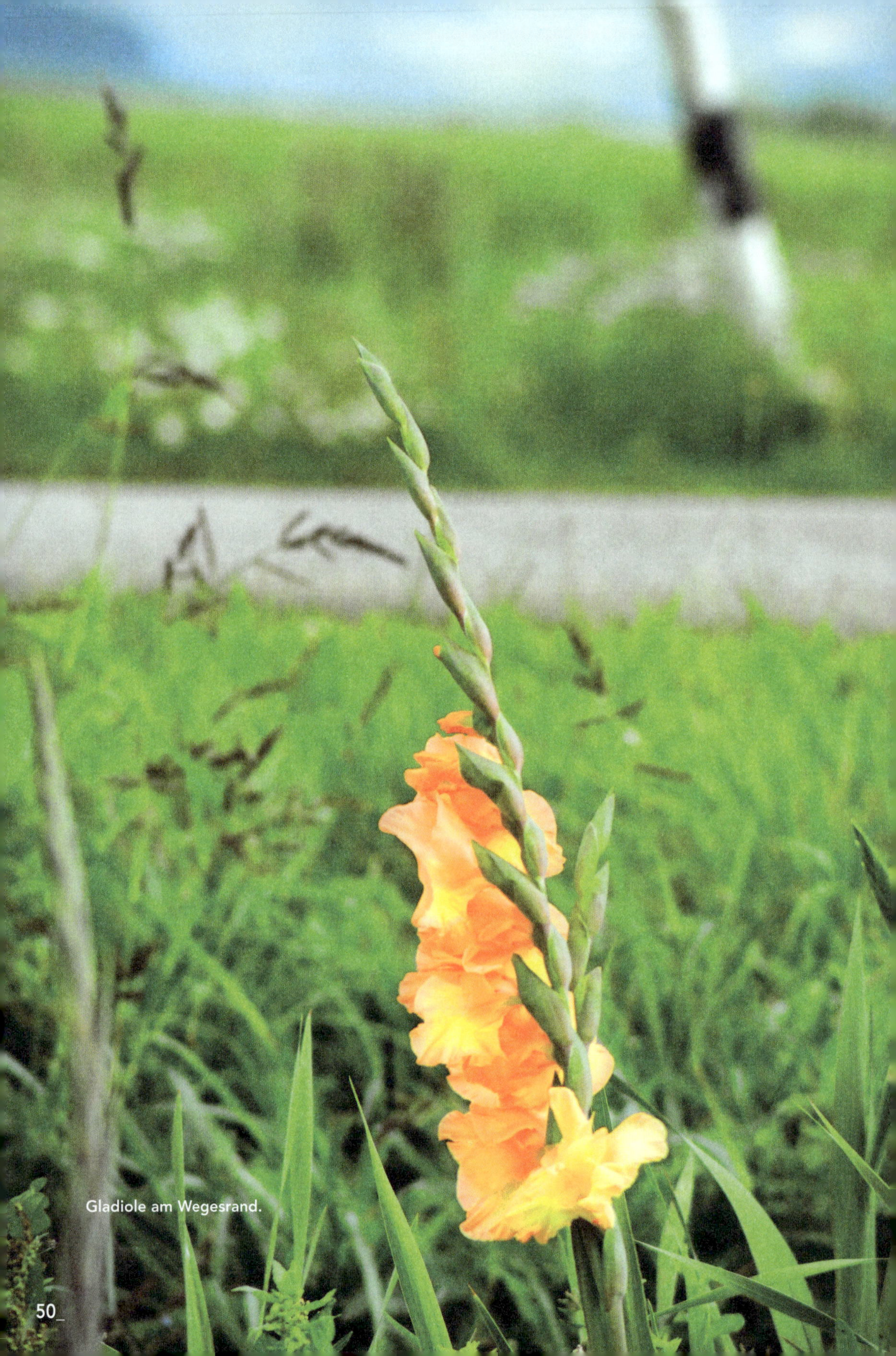

Gladiole am Wegesrand.

also auch schon zu Beginn des 19. Jahrhunderts. Die Hasenheide wurde zum ersten öffentlichen Turnplatz Deutschlands. Die Ausflügler aus der Stadt konnten eine neue Attraktion bestaunen: turnende Männer. Jahn ließ dazu Geräte aufstellen, weshalb er als Begründer des Geräteturnens gilt: Balken und Barren, Ringe und Reck gab es von Anfang an, ebenso Hanteln, Kletterstange und Turnpferd. Gemeinschaftliche Spiele, Fechten und Schwimmen waren weitere Disziplinen, die Jahn seinen Anhängern anbot. Und nach wie vor das Wandern.

1811 gründete Jahn den ersten deutschen Turnverein in Berlin, bald waren es im ganzen Land 150 Vereine, deren Mitgliederzahl rasant wuchs – bis 1818 gab es schon 12.000 Turner. Jahns Verdienst ist es, den Sport für jedermann geöffnet und systematisiert zu haben. 1816 erschien sein Buch ***Deutsche Turnkunst.*** Vereine und Mitglieder waren stark politisch ausgerichtet. Nach der Niederlage Napoleons ging es um die Herstellung der nationalen Einheit Deutschlands, der sich die Turnvereine verschrieben hatten. Das war im Zeitalter der Restauration, in der die deutschen Fürsten ihre einzelnen Territorien sichern und die Zeit zurückdrehen wollten, bald ein Dorn im Auge, weshalb die Vereine in etlichen deutschen Staaten verboten wurden. Etwa von 1820 an entstanden daraufhin gewerbliche Anstalten, in denen vereinsfrei und unpolitisch Sport getrieben werden konnte – gewissermaßen die ersten Fitnessstudios.

Die Lebensreformbewegung Ende des 19. Jahrhunderts befeuerte den Gedanken der Leibesertüchtigung. Inzwischen hatte die Industrialisierung weite Teile Deutschlands erfasst, Arbeiter schufteten unter erbärmlichen Bedingungen in Fabriken, Werkstätten und Bergwerken und lebten unter hygienisch katastrophalen Bedingungen in engen, oft feuchten und stickigen Quartieren in den rasant wachsenden Städten. Sie bekamen wenig Sonne und ernährten sich schlecht. Kritik an der Industrialisierung und der Urbanisierung waren der Ausgangspunkt für verschiedene Bewegungen wie der Lebensreform, die unter anderem die Freikörperkultur und gesunde Ernährung förderte, aber eben auch sportliche Betätigung im Freien oder am offenen Fenster. Die verschiedenen Initiativen zur Verbesserung der Situation der Industriearbeiter traten auch für das Wandern ein. Fitness galt als probates Gegenmittel zur Arbeit in den Fabriken. Sie wurde in Zeitschriften mit Titeln wie ***Kraft und Schönheit*** propagiert. Die Erfindung des Fahrrads führte bald zu seiner »Versportung«. Sportspiele kamen hinzu: 1891 Basketball, 1895 Volleyball. Sportklubs wurden zu einer immer größeren Konkurrenz zu den Turnvereinen.

Die ersten Fitnessgeräte waren das Rudergerät und das Standfahrrad, das wir heute als Spinningrad kennen. Allerdings wurden diese und andere Geräte zunächst in Kuranstalten und Sanatorien in der Rehabilitation eingesetzt. In diesem Zusammenhang ist der Name des schwedischen Arztes und Physiotherapeuten Gustaf Zander von Bedeutung. Er entwickelte seit den 1850er-Jahren eine Reihe von heilgymnastischen Geräten zur medico-mechanischen Behandlung, wie man damals sagte: Die sogenannten Zander-Maschinen sind die Urahnen unserer heutigen Fitnessgeräte. Von der Medizin traten sie bald ihren Siegeszug über Sanatorien und Krankenhäuser hinaus an. Die von ihrem Erfinder gegründeten »Zander-Institute« waren die ersten echten Fitnessstudios der Welt. Sie befeuerten außerhalb der

Turnbewegung – insbesondere in den USA, wo Zander in New York eines seiner Institute eröffnete – den Gedanken des Sporttrainings mit Geräten. Nach dem Ersten Weltkrieg wurden seine Kraftmaschinen dann wieder vor allem für die Rehabilitation von Kriegsversehrten eingesetzt. Dies führte zu einem Imageverlust. In der einsetzenden Weltwirtschaftskrise Ende der 1920er-Jahre geriet seine Methode in Europa in Vergessenheit. Fitnessstudios für breite Schichten kamen in größerem Stil erst wieder nach dem Zweiten Weltkrieg auf – die verwendeten Geräte basieren bis heute zumeist auf den von Zander entwickelten Prinzipien.

Deutsche Emigranten brachten im 19. Jahrhundert das Turnen in die Vereinigten Staaten. Ihre Turnvereine standen in Konkurrenz zu den aus Großbritannien stammenden Sportklubs, die eher kommerziellen Charakter hatten und in denen auf den Status ihrer Mitglieder Wert gelegt wurde. Einer der ersten Fitness-Propagandisten war der 1868 in Missouri geborene Bernarr Macfadden, der als elfjähriges Waisenkind auf eine Farm kam, wo er schwer körperlich arbeiten musste. Schon als 13-Jähriger wurde er Vegetarier, begann mit Hanteln zu trainieren und zu wandern, um sich zu kräftigen. Mit der 1899 erstmals erschienenen Zeitschrift ***Physical Culture*** (»Körperkultur«) begründete er die Körperkultbewegung in den USA. Macfadden verknüpfte Trainingsmethoden mit Ernährungs- und Gesundheitstheorien und erweiterte damit den bisherigen Sportbegriff. Zahlreiche Bücher über Muskelaufbau und Ernährung aus der Feder Macfaddens prägten die aufkommende Fitnessszene, allerdings sahen Kritiker in ihm auch einen Scharlatan.

In England wurde die Idee des Bodybuildings geboren. Schon 1901 gab es im Vereinigten Königreich erste Vorläufer entsprechender Wettkämpfe. Beim Bodybuilding geht es um ein möglichst starkes Wachstum der Muskelmasse mit ästhetischem Ziel. Das unterscheidet Bodybuilding von der Schwerathletik, bei der die Kraft und die durch sie hervorgerufene Wirkung im Vordergrund stehen – etwa beim Gewichtheben. Vorreiter des Bodybuildings war der 1867 in Ostpreußen zur Welt gekommene Friedrich Wilhelm Müller, der nach England auswanderte und dort als Eugene Sandow Körperkraft-Shows durch ausgefeilte Bühnenpräsentationen, sogenannte Muscle Displays, populär machte. Sandow ließ sich »Stärkster Mann der Welt« nennen. Ihm taten es auf Jahrmärkten und im Zirkus etliche Männer gleich, die zum Erstaunen des Publikums beträchtliche Gewichte stemmen konnten.

Ein weiterer Pionier des modernen Bodybuildings wurde der 1919 in Montreal geborene Joe Weider, der 1946 die International Federation of Bodybuilders gründete. Kalifornien entwickelte sich zum Epizentrum der Muskelmänner, nicht zuletzt durch die Eröffnung des ersten modernen Fitnessstudios von Jack LaLanne 1936, der eine Marktlücke witterte. Auch die Fitnessketten haben im Golden State im Westen der USA ihren Ursprung. Der Muscle Beach bei Los Angeles wurde in den 1940er- und 1950er-Jahren gar zum Mythos; hier trainierten Joe Weider und sein Bruder Ben und viele andere – wie die Turner um Vater Jahn zu Beginn des 19. Jahrhunderts in der Berliner Hasenheide – öffentlich und unter freiem Himmel. Mit dem ehemaligen Weltklasseschwimmer Johnny Weismüller als

»Tarzan« setzte 1932 erstmals ein Schauspieler Maßstäbe in puncto breite Schultern, definierter Brust und dicken Bizeps. Bis Kraftsport zur Massenbewegung werden sollte, dauerte es allerdings noch etliche Jahre.

In Deutschland war Fitness nach den entbehrungsreichen Jahren der NS-Diktatur und der Pervertierung des Sports in der nationalsozialistischen Ideologie und seiner Zurschaustellung in der Propaganda zunächst kein bedeutendes Thema. Die große Mehrheit der Deutschen wollte den durch das Wirtschaftswunder entstandenen Wohlstand genießen und dokumentierte den eigenen wirtschaftlichen Erfolg durch Körperfülle. Erst in den 1970er-Jahren besann man sich hierzulande auf die Bedeutung eines gesunden Körpers. Der Fitnessbegriff wurde neu definiert und erweitert: Es ging nun vor allem um einen gesunden Lebensstil. Das neue Körperbewusstsein entwickelte sich zunächst in den USA und wurde angetrieben durch eine neue Generation leicht zu bedienender und sicherer Fitnessgeräte, die breite Schichten ansprachen. Stars aus der kalifornischen Bodybuilderszene wie Arnold Schwarzenegger wurden plötzlich populär und trugen dazu bei, dass Kraftsport und Fitness neu gedacht wurden. Man muss allerdings einschränkend sagen, dass Schwarzenegger – siebenmaliger Mister Olympia zwischen 1970 und 1980 – in puncto maximale Muskelmasse zwar immer noch der Referenzathlet der Szene ist; Vorbild für eine breite Fitnessbewegung war er jedoch nie.

Der Deutsche Sportbund nutzte den Schwung der Olympischen Spiele 1972 in München, um eine Trimm-dich-Bewegung anzustoßen, begleitet von einem lächelnden Maskottchen und dem Bau von Trimm-dich-Pfaden im Wald. Der Waldlauf wurde zum Jogging, das Fahrrad bekam ein neues Image, das es zwar schon einmal kurz nach seiner Erfindung hatte, das aber wieder verlorengegangen war: vom Verkehrsmittel zum Sportgerät.

In den 1980er-Jahren war es Jane Fonda, die mit ihren Aerobic-Videos einer ganzen Sportart zum Durchbruch verhalf. Ihr Video *Jane Fonda's Workout* avancierte 1982 mit 17 Millionen Verkäufen zur erfolgsreichsten VHS-Kassette aller Zeiten. Aerobic war plötzlich landauf, landab angesagt. Frauen wurden nun für die Fitnessbranche mehr und mehr zu einer interessanten Zielgruppe, nicht zuletzt durch Fernseh-Workouts, die ein breites – zumeist weibliches – Publikum fanden. Durch ihre Affinität zu tänzerischen Ansätzen in der Fitness wurden in den großen Ketten wie »Vic Tanny«, »Gold's Gym« oder »Bally Total Fitness« die ersten Kursprogramme entwickelt, die das individuelle Gerätetraining ergänzten. Mit der Eröffnung der Fitnesskette »24 Hour Fitness« in den USA kam die Fitnessbranche im Discount-Sektor an und wurde endgültig zu einer Massenbewegung. Die USA waren das Maß aller Dinge, immer neue Trends entstanden jenseits des Atlantiks: neben Aerobic auch Callanetics (benannt nach ihrer Erfinderin Callan Pinckney, die allein sechs Millionen Videokassetten verkaufte und neun internationale Bestseller über ihr Programm schrieb), Breakdance, Skateboardfahren, Rollerblades und manches andere mehr.

Im Zuge der Aerobic-Welle schossen auch in Europa immer mehr Studios wie Pilze aus dem Boden. Vorreiter war die Schweiz, aber auch in Deutschland öffneten in den 1980er-

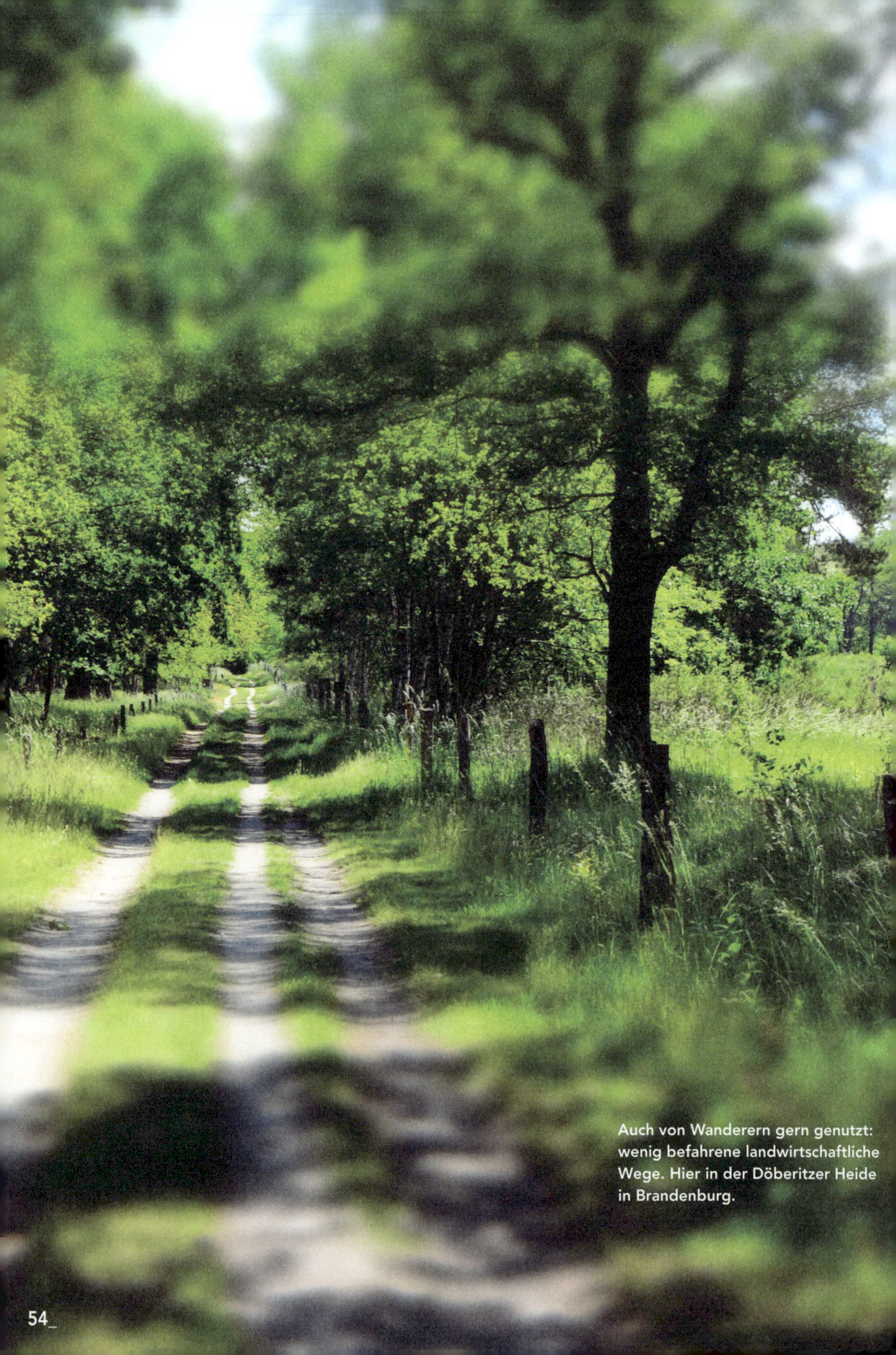

Auch von Wanderern gern genutzt: wenig befahrene landwirtschaftliche Wege. Hier in der Döberitzer Heide in Brandenburg.

Jahren neben den vielen inhabergeführten Studios immer mehr Ketten ihre Filialen. So wie in den USA folgten nach einiger Zeit auch hierzulande den Fitnesspalästen mit großem Sauna- und Wellnessbereich, mit Bar und manchmal auch Restaurant nun die eher spartanischen und an Funktionalität orientierten Discounter. Die Fitnessbranche emanzipierte sich endgültig vom Bodybuilding und von der Schwerathletik.

Die deutschen Fitnessstudios – rund 8.000 an der Zahl – zählen heute mehr als neun Millionen Mitglieder.[32] Deren Durchschnittsalter liegt bei 42 Jahren. 90 Prozent der Studios sind offen für beide Geschlechter, zehn Prozent richten sich speziell an Frauen. Die Fitness-Szene ist auch ein Wirtschaftsfaktor: 206.000 Angestellte arbeiten in dieser Branche, der Umsatz der Studios beläuft sich auf jährlich etwa 4,7 Milliarden Euro, wobei die Mitgliedsbeiträge mit 4,18 Milliarden Euro den allergrößten Anteil am Umsatz ausmachen.

Fitness und Gesundheit sind heute mehr denn je eine Frage des Lebensstils. Sport, angemessene Ernährung und geistige Balance sind als Fundamente eines gesunden Lebens unbestritten. Experten wie Samir Becic, einer der gefragtesten Fitnesstrainer der Welt, gehen davon aus, dass mit diesen drei Säulen 60 bis 70 Prozent aller Krankheiten bewältigt, kontrolliert oder vermieden werden können.[33] Eine ganze Industrie bedient die Wünsche der Massen in diesem Sektor. Wirtschaftsunternehmen haben erkannt, dass sie in die Gesundheit ihrer Mitarbeiter investieren müssen, um angesichts eines enger werdenden Arbeitsmarktes deren Arbeitskraft zu erhalten – aber auch, um als Arbeitgeber attraktiv zu bleiben. Betriebliches Gesundheitsmanagement spielt in immer mehr Firmen eine Rolle. Den Fitnesstrend konnte auch die Coronakrise nicht brechen. Die Branche setzt sich nach den Monaten der erzwungenen Schließung wieder neue Wachstumsziele. Allerdings hat der Lockdown auch gezeigt, dass Fitness nicht nur im Studio oder auf der heimischen Gymnastikmatte möglich ist, sondern auch im Freien. Und dass man es mit der sanften Ausdauerbewegung des Wanderns ideal kombinieren kann.

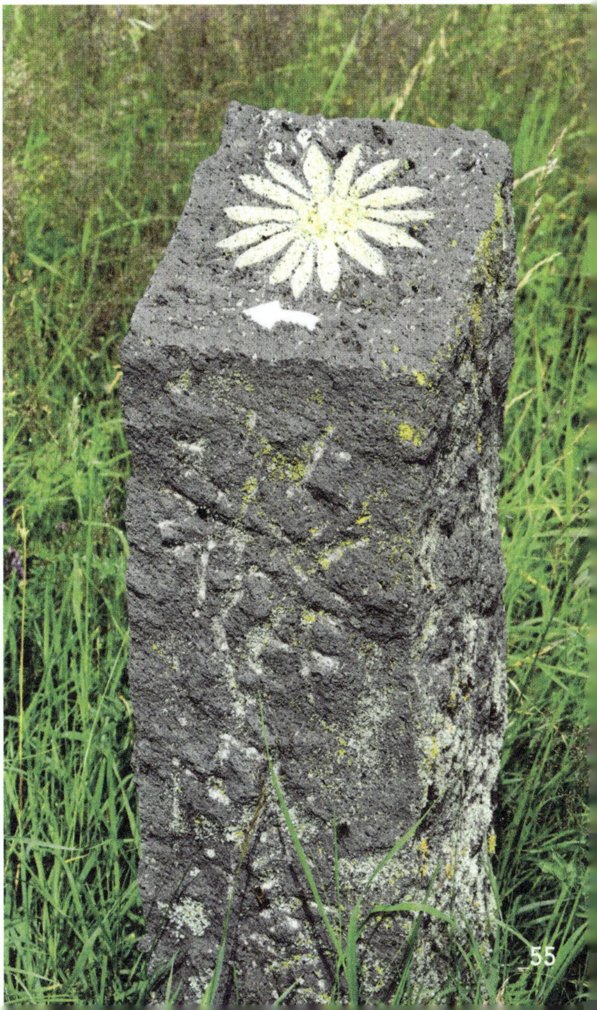

FITNESS-TRAINING –

Für mehr Power und Wohlbefinden

Gesundheitsorientiertes Fitnesstraining, um das es in diesem Buch geht, ist ein Oberbegriff für viele unterschiedliche Methoden, um den Körper gesund, stark und beweglich zu halten. Dabei stehen die Krankheitsprävention und die Steigerung des Wohlbefindens im Vordergrund. Fitness meint in diesem Sinne einen Zustand der körperlichen Leistungsfähigkeit in den Bereichen Ausdauer, Mobilisation und Beweglichkeit, Kraft und Koordination. Wir sind fit, wenn wir uns in guter körperlicher Verfassung befinden und uns den Anforderungen des Alltags gewachsen fühlen.

Die erwähnten neun Millionen Menschen in Deutschland, die Mitglied in einem Fitnessstudio sind, zeigen den Bewusstseins- und Wertewandel in unserer Gesellschaft. Sie haben unterschiedliche Motivationen: Die einen wollen den körperlichen Gesamtzustand erhalten oder verbessern, den anderen geht es darum, nach Erkrankungen oder Verletzungen wieder »fit« zu werden oder Krankheiten vorzubeugen. Dabei spielt auch die Work-Life-Balance eine große Rolle. Anders als in früheren Generationen dreht sich bei immer mehr Menschen heutzutage – insbesondere bei jüngeren – nicht mehr alles allein ums Geldverdienen. Familie, Gesundheit, Naturerleben und ein positives Körpergefühl erfahren eine neue Wertschätzung.

Fitness ist der Oberbegriff für unterschiedliche Komponenten, die im Folgenden vorgestellt werden und die alle fürs Fitnesswandern eine besondere Rolle spielen.

AUSDAUER

Ausdauer ist die Fähigkeit des Körpers, trotz aufkommender Ermüdung über einen längeren Zeitraum Leistung zu erbringen. Herausgefordert ist dabei vor allem das Herz-Kreislauf-System. Klassische Ausdauersportarten sind Nordic-Walking, Laufen, Schwimmen oder Radfahren. Im Fitnessstudio wird die Ausdauer auf dem Crosstrainer, dem Laufband, dem Stepper oder an der Rudermaschine trainiert. Wandern ist das perfekte Ausdauertraining, weil es eine lang anhaltende maßvolle Anstrengung an der frischen Luft in freier Natur darstellt und damit zusätzlich alle Sinne anregt.

Wer bislang gar nicht oder wenig trainiert hat, wird schnell Fortschritte machen, wenn er mit dem Wandern oder einer anderen Ausdauersportart beginnt. Wichtig ist, das richtige Tempo zu finden. Viele Menschen starten zu schnell, kommen dann rasch aus der Puste und müssen mit Seitenstichen oder anderen Beschwerden vorzeitig aufgeben. Wer es gerade am Anfang zu schnell angehen lässt, riskiert zudem Verletzungen an Muskeln, Sehnen, Bändern und Knochen. Der Körper muss sich erst an die Belastung gewöhnen – und das geschieht am besten mit langsamen, nach und nach anspruchsvoller werdenden Trainingseinheiten.

Es gibt eine ganze Reihe von Vorteilen des moderaten Ausdauertrainings:

- *Im Plaudertempo verbrennt der Körper am effizientesten Fett.*
- *Langfristig erfolgt eine Blutdruck- und Cholesterinsenkung sowie eine bessere Insulinsensitivität.*
- *Durch die vermehrte Ausschüttung von Glückshormonen wird das Wohlbefinden gesteigert und die Stimmung gehoben.*
- *Nicht zuletzt wird die Toleranz gegenüber Stress erhöht.*

Tipp: Wenn Sie noch nie oder schon lange keinen Sport mehr gemacht haben, lassen Sie sich vorher zunächst von Ihrem Arzt durchchecken. Wenn er grünes Licht gibt, kann es losgehen. Ein idealer Einstieg wäre die Teilnahme an einer geführten Gesundheitswanderung. Das sind leichte Wanderungen mit gymnastischen Übungen unter Anleitung zertifizierter Gesundheitswanderführer. Diese geben auch gern Auskunft zu den Themen Ausrüstung und Touren in der Umgebung sowie zu allen Fragen rund ums Wandern. Mehr Infos gibt es beim Deutschen Wanderverband:

www.wanderverband.de/wandern/gesundheitswandern/dwv-gesundheitswandern

Oft ist beim Thema Ausdauer vom aeroben und anaeroben Training die Rede. Dabei geht es um die Energieversorgung der Muskeln, die mit Sauerstoff (aerob) oder ohne Sauerstoff (anaerob) funktioniert. Wenn beim Verbrennen von Kohlenhydraten und Fetten Sauerstoff verbraucht wird, sprechen wir vom aeroben Energiestoffwechsel. Dies geschieht bei niedriger Trainingsbelastung, etwa beim Wandern.

Bei intensivem Training und hoher Leistung – zum Beispiel bei schnellen Sprints oder beim

Krafttraining mit großen Gewichten – benötigt der Körper in kurzer Zeit viel Energie. Dann reicht die aerobe Energiegewinnung nicht mehr aus. In der Evolution hat sich daher eine weitere Methode entwickelt, damit wir nicht schlappmachen: Der Körper wandelt nun ohne Sauerstoff Kohlenhydrate mittels Milchsäuregärung in Energie um. Das ist der anaerobe Energiestoffwechsel. Dabei fällt ein Abfallprodukt an: Laktat, das Salz der Milchsäure. Dauert die hohe Belastung längere Zeit an, fällt mehr Laktat an, als der Körper zunächst abbauen kann. Dann werden die Muskeln müde, die Leistungsfähigkeit sinkt. Allerdings ist das Laktat nicht, wie man früher glaubte, für den Muskelkater verantwortlich. Muskelkater entsteht durch kleinste Verletzungen, durch Mikrorisse im Muskel, die bei hoher Belastung auftreten.

Übrigens: Fette werden beim anaeroben Training nicht verbrannt, denn dazu benötigt der Körper zwingend Sauerstoff. Wer also abnehmen will, braucht nicht extrem ranzuklotzen. Er sollte vielmehr im aeroben Bereich bleiben, indem er sanft und ausdauernd trainiert – also wandert. Dabei geht man in der Regel nicht über 50 bis 80 Prozent der maximalen Herzfrequenz hinaus. Das ist der aerobe Bereich, in dem die Fettverbrennung optimal funktioniert. Wir können es also langsam angehen lassen. Der Erfolg stellt sich ganz von allein ein.

Wenn wir ein ganzheitliches Training anstreben, kommen neben der Ausdauer Faktoren ins Spiel, die beim »normalen« Wandern zwar auch eine gewisse Rolle spielen, die wir aber durch das spezielle Fitnesswandern noch stärker betonen können.

BEWEGLICHKEIT

Der Bewegungsumfang des menschlichen Körpers wird heutzutage von kaum jemanden mehr voll ausgeschöpft, der nicht professionell oder zumindest mit großer Ernsthaftigkeit Sport treibt. Sitzende Tätigkeiten, lange Autofahrten und Couchsessions führen dazu, dass Einseitigkeiten und Bewegungseinschränkungen auftreten. Die gesamte Körperhaltung kann betroffen sein, wenn wir nicht mehr ausreichend beweglich sind. Das kann sich sogar auf unsere Persönlichkeit auswirken, wenn wir an unsere Ausstrahlung und unser äußeres Erscheinungsbild denken, die beide stark von unserer Körperhaltung geprägt werden. Körperhaltung wiederum hat viel mit Beweglichkeit zu tun.

Sportmediziner definieren Beweglichkeit als die Fähigkeit, Bewegungen mit möglichst großer Amplitude ohne Schmerzen auszuführen. Früher sagte man auch: Gelenkigkeit. Komme ich stehend oder auf dem Boden sitzend bei durchgedrückten Beinen mit den Fingerspitzen an meine Zehen? Schaffe ich die tiefe Hocke? Konnte ich in jungen Jahren mal einen Spagat? Das sind Beispiele für Beweglichkeit.

Gute Bewegungsleistungen ergeben sich aus dem Zusammenwirken der elastischen Eigenschaften von Muskeln, Sehnen und Bändern sowie der erforderlichen Kraft, um den anatomisch möglichen Bewegungsspielraum, die Amplitude, auszunutzen. Bei Kindern ist die Beweglichkeit enorm ausgeprägt. Schauen Sie einmal Mädchen und Jungen beim Spielen, Toben und Turnen zu – ihre Gliedmaßen scheinen manchmal wie aus Gummi zu sein. Im Laufe unseres Lebens verlieren wir unsere Beweglichkeit, wir werden »steifer«. Unseren

Alltag kann mangelnde Beweglichkeit ganz schön einschränken, wenn wir beispielsweise nicht mehr in den Mantel kommen, schwer nach dem Gurt im Auto greifen oder Schwierigkeiten haben, einen Rucksack aufzusetzen. Das hängt unter anderem mit der im Laufe des Lebens abnehmenden Elastizität von Sehnen und Bändern zusammen, aber auch mit zunehmendem Körperumfang. Erbliche Faktoren wie die Knochengröße und -struktur spielen ebenfalls eine Rolle. Allerdings kann man dieser Entwicklung in gewissen Grenzen mit regelmäßigen Übungen entgegentreten. Man wird zwar nie wieder so beweglich sein wie als Kind – aber man kann die Alltagsbeweglichkeit jederzeit verbessern, und damit die Lebensqualität.

Übungen, die die Beweglichkeit verbessern, begegnen uns in zweierlei Form: als Mobilisationsübungen und als Dehnübungen. Der Unterschied ist, dass Mobilisationen dynamisch durchgeführt werden – also in Form einer aktiven Bewegung *vor* einer längeren Belastung. Wir minimieren damit das Verletzungsrisiko und erhöhen die Leistungsfähigkeit. Beispiel: Zu Beginn einer Wanderung die Arme locker vor- und zurückschwenken, um die Schultergelenke zu mobilisieren (die beim Einsatz von Wanderstöcken benötigt werden). Oder auf einem Bein stehend mit einem Fuß ein paarmal rechtsherum kreisen, dann linksherum, danach dasselbe mit dem anderen Fuß. Dadurch werden die Sprunggelenke mobilisiert und optimal auf die Wanderung vorbereitet, bei der gerade sie gefordert sind.

Dehnungen wiederum werden ruhig und langsam ausgeführt. Die Dehnposition wird für einen Zeitraum von etwa 15 bis 30 Sekunden eingenommen, danach geht's zurück in die Ausgangsposition. Ein leichtes Ziehen ist dabei erlaubt, Schmerzen sollten nicht auftreten. Feingefühl ist also gefragt, wenn man in die Dehnung geht. Dehnen erfordert Konzentration und ein gutes Körpergefühl. Generell gilt: Je intensiver die vorausgegangene Belastung war, desto vorsichtiger sollte gedehnt werden. Dehnungen führen zu einer Entspannung der Muskulatur. Daher werden sie stets am Ende einer Wanderung durchgeführt.

Durch regelmäßige Dehnübungen – die natürlich auch unabhängig von einer Wanderung vorgenommen werden können, etwa zwischendurch im Büro, bei einer Pause auf einer längeren Autofahrt oder bei der häuslichen Gymnastik – werden nicht nur Verspannungen und Schmerzen vorgebeugt, sondern nach einiger Zeit auch wahrnehmbare Erfolge erzielt. Schon kurzfristige Dehnprogramme vergrößern die Bewegungsamplitude. Diese Wirkung kann einige Minuten oder Stunden andauern. Ein Langzeitdehnprogramm macht über Wochen und Monate beweglicher. Ein wenig Geduld und Durchhaltewillen sind allerdings erforderlich.

KRAFT

Mehr als 650 Muskeln arbeiten in unserem Körper. Mit ihrer Hilfe können wir lächeln, mit den Augen zwinkern, uns aufrecht halten, gehen oder mehr oder weniger schwere Gegenstände heben. Muskeln verrichten Arbeit, indem sie sich verkürzen und dadurch eine Bewegung oder eine statische Kraft erzeugen. Kraftvolle und definierte Muskeln haben für jüngere Männer und Frauen häufig eine ästhetische Bedeutung. Ab dem 30. Lebensjahr baut der Mensch allerdings bis zu einem Prozent Muskelmasse pro

Jahr ab. Aus Muskelgewebe wird nach und nach Fett. Treibt ein Mensch kein Sport, büßt er bis zum 80. Lebensjahr 40 Prozent seiner Muskelmasse ein. Mit 100 Jahren – und es gibt immer mehr Hundertjährige – hat er sogar 70 Prozent Muskelmasse verloren. Das hat Folgen für den gesamten Organismus, denn schon im Ruhezustand verbrennen Muskeln 18 Prozent der zugeführten Energie. Fettgewebe verbrennt hingegen nur zwei Prozent. Muskeln sind also effiziente Fettverbrennungsöfen im Körper. Schwindet ihre Masse, bekommen wir Probleme. Viele Menschen, die sich im Alter zu wenig bewegen (also Muskelmasse verlieren), nehmen zu, weil ihnen die Muskeln zur Fettverbrennung abhanden gekommen sind. Zugleich gehen dem Körper mit den Muskeln wichtige Stützen des Skeletts verloren: Das Sturzrisiko nimmt zu – mit zuweilen gravierenden Folgen wie Oberschenkelhalsbrüchen oder Beckenbrüchen. Je inaktiver ein Mensch ist, desto früher zeigen sich die altersbedingten negativen Veränderungen.

Krafttraining kann den Abbau von Muskelmasse über die Lebensspanne hinweg verlangsamen, uns vor Fettleibigkeit schützen und das Knochengerüst vor Stürzen bewahren. Außerdem haben Muskeln natürlich auch im Alter immer noch einen ästhetischen Aspekt; sie können uns attraktiver fühlen lassen. Dazu muss man wahrlich kein Bodybuilder sein. Schon ein ganz leicht definierter Bizeps, die Andeutung der Oberbauchmuskulatur oder ein kräftiger quadriceps femoris, die Muskelgruppe auf der Oberschenkelvorderseite, sehen einfach gut aus. Vom gluteus maximus, dem großen Muskel am Po, den Frauen ebenso wie Männer gern trainieren, gar nicht zu sprechen. Es gibt also viele gute Gründe, die Muskeln zu kräftigen. Dazu ist es übrigens nie zu spät. Wie segensreich Krafttraining auch und gerade im Alter ist, haben in den vergangenen Jahren nicht weniger als 1.500 wissenschaftliche Studien belegt.[34]

Maßgeblich für den Erhalt unserer motorischen Kompetenzen ist – wie erwähnt – die Muskelmasse. Erfreulich ist, dass auch alterndes Muskelgewebe trotz abnehmender Elastizität in der Lage ist, einer Belastung durch Gewichte einen erhöhten Widerstand entgegenzusetzen – also zu wachsen. Ein angepasstes Krafttraining im Fitnessstudio oder zu Hause bringt daher immer etwas. Ein Trainingsplan, zusammengestellt von einem ausgebildeten Fitnesstrainer, sollte Grundlage für jedes Krafttraining sein. Das in diesem Buch vorgestellte Wanderfitness-Programm sieht einige Kräftigungsübungen mit dem eigenen Körpergewicht vor, die jeder gesunde Mensch in seinem individuellen Bewegungsradius und seinem eigenen Belastungsspektrum ausführen kann.

Beim Training werden drei Kraftarten unterschieden:

KRAFTAUSDAUER

Kraftausdauer ist die Fähigkeit des Körpers, bei einer lang andauernden Beanspruchung die dafür nötige Kraft aufzubringen. Anders ausgedrückt: Es geht bei der Kraftausdauer um die Widerstandskraft des Körpers gegen Ermüdung. Wandern ist eine Bewegungsform, bei der es vor allem auf Kraftausdauer ankommt. Wir müssen über eine längere Strecke einen Fuß vor den anderen setzen, ein Gewicht tragen (Rucksack) und möglicherweise auch noch Steigungen überwinden. Das erfordert eine gewisse Kraft, die wir über einen längeren Zeitraum mobilisieren müssen. Weitere Kraftausdauer-Sportarten sind Schwimmen, Langlauf oder Rudern. Kraftausdauer ist für die Bewältigung des Alltags von Bedeutung, wenn etwa schwere Einkaufstüten vom Supermarkt nach Hause geschleppt werden müssen.

Das Gute: Die Kraftausdauer kann man ein Leben lang effizient trainieren, weil die entsprechenden Reize bei 70-Jährigen genauso ansprechen wie bei 30-Jährigen. So sind die erstaunlichen Nachrichten von älteren, teilweise sogar hochbetagten Marathonläufern oder Extremwanderern zu erklären, die diese langen Distanzen immer noch bewältigen – ein entsprechendes Training natürlich vorausgesetzt.

MAXIMALKRAFT

Maximalkraft ist die größtmögliche Kraft, die wir gegen einen Widerstand ausüben können – beispielsweise eine mit schweren Gewichten vollgepackte Langhantel beim Bankdrücken in die Luft stemmen. Die Maximalkraft nimmt zwischen dem 30. und dem 50. Lebensjahr kontinuierlich ab. Ab dem 50. Lebensjahr beschleunigt sich der Rückgang deutlich, um ab 70 Jahren nochmals drastisch zuzunehmen. Diesen Prozess können wir nicht umkehren, wir können ihn aber sehr wohl verlangsamen. Regelmäßiges Training spielt auch hier eine Rolle, aber ebenso eine ausgewogene, gesunde und eiweißreiche Ernährung. Denn Proteine, also Eiweiße, dienen den Muskeln als wichtiges »Baumaterial«.

SCHNELLKRAFT

Schnellkraft ist die Fähigkeit des Körpers, in kürzester Zeit ein Optimum an Kraft aufzubringen – beispielsweise, um den eigenen Körper oder einen Gegenstand schnellstmöglich zu bewegen. Im Alltag wird Schnellkraft benötigt, um auf plötzlich auftretende unvorhergesehene Ereignisse reagieren zu können, etwa dem Ausweichen vor einem unbemerkt gebliebenen Radfahrer auf dem Fußweg oder wenn es darum geht, einen Koffer in der Eisenbahn ins Gepäckfach zu wuchten.

Diese Kraft geht uns im Laufe des Lebens leider noch schneller verloren als die Maximalkraft und erst recht als die Kraftausdauer. Das hängt mit dem Typus der Muskelfasern zusammen, die für die Schnellkraft verantwortlich sind und die sich rascher als andere Fasern zurückbilden. Es gibt zwar 80-Jährige, die einen Marathonlauf in passablen Zeiten absolvieren, aber keinen älteren Menschen, der 100 Meter auch nur annähernd in derselben Geschwindigkeit läuft wie ein 25-Jähriger. In Schnellkraftsportarten – Sprints, Weitsprung, Speerwerfen – wird die Luft für Spitzensportler dünn, sobald der 30. Geburtstag für sie in Sicht kommt.

Dem Verlust an Schnellkraft können wir nur begrenzt begegnen. Ein altersgemäßes Krafttraining wird auch Schnellkraftübungen in einem gewissen Maß berücksichtigen. Fürs Wandern ist die Schnellkraft zum Glück nicht in dem Maße erforderlich wie die Kraftausdauer, was auch ein Grund dafür ist, dass bis ins hohe Alter hinein gewandert werden kann.

KOORDINATION

Koordination ist die Fähigkeit, Bewegungen zu steuern und zu harmonisieren. Im Grunde ist Koordination die Grundlage aller Körperbewegung, denn kein Muskel funktioniert für sich allein, sondern er ist immer Teil eines übergeordneten Ganzen. Sinnesorgane, Nervensystem und Muskulatur wirken zusammen. Koordinative Fähigkeiten sind nicht angeboren, sie müssen erlernt werden. Zwischen unserem sechsten und 13. Lebensjahr werden sie besonders stark ausgeprägt. Die erworbenen koordinativen Fähigkeiten verlernen wir glücklicherweise nicht wieder, aber sie verschlechtern sich ungefähr ab dem 30. Lebensjahr in einem sehr langen und schleichenden Prozess, den wir kaum wahrnehmen. Koordinationsschwächen können wir ein Leben lang durch passendes Training ausgleichen.

Eine gut trainierte Koordination wirkt nicht nur auf all unsere sportlichen Aktivitäten, sondern auch und vor allem auf unseren Alltag. Denn sie erhält unsere Beweglichkeit, steuert unsere Bewegungsabläufe und unsere Körperhaltung und beugt haltungsbedingten Schmerzen vor.

Die Koordinationsfähigkeit begegnet uns in vielen Bewegungsabläufen:

- *in der Reaktion (Fangen eines Balls),*
- *in der Antizipation (Erkennen sich anbahnender Gefahren),*
- *in der Orientierungsfähigkeit (beim Federballspiel oder beim Wurf einer Frisbee-Scheibe)*
- *in der Rhythmisierung, also der zeitlichen Strukturierung von Bewegungsabläufen (Tanzen) und*
- *in der Kopplung von Bewegungen (gehen und gleichzeitig eine Münze in der Hosentasche suchen).*

Beim Wandern zeigt sie sich vor allem in diesen beiden Fähigkeiten:

- *Differenzierung, also dem Zusammenspiel von Bewegung und nötigem Kraftaufwand (Wandern auf unterschiedlichem Untergrund) und*
- *Gleichgewicht (Überquerung eines Bachs auf einem umgefallenen Baumstamm).*

Es ist also wichtig, die Koordinationsfähigkeit beim Fitnesstraining nicht aus den Augen zu verlieren. Man kann Koordinationsübungen bewusst in sein Trainingsprogramm einbauen (zum Beispiel den Einbeinstand) oder Übungen, die nicht in erster Linie die Koordination trainieren, werden um eine Koordinationskomponente erweitert, indem man sie auf einer Wackelplatte oder einem weichen Untergrund (Gummimatte, Sofadecke) ausführt.

Auch in den Alltag lassen sich Koordinationsübungen problemlos einbauen: Zähneputzen auf einem Bein oder auf dem Balancekreisel. Auch empfehlenswert: Dinge, die man normalerweise mit der einen Hand ausübt, einfach einmal mit der anderen machen. Das ist gar nicht so einfach und lässt sich bei vielen Gelegenheiten üben: Die Computermaus mit der anderen Hand als üblich zu bedienen, ist ein gutes Beispiel, oder man kämmt sich mit der »falschen« Hand oder nimmt beim Essen Messer und Gabel mal anders herum als gewohnt. Für das Gehirn sind solche Übungen eine Herausforderung – und ein wahrer Jungbrunnen.

TRAININGSMETHODEN

Es gibt eine Vielzahl von Programmen, die die unterschiedlichen Aspekte dessen, was wir unter Fitness verstehen, fördern. Einige sind schon Jahrtausende alt, andere wurden erst in jüngster Zeit entwickelt. Manches ist auch eine Modeerscheinung, die kommt und wieder geht. Im Folgenden werden einige ausgewählte Methoden des Fitnesstrainings vorgestellt, denen die praktischen Übungen für das im Buch zu findende Wanderfitnessprogramm entnommen sind:

FUNKTIONELLES TRAINING

Funktionelles Training ist eine Trainingsform für den ganzen Körper. Es geht dabei um die Beanspruchung mehrerer Gelenke und Muskelgruppen gleichzeitig – im Gegensatz beispielsweise zum Krafttraining, bei dem an komplexen Maschinen isoliert Muskeln oder Muskelgruppen trainiert werden können.

Beim Funktionellen Training liegt das Augenmerk auf den Bewegungsabläufen, nicht auf einzelnen Muskeln. Damit liegt das Funktionelle Training sehr nahe an unseren alltäglichen Bewegungen, bei denen auch eine Vielzahl von Muskeln und mehrere Gelenke beteiligt sind – egal, ob wir uns bücken, uns aufrichten, uns drehen, nach etwas greifen oder ein Gewicht tragen. Beim Funktionellen Training wird vor allem mit dem eigenen Körpergewicht gearbeitet. Instabile Übungssituationen – beispielsweise auf einem Bein oder auf instabilen Unterlagen – erhöhen den Trainingseffekt und schulen die Koordinationsfähigkeit. Neben dem eigenen Körpergewicht können Hilfsmittel wie freie Gewichte, Gymnastikbälle, Gummibänder oder Balancekreisel zum Einsatz kommen. Funktionelles Training verbessert Kraft, Beweglichkeit, Stabilität und Koordination und ist ideal zur Verletzungsprophylaxe.

Typische Übungen sind

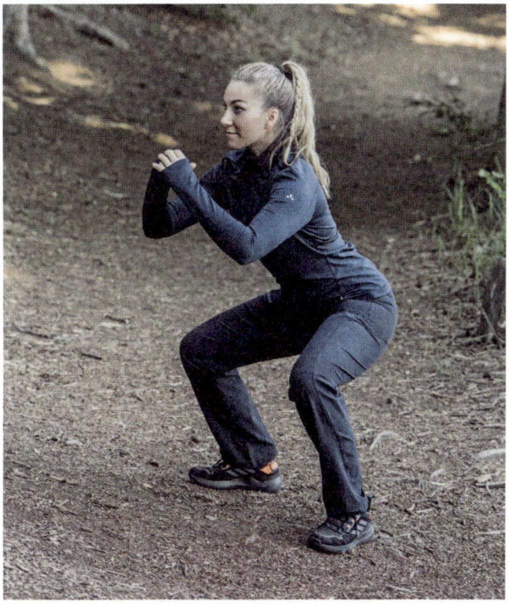

- *Kniebeugen,*

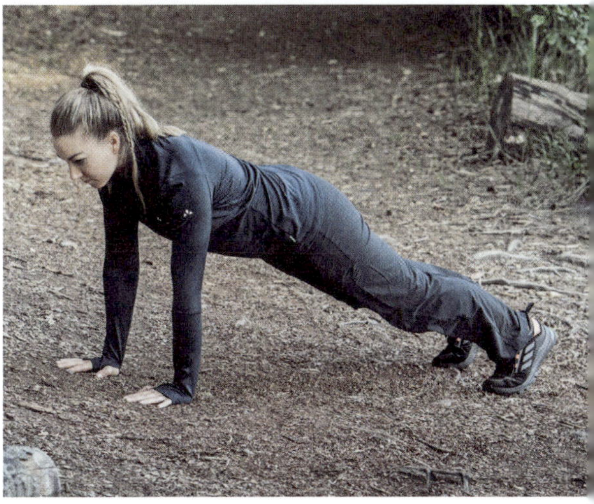

- *Liegestütz (dynamisch oder statisch),*

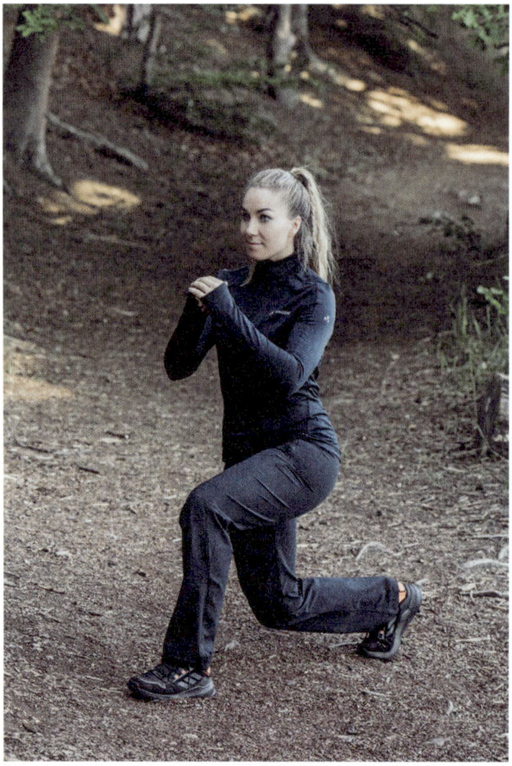

- *Ausfallschritt,*

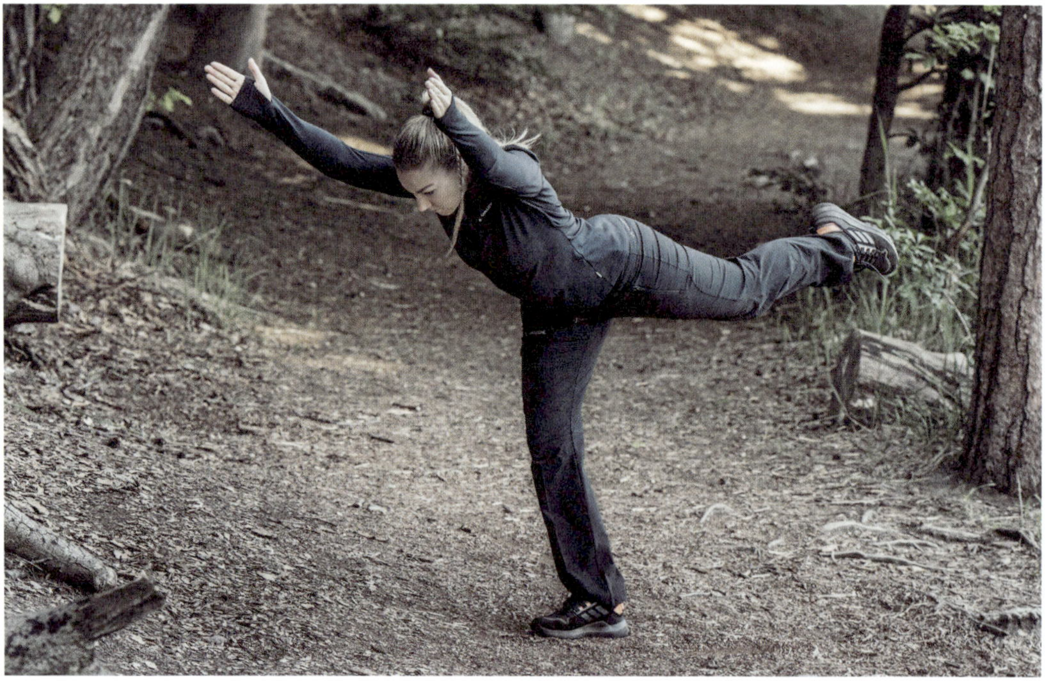

- *Standwaage,*

RÜCKENGYMNASTIK

Haben Sie manchmal »Rücken«? Damit sind Sie nicht allein. Rückenschmerzen gehören zu den häufigsten körperlichen Beschwerden. Sie sind geradezu eine Volkskrankheit. 70 Prozent der Menschen in Deutschland geben an, mindestens einmal im Jahr unter Rückenschmerzen zu leiden. Oft sind sitzende Tätigkeiten, Bewegungsmangel oder Fehlhaltungen Auslöser von schmerzhaften Verspannungen im Rücken, die sich dann auf große Teile des Körpers auswirken können. Die Wirbelsäulengymnastik wurde entwickelt, um diesen Beschwerden vorzubeugen und sie zu lindern. Die Dehnung, Mobilisierung und Kräftigung der Rückenmuskulatur steht dabei im Vordergrund. Ohne starke Rückenmuskeln kommt es früher zu Verschleißerscheinungen an der Wirbelsäule; die Rückenmuskulatur ist dazu da, die Last der Wirbelsäule mitzutragen. Deshalb sollten wir sie nicht vernachlässigen.

Rückengymnastik besteht aus Dehnungs-, Mobilisierungs- und Kräftigungsübungen. Dabei werden sämtliche Rumpfmuskeln angesprochen, nicht nur am Rücken, sondern stets auch die Gegenspieler am Bauch und an der Seite. Immer zwei Muskelgruppen bilden eine Einheit und sollten daher stets gemeinsam trainiert werden. Beispiel: Bizeps und Trizeps. So ist es auch beim Rücken: Wenn die haltende und stabilisierende Bauchmuskulatur schwächelt, muss die Rückenmuskulatur das Defizit ausgleichen. Deshalb gehört zum Rückentraining immer auch ein Bauchmuskeltraining dazu.

Typische Übungen sind:

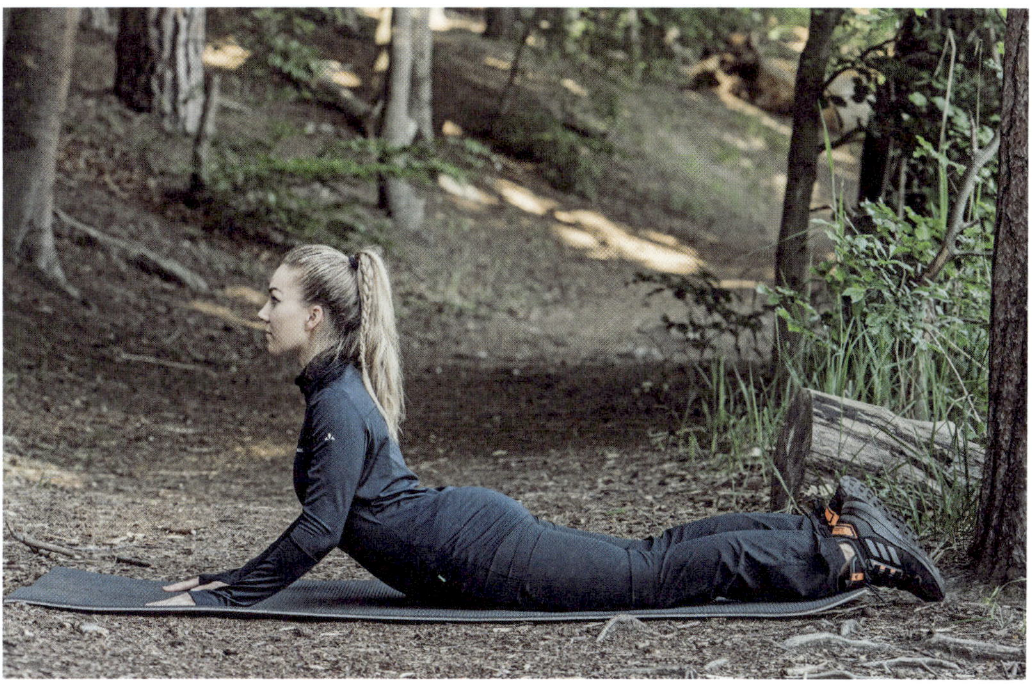

- *Cobra,*

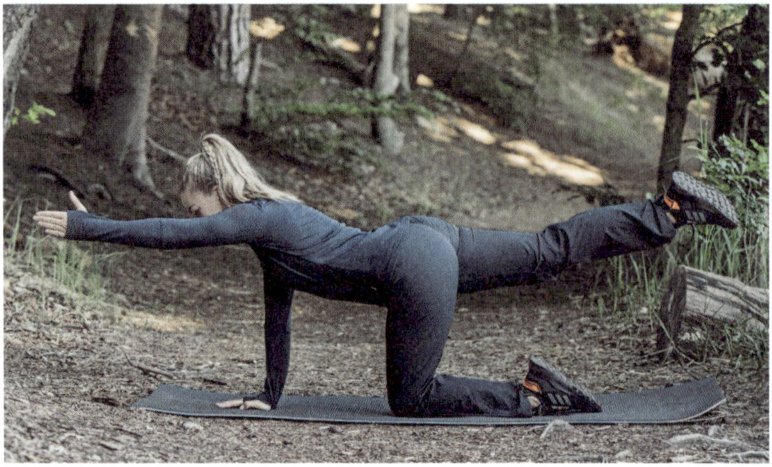

- *Arm- und Beinheben im Vierfüßlerstand,*

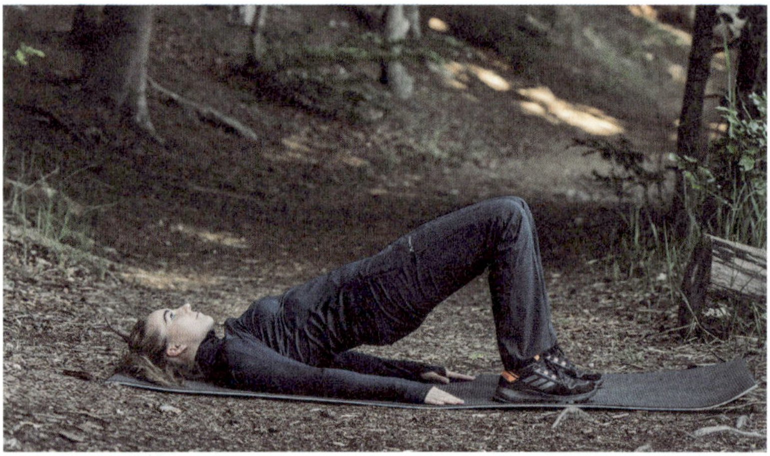

- *Beckenheben,*

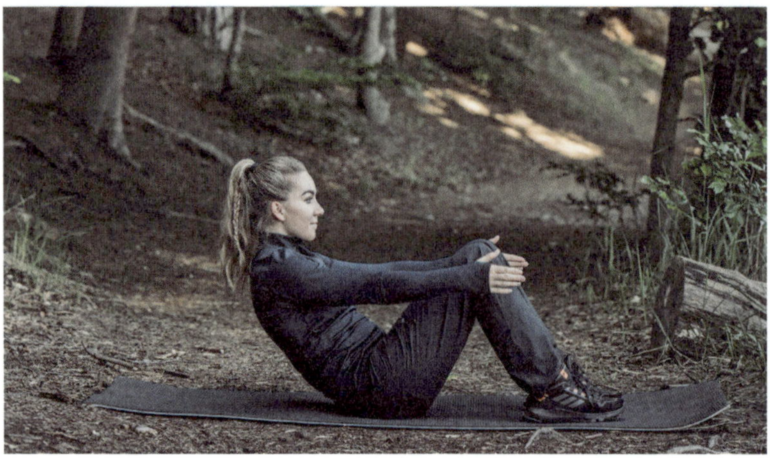

- *Crunch.*

PILATES

Pilates ist ein sanftes und wirkungsvolles Ganzkörpertraining, das vor allem die Beckenboden-, Bauch- und Rückenmuskulatur anspricht und bei dem Atmung und Bewegung in Einklang gebracht werden. Es ist von dem Deutschen Joseph Hubertus Pilates (1883–1967) entwickelt worden. Pilates fördert neben der Kräftigung der Körpermitte auch funktionelle Bewegungsabläufe und damit die Beweglichkeit. Mehr als Funktionelles Training und Rückengymnastik verbindet es die Übungen mit dem Atemrhythmus und spricht somit zusätzlich den Geist an. Deshalb gab sein Erfinder dieser Methode zunächst den Namen »Contrology«: Die Muskeln sollen mit Hilfe des bewussten Geistes gesteuert und kontrolliert werden. Inzwischen gibt es diverse Pilates-Richtungen. Die Unterschiede liegen in der Ausführung der Übungen und in der Atemtechnik. Das klassische Pilates richtet sich vor allem an gesunde und sportliche Menschen.

Typische Übungen sind:

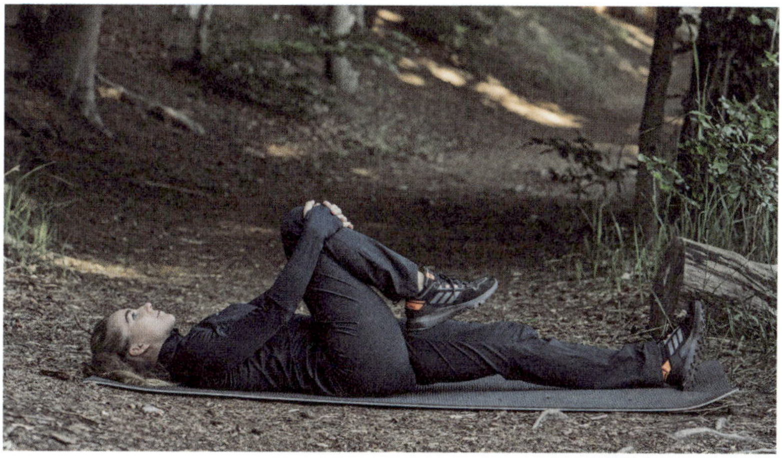

- *Phönix,*

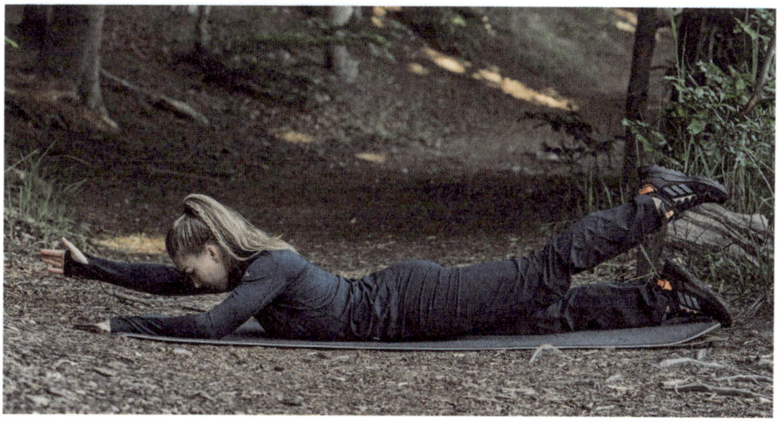

- *Glücksstern,*

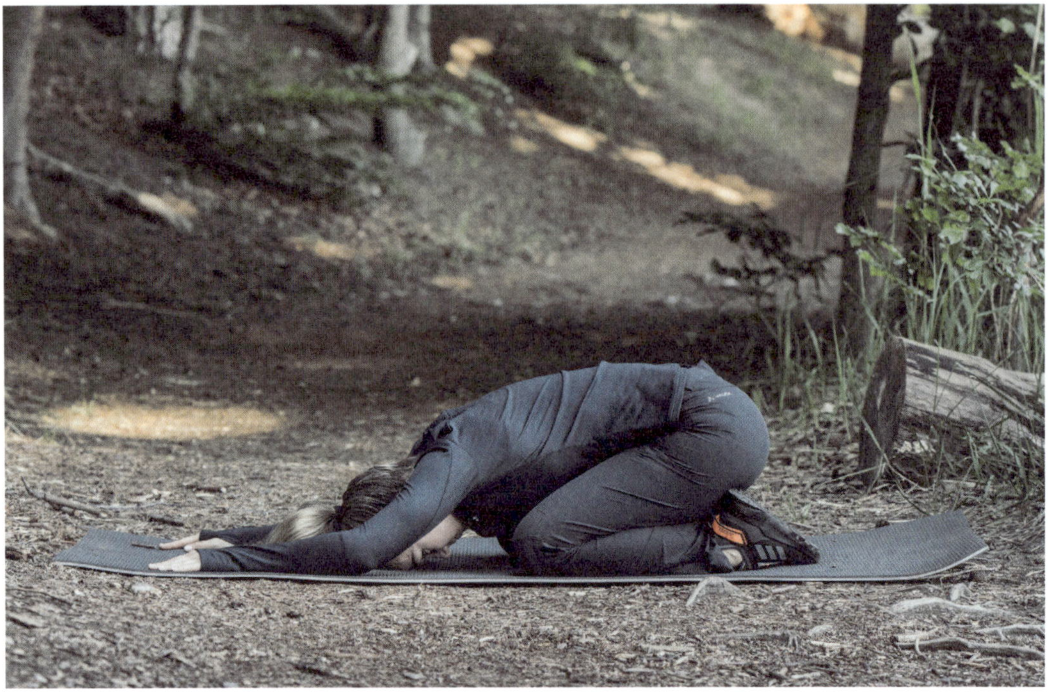

• *Harmonia,*

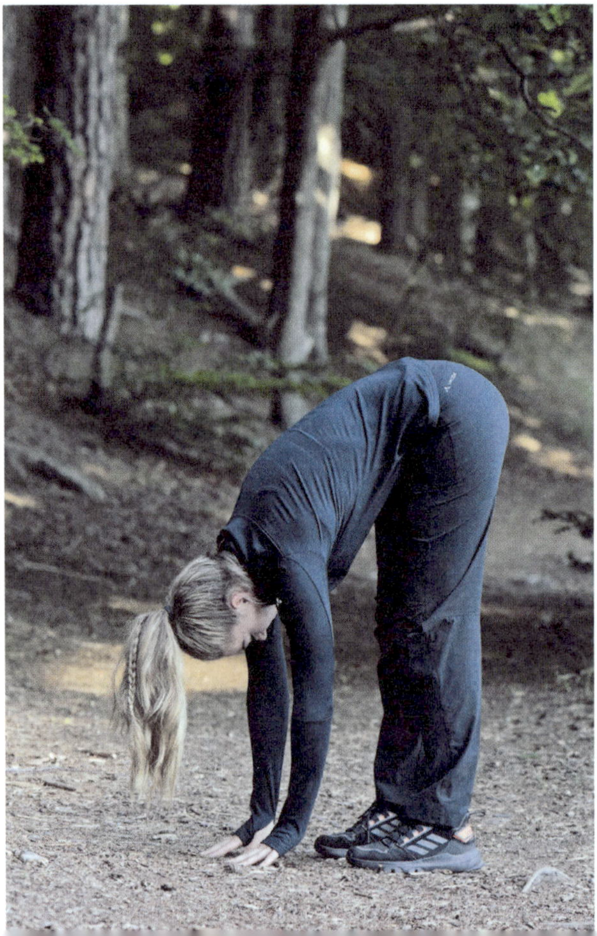

• *Ballastlos.*

QIGONG

Qigong ist eine aus China stammende Tradition, die Bewegungsübungen mit Meditation verbindet. Sie geht bis ins vierte vorchristliche Jahrhundert zurück. Die Chinesen haben sich vorgestellt, dass die Lebensenergie Qi (ausgesprochen: Tschi) durch Energiebahnen (Meridiane) durch den Körper fließt und dabei die Organe versorgt. Qigong bedeutet »Pflege des Qi«. Der Übende versucht, seine Körperenergie im Fluss zu halten beziehungsweise dort, wo sie sich staut (und dann Unwohlsein oder Krankheit hervorruft) wieder zum Fließen zu bringen. Qigong-Übungen sollen das Qi verstärken, die Gesundheit fördern und das seelische Gleichgewicht ausbalancieren.

Auch beim Qigong geht es um sanfte Bewegungsabläufe, bei denen die Atmung eine wichtige Rolle spielt. Eine besondere Kraftanstrengung ist nicht erforderlich, auch sind die Übungen in jedem Alter möglich. Im Laufe der Zeit haben sich mehrere Schulen und tausende von Qigong-Übungen herausgebildet. Sie tragen zum Teil fantasievolle und bildstarke Namen.

Typische Übungen sind:

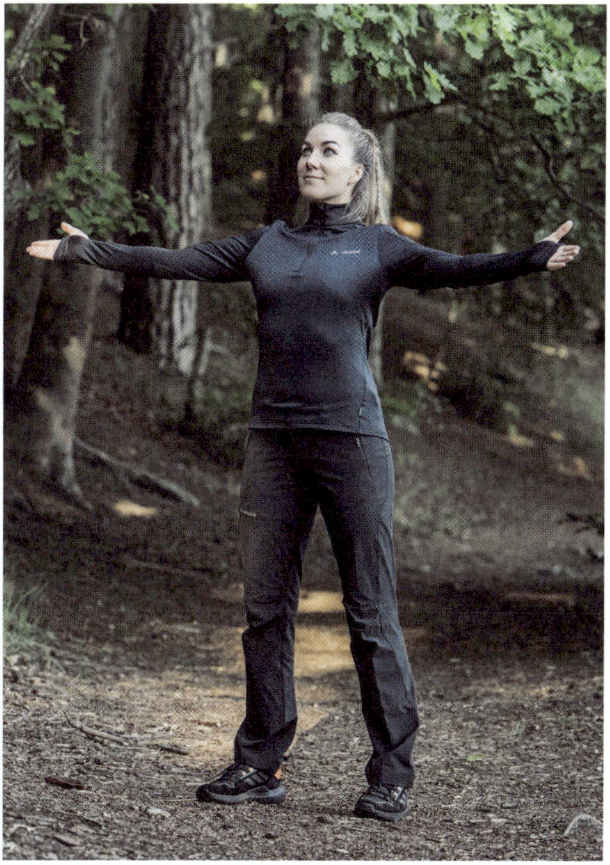

- *den Brustkorb öffnen,*

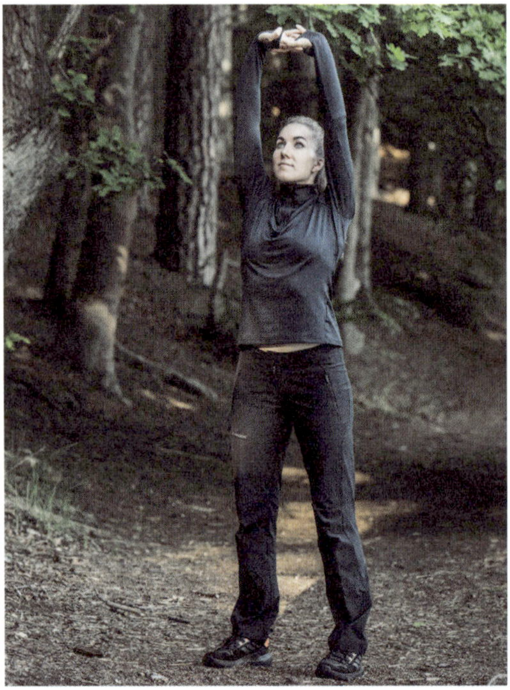

- *mit beiden Händen den Himmel stützen,*

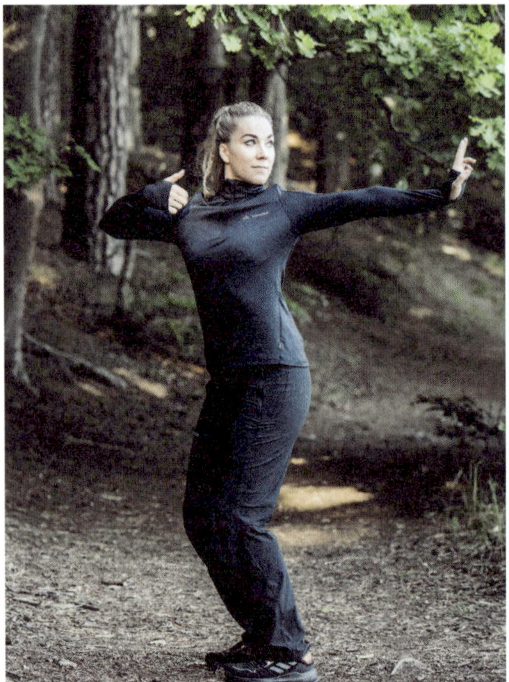

- *den Bogen spannen und auf die Wildgans zielen,*

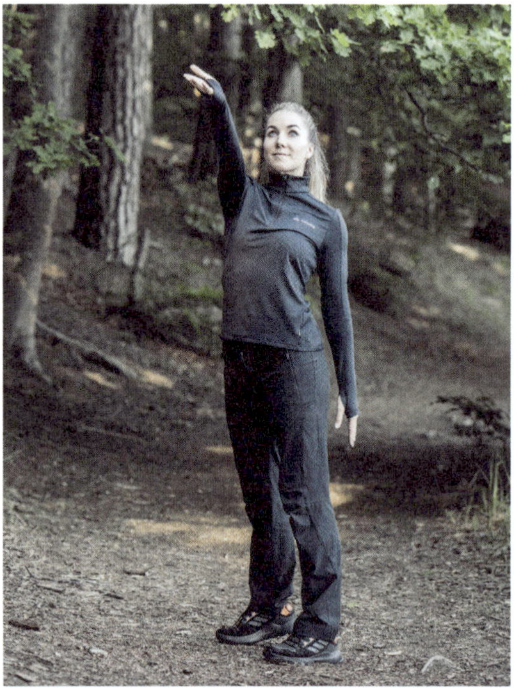

- *die Sonne über das Meer heben.*

YOGA

Yoga ist von den vorgestellten Methoden die ganzheitlichste, denn Yoga ist eigentlich eine philosophische Lehre, zu der *auch* körperliche Übungen gehören. Yoga bedeutet »Integration« oder »Vereinigung« und war ursprünglich eine der sechs klassischen Schulen (Darshanas) der indischen Philosophie. Es ist in den Upanishaden, der Sammlung der Schriften des Hinduismus, erwähnt. Schon vor 3.500 Jahren machten die Menschen in Indien Yoga-Übungen.

Im Westen wurde unter Yoga lange Zeit nur die körperlichen Übungen (Asanas) verstanden und Yoga mit dem Hatha Yoga gleichgesetzt, bei dem ein Gleichgewicht zwischen Körper und Geist durch Körperübungen angestrebt wird. Dieses Grundverständnis von Yoga spielt auch in diesem Buch die zentrale Rolle: als eine Sammlung exzellenter Körperübungen, die die Muskulatur stärken und das Körpergefühl verbessern.

Typische Übungen sind:

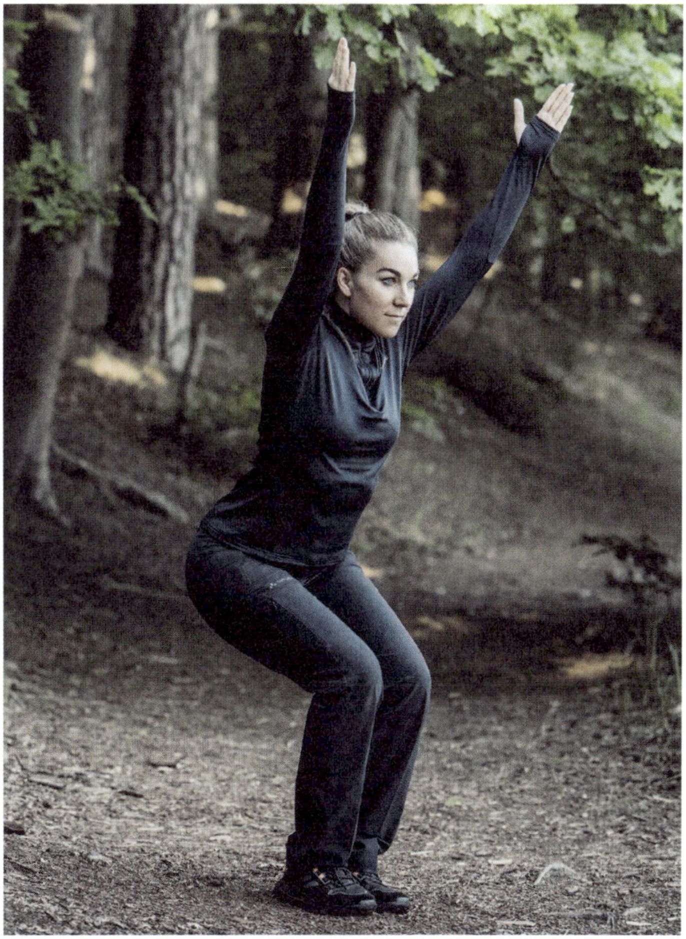

- *Stuhlposition,*

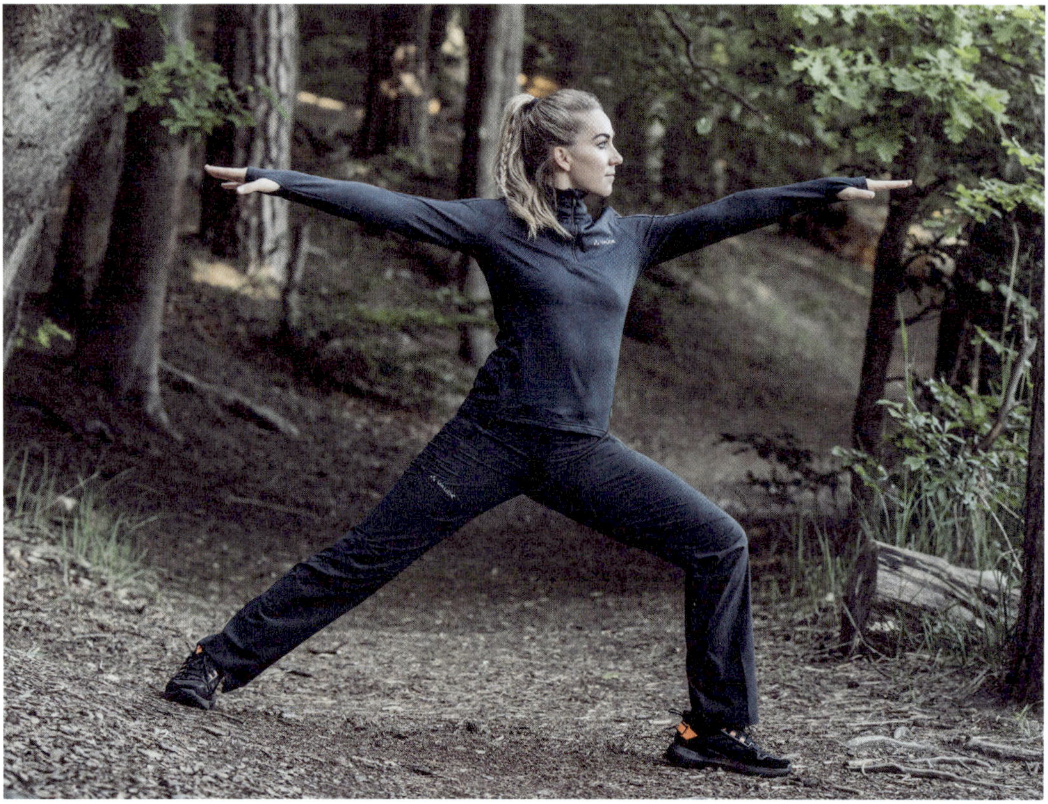

- *Krieger,*

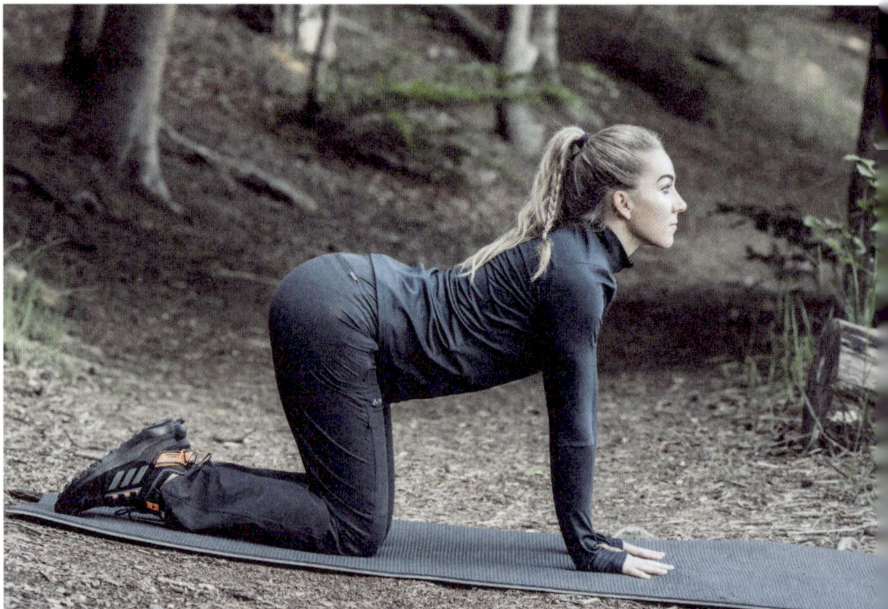

- *Kuh ...*

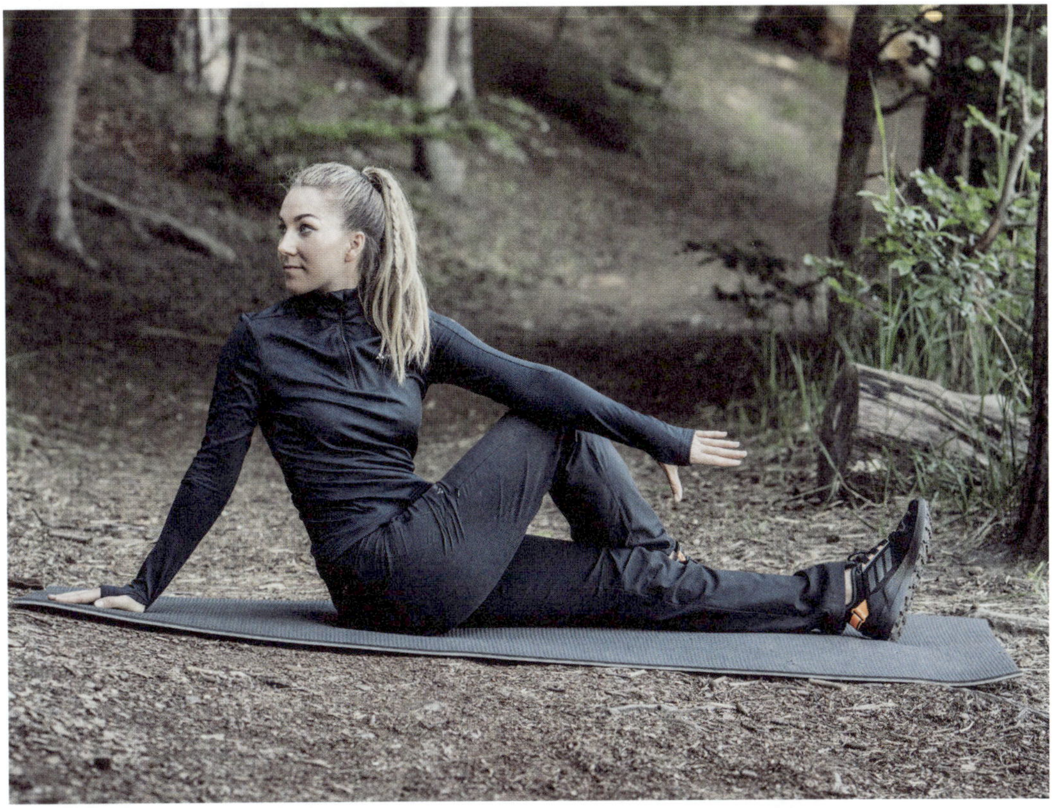

- *Twist im Sitzen (Marivhyasana),*

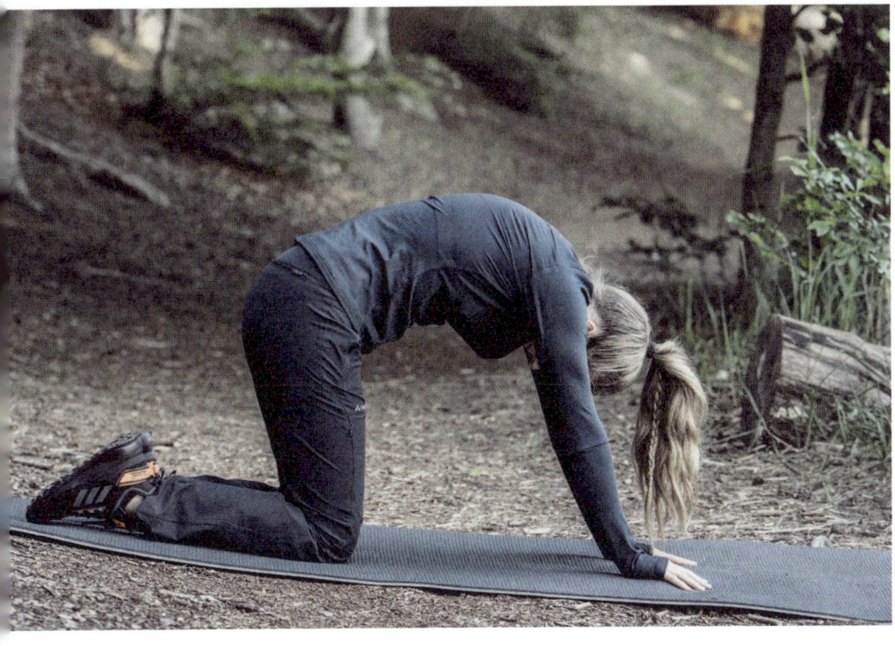

.. und Katze.

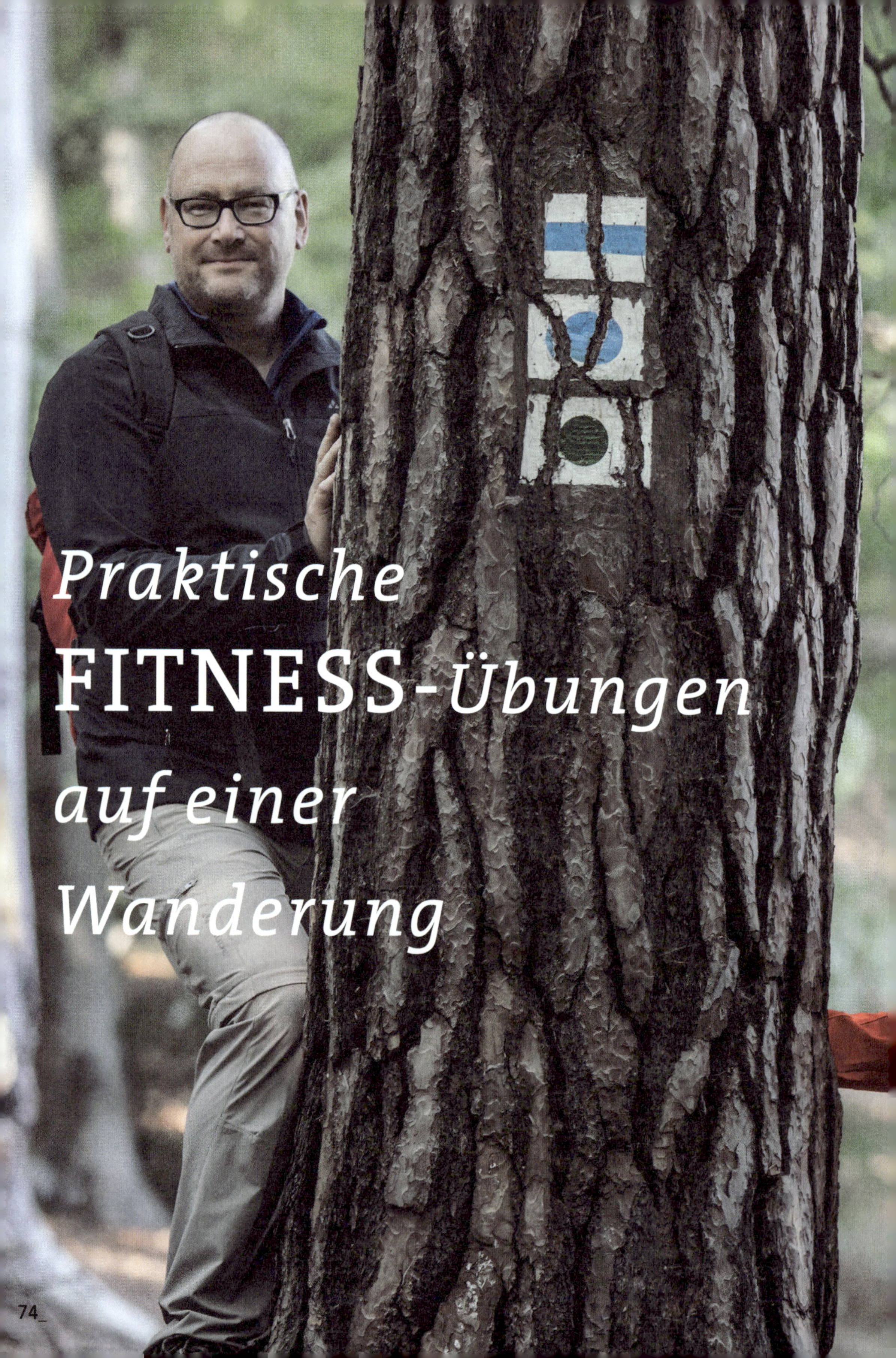

Praktische FITNESS-*Übungen auf einer Wanderung*

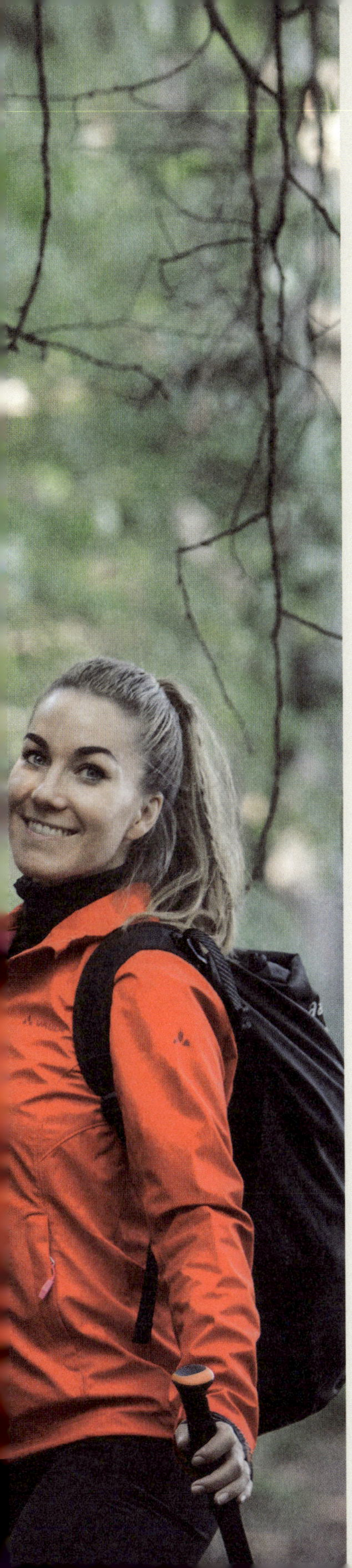

Zweiter Teil

Die folgenden Übungen bieten ein abwechslungsreiches Portfolio an Bewegungssequenzen, die aus einer Wanderung eine Fitnesswanderung machen. Achtung: Sollten Schmerzen bei den Übungen auftreten, bitte nichts übers Knie brechen. Lassen Sie es dann lieber langsamer angehen. Die Übungen sollen Freude an der Bewegung vermitteln und Spaß machen.

Einige der Übungen finden auf dem Boden statt. Wer sich nicht gern direkt ins Gras oder auf den Waldboden legen mag, sollte eine Picknickdecke oder leichte Gymnastikmatte mitnehmen. Sie kann man, eng zusammengerollt, quer unter dem Rucksackdeckel tragen – oder bei entsprechenden Schlaufen auch auf dem Deckel. Noch leichter und einfacher zu verstauen ist eine Rettungsdecke, wie es sie in Deutschland für jeden Autoverbandskasten gibt.

Die angegeben Wiederholungszahlen sind lediglich Richtwerte. Wir beginnen vorsichtig und machen nur so viele Übungen, wie es unserem Trainingsstand entspricht. Unsere Fitness steigert sich langsam, Regelmäßigkeit ist das Zauberwort. Wir beachten auf jeden Fall unsere Körpersignale. Übermäßiges Training kann die Gesundheit gefährden. Im Zweifel konsultieren wir unseren Arzt, bevor es losgehen kann.

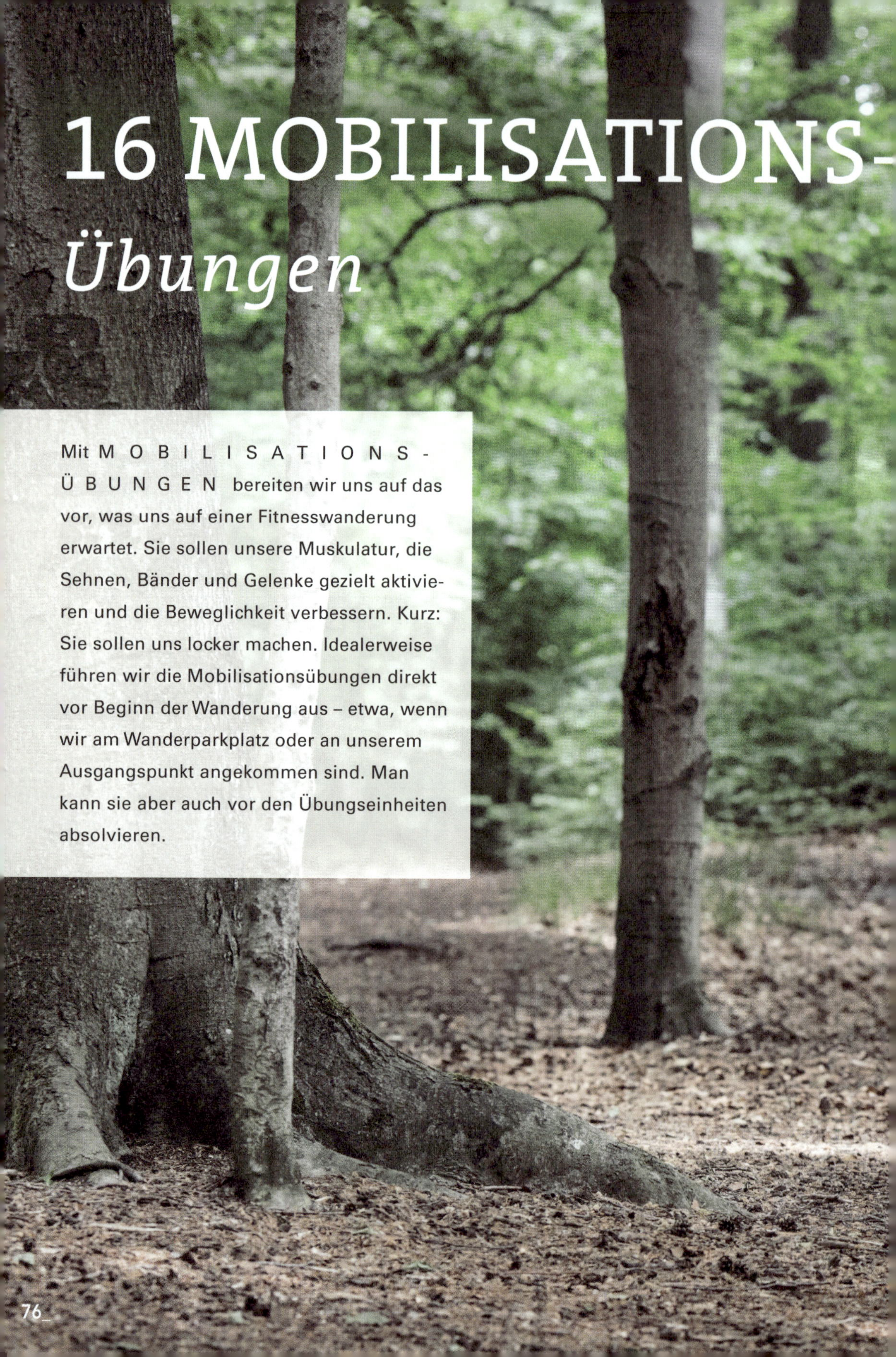

16 MOBILISATIONS-*Übungen*

Mit MOBILISATIONS-ÜBUNGEN bereiten wir uns auf das vor, was uns auf einer Fitnesswanderung erwartet. Sie sollen unsere Muskulatur, die Sehnen, Bänder und Gelenke gezielt aktivieren und die Beweglichkeit verbessern. Kurz: Sie sollen uns locker machen. Idealerweise führen wir die Mobilisationsübungen direkt vor Beginn der Wanderung aus – etwa, wenn wir am Wanderparkplatz oder an unserem Ausgangspunkt angekommen sind. Man kann sie aber auch vor den Übungseinheiten absolvieren.

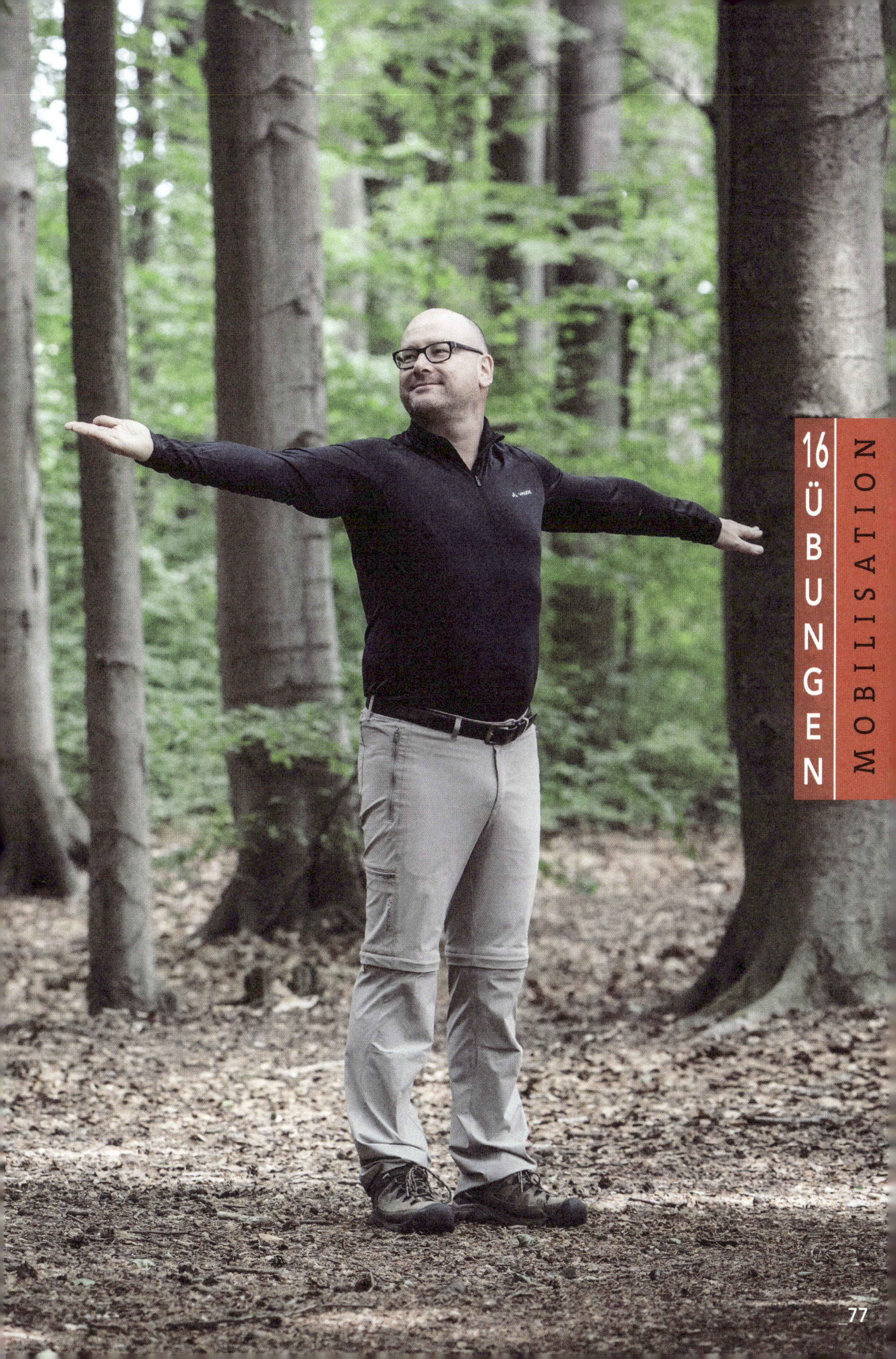

Übung M1:

Fußkreisen rechtsherum und linksherum

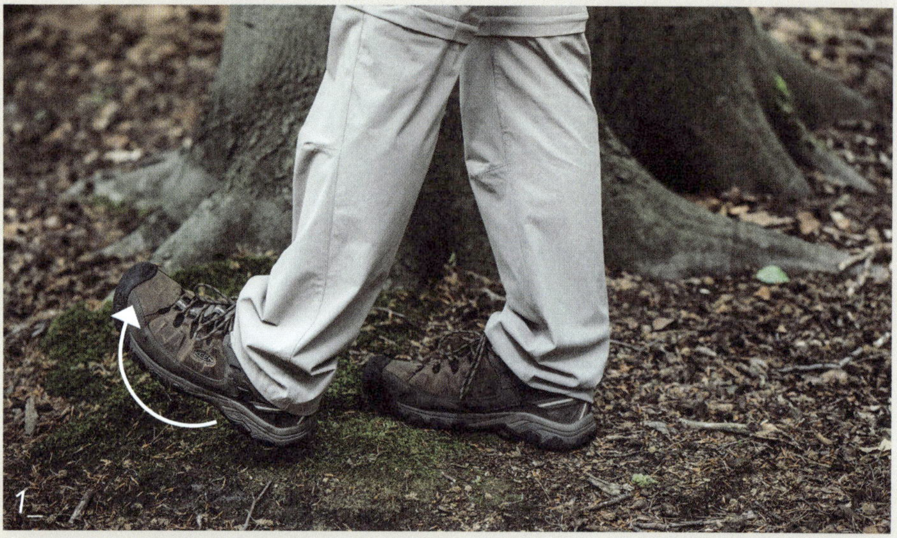
1_

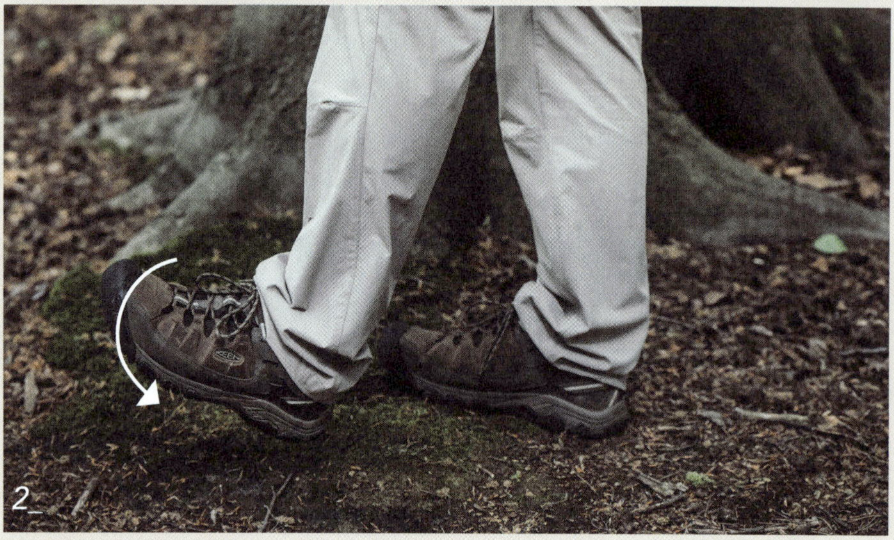
2_

Dies ist die grundlegende Übungen für jeden Wanderer, Jogger oder Nordic-Walker. Die Fußgelenke sind neben den Knien und dem Hüftgelenk die wichtigste Schaltstellen beim Gehen oder Laufen.

1/2_Wir nehmen einen sicheren Stand aufrecht auf einem Bein ein und bewegen den freien Fuß 10-mal linksherum, dann rechtsherum.

Danach wechseln.

Übung M2:

Beinrotation

mit angezogenem Knie

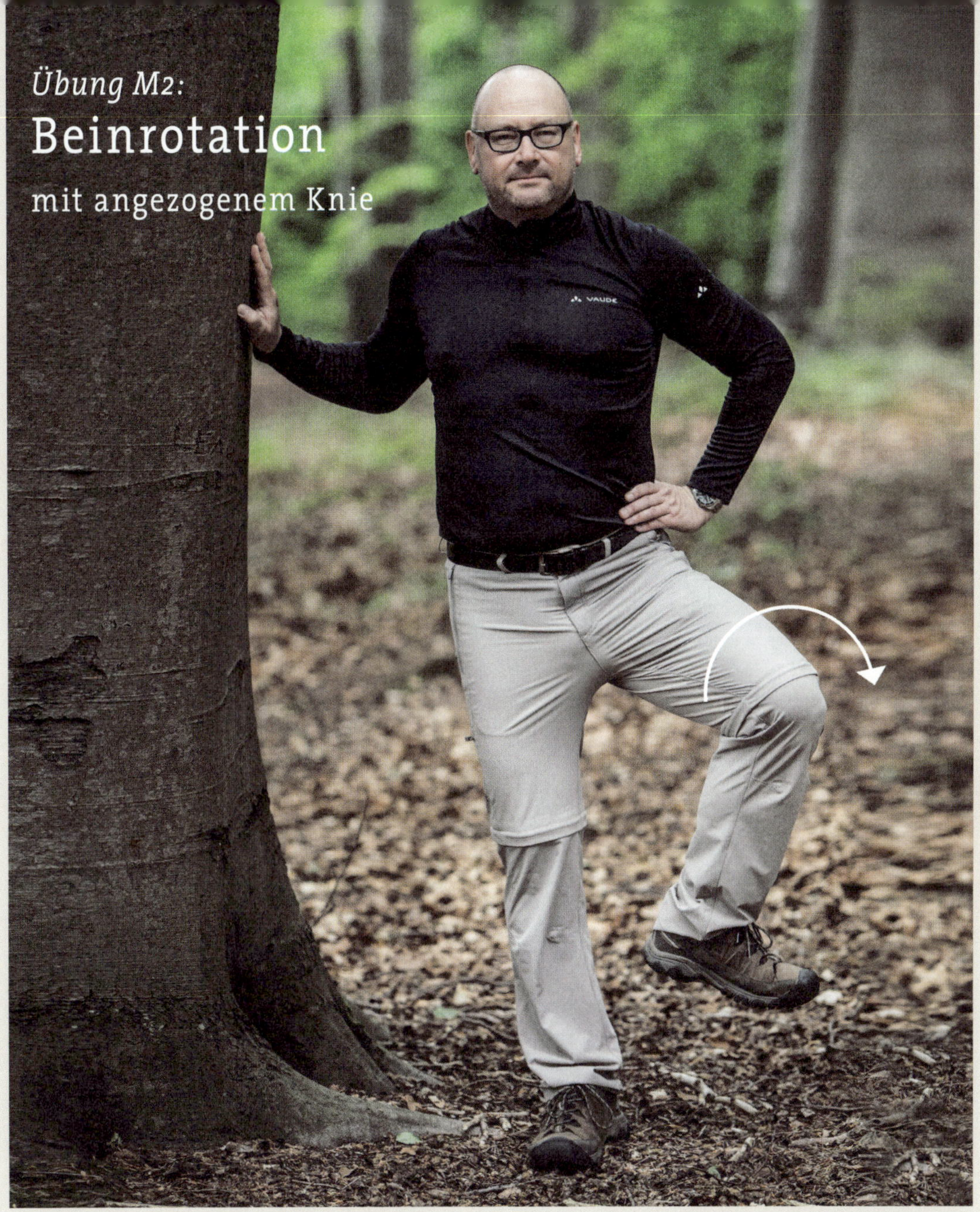

Wir stehen an einem Baum und stützen uns ab. Nun heben wir ein Bein an und bewegen es in einer kreisenden Bewegung nach außen, nach unten, wieder nach oben.

Jeweils 6 Wiederholungen pro Bein, dann in die andere Richtung kreisen.

Übung M3:

Anfersen

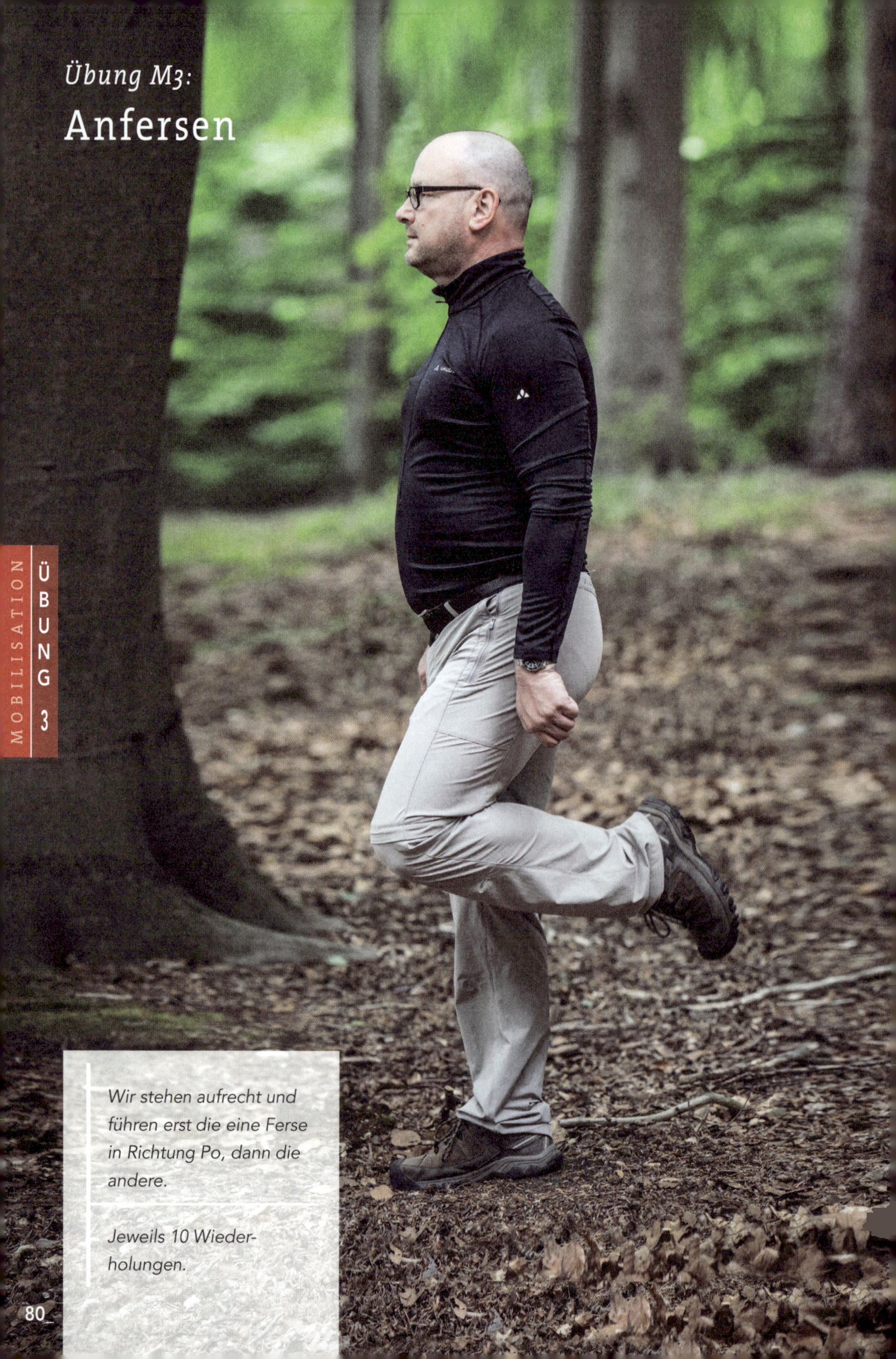

Wir stehen aufrecht und führen erst die eine Ferse in Richtung Po, dann die andere.

Jeweils 10 Wiederholungen.

Übung M4:

Bein vor- und zurückschwingen

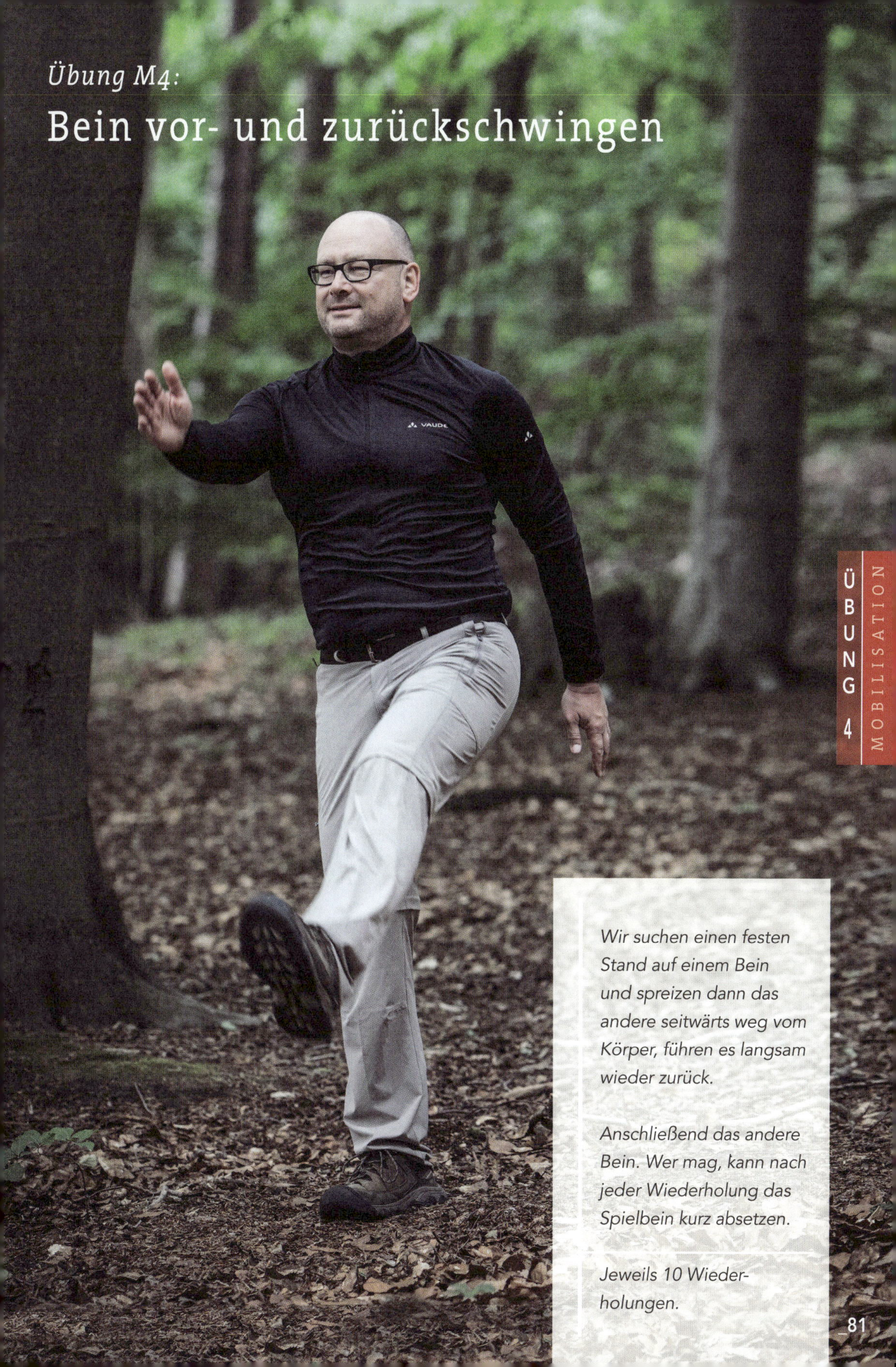

Wir suchen einen festen Stand auf einem Bein und spreizen dann das andere seitwärts weg vom Körper, führen es langsam wieder zurück.

Anschließend das andere Bein. Wer mag, kann nach jeder Wiederholung das Spielbein kurz absetzen.

Jeweils 10 Wiederholungen.

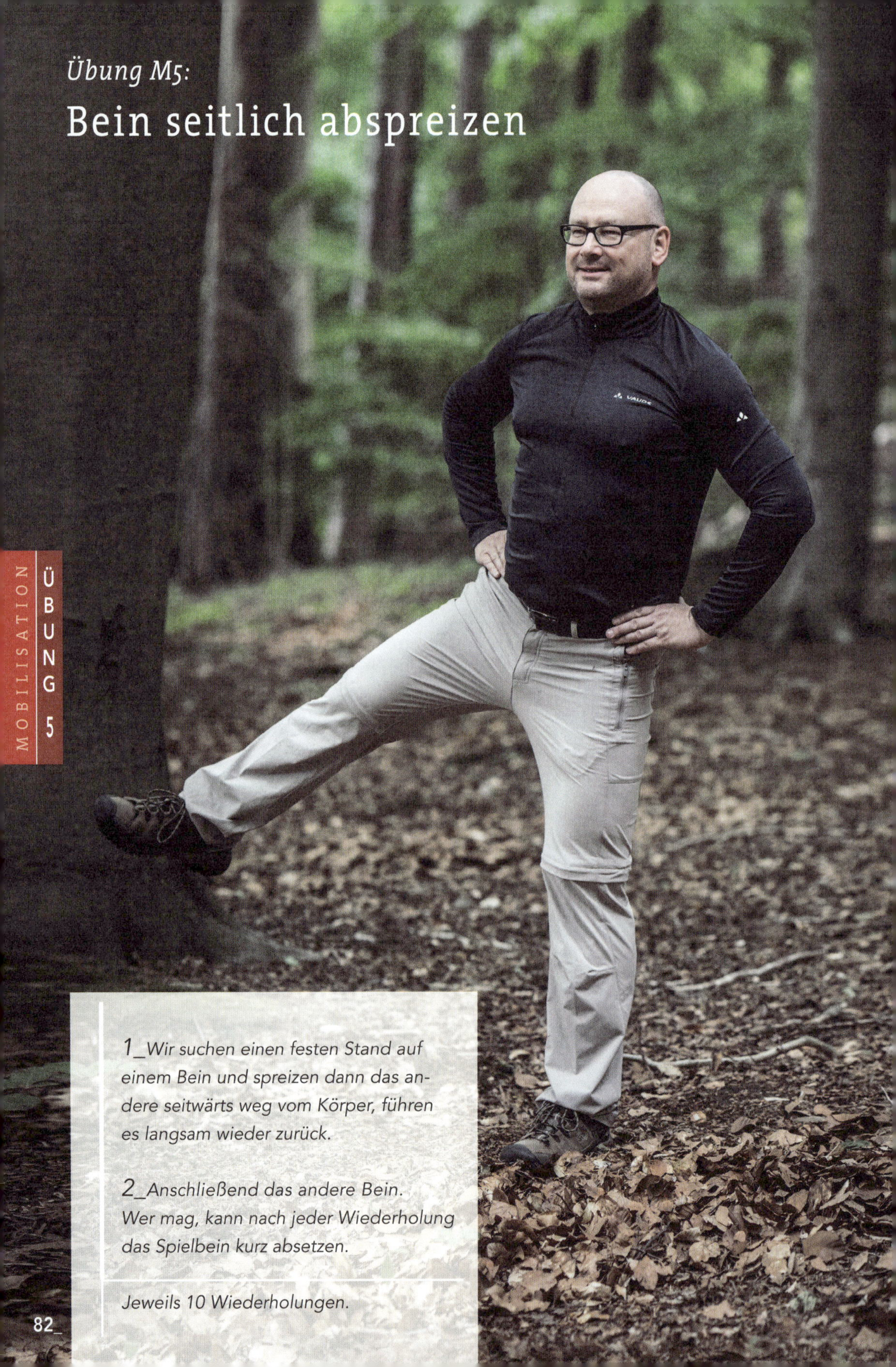

Übung M5:

Bein seitlich abspreizen

1_Wir suchen einen festen Stand auf einem Bein und spreizen dann das andere seitwärts weg vom Körper, führen es langsam wieder zurück.

2_Anschließend das andere Bein. Wer mag, kann nach jeder Wiederholung das Spielbein kurz absetzen.

Jeweils 10 Wiederholungen.

Übung M6:

HULA-HOOP-Kreisen der Hüfte

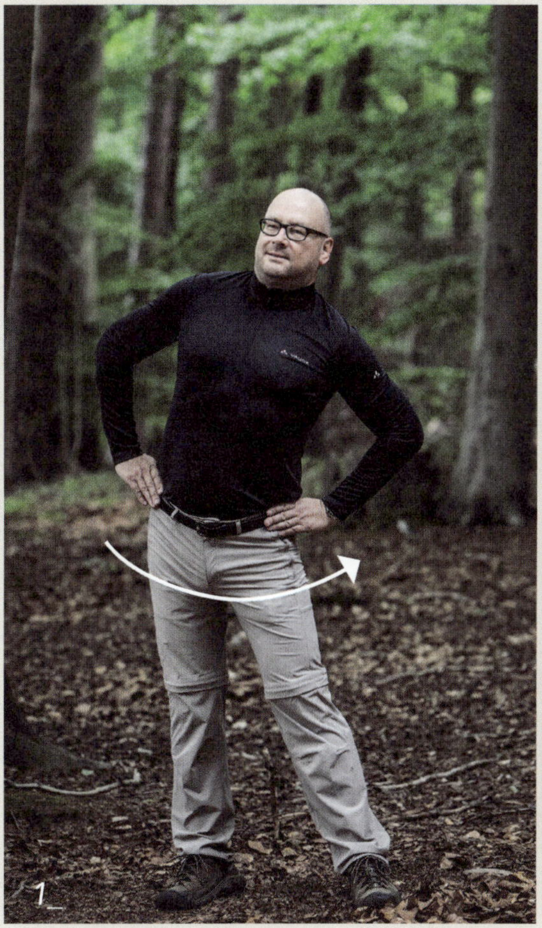

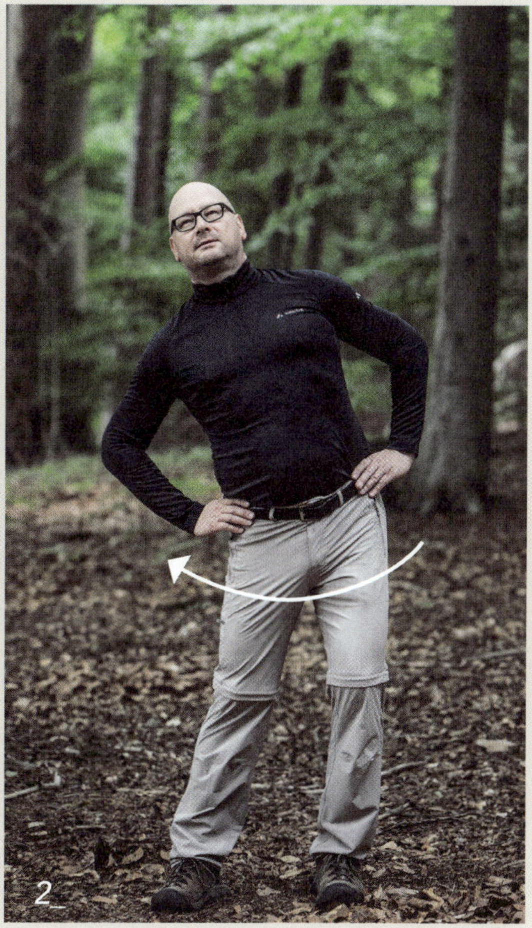

1_*Wir stemmen die Arme in die Hüfte, suchen einen festen Stand, stehen aufrecht ...*

2_ *... und kreisen nun langsam mit der Hüfte um den Körpermittelpunkt.*

10-mal linksherum, 10-mal rechtsherum.

Übung M7:

Katzenbuckel und Pferderücken im Stehen

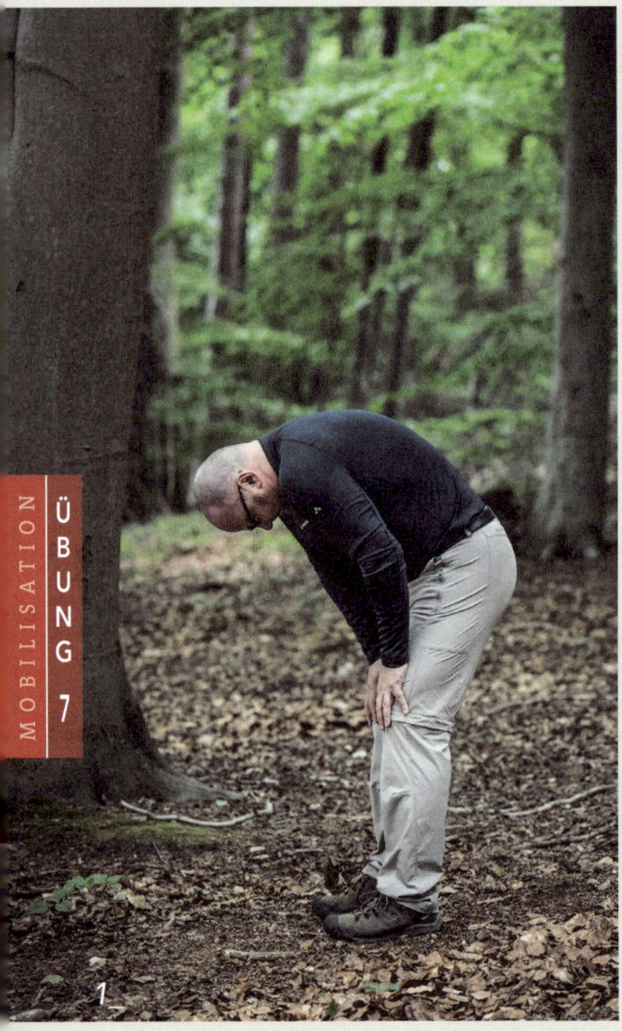

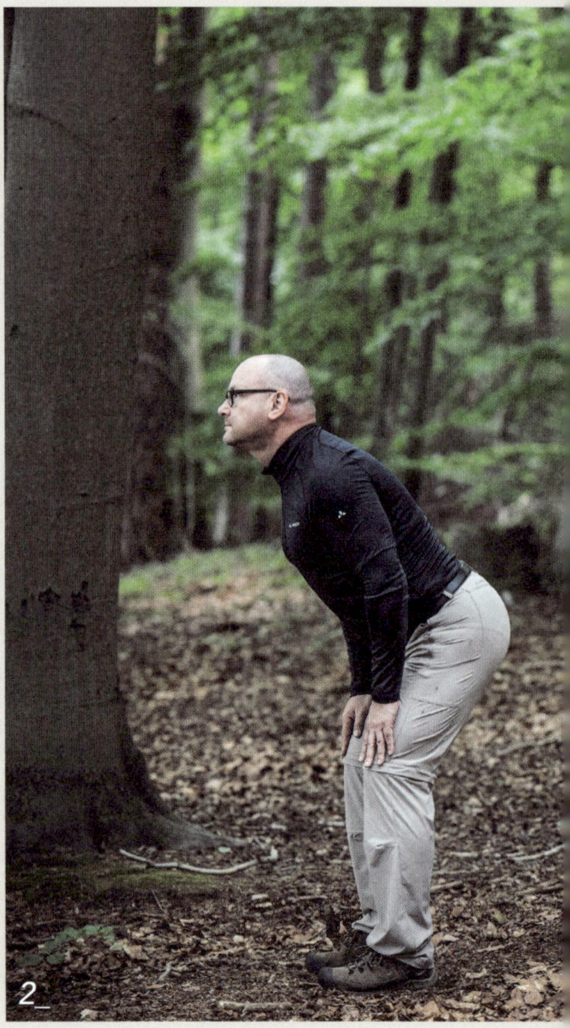

1_Wir stehen hüftbreit aufrecht, die Knie sind leicht gebeugt. Die Hände ruhen auf den Oberschenkeln. Nun rollen wir uns zunächst ein, der Blick geht nach unten, wir machen einen Katzenbuckel.

2_Danach heben wir den Kopf, richten uns auf, schieben die Schultern nach hinten, der Blick geht nach vorn. Die Brust herausdrücken und einen Pferderücken machen.

6 bis 8 Wiederholungen.

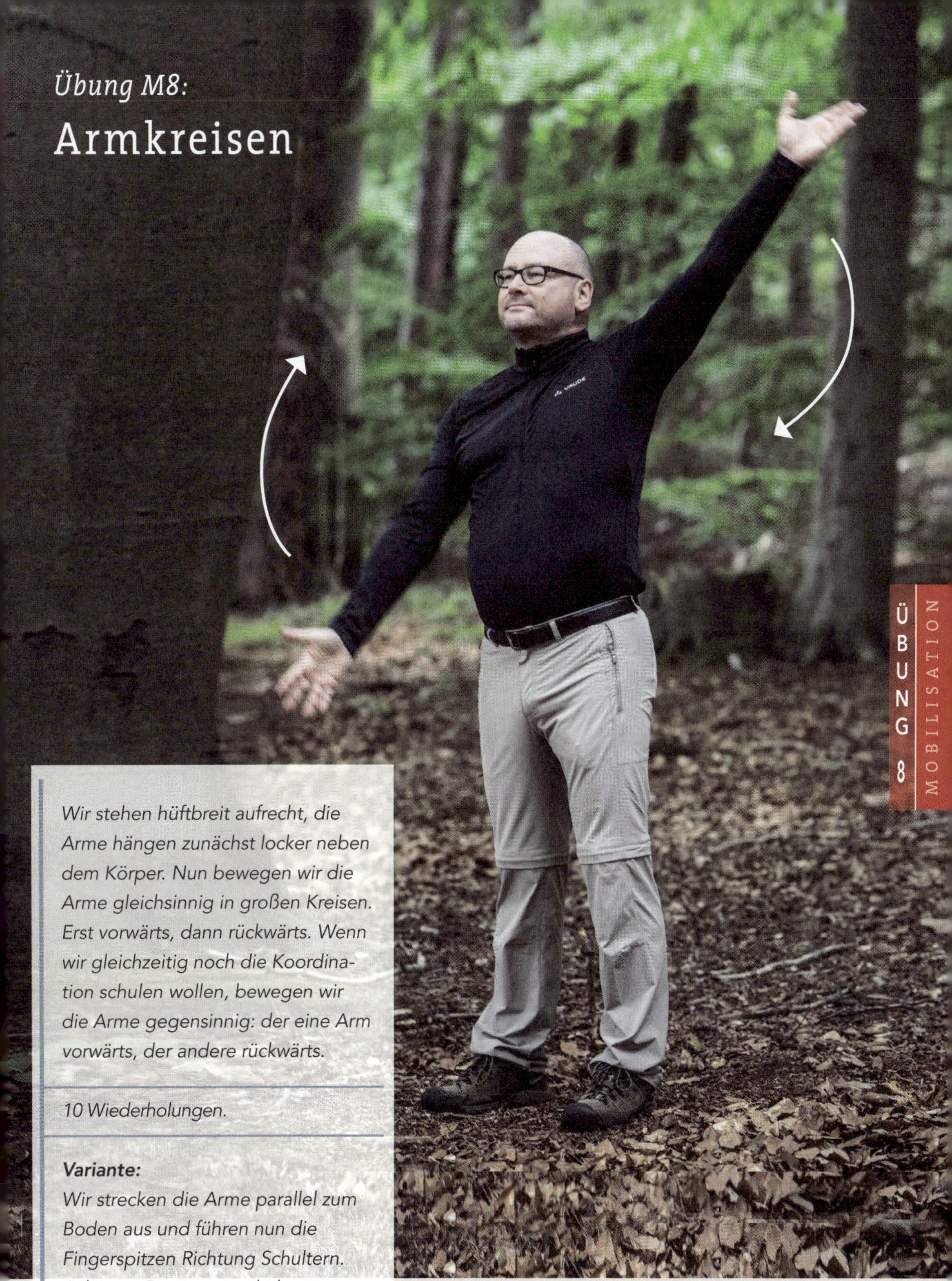

Übung M8:

Armkreisen

Wir stehen hüftbreit aufrecht, die Arme hängen zunächst locker neben dem Körper. Nun bewegen wir die Arme gleichsinnig in großen Kreisen. Erst vorwärts, dann rückwärts. Wenn wir gleichzeitig noch die Koordination schulen wollen, bewegen wir die Arme gegensinnig: der eine Arm vorwärts, der andere rückwärts.

10 Wiederholungen.

Variante:
Wir strecken die Arme parallel zum Boden aus und führen nun die Fingerspitzen Richtung Schultern. Achtung: Brust gestreckt lassen, nicht zusammensacken. Nun die so angewinkelten Arme kreisen lassen.

Übung M9:

Halswirbel-Schulter-Mobilisation

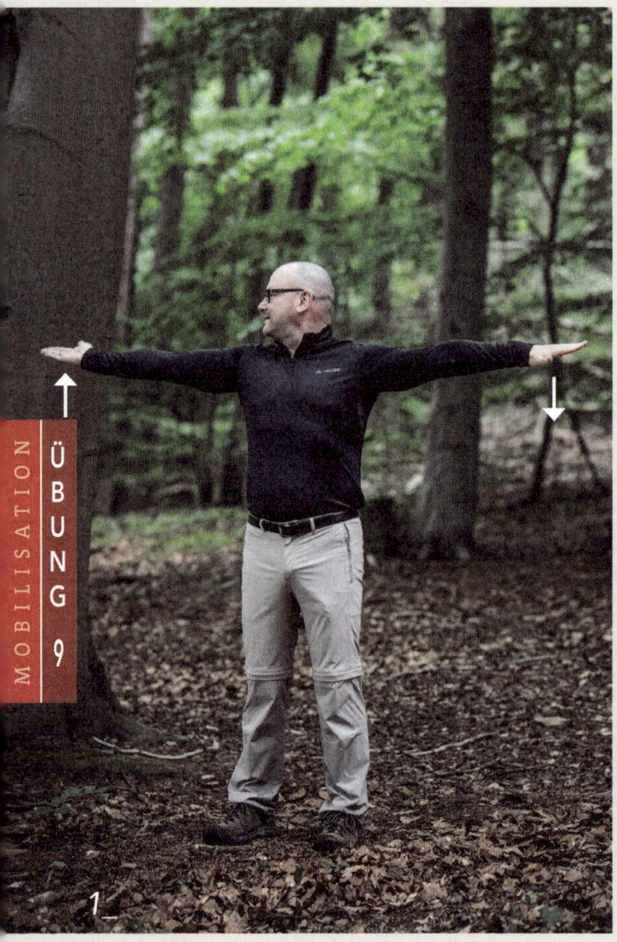

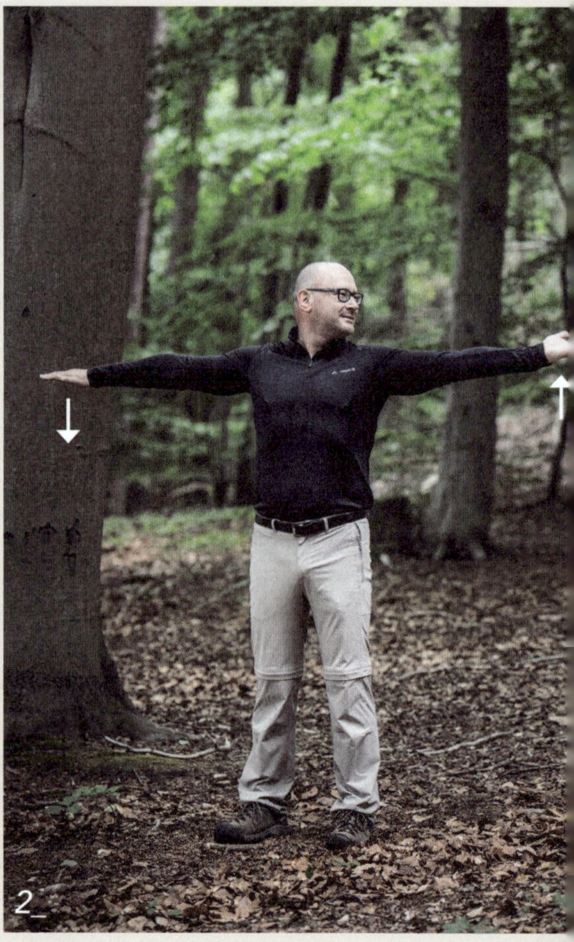

1_Wir stehen hüftbreit aufrecht und strecken die Arme zur Seite, halten sie in der Waagerechten. Die Handflächen der ausgestreckten Arme nun langsam gegengleich nach oben und nach unten drehen.

2_Den Kopf drehen wir dabei langsam jeweils zu der Seite, bei der die Handfläche nach oben zeigt.

6 Wiederholungen.

Übung M10:

Oberkörperverschiebung nach rechts und links mit ausgestreckten Armen

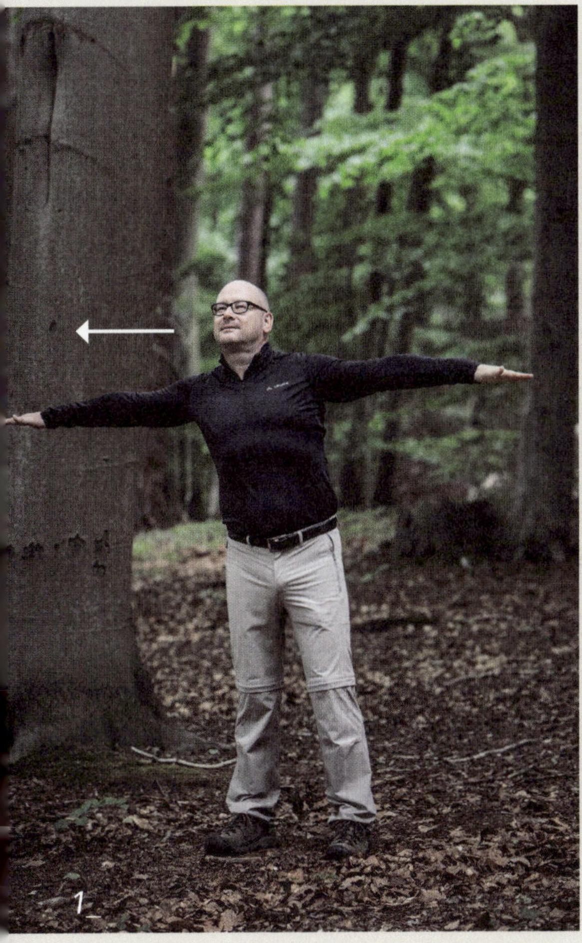

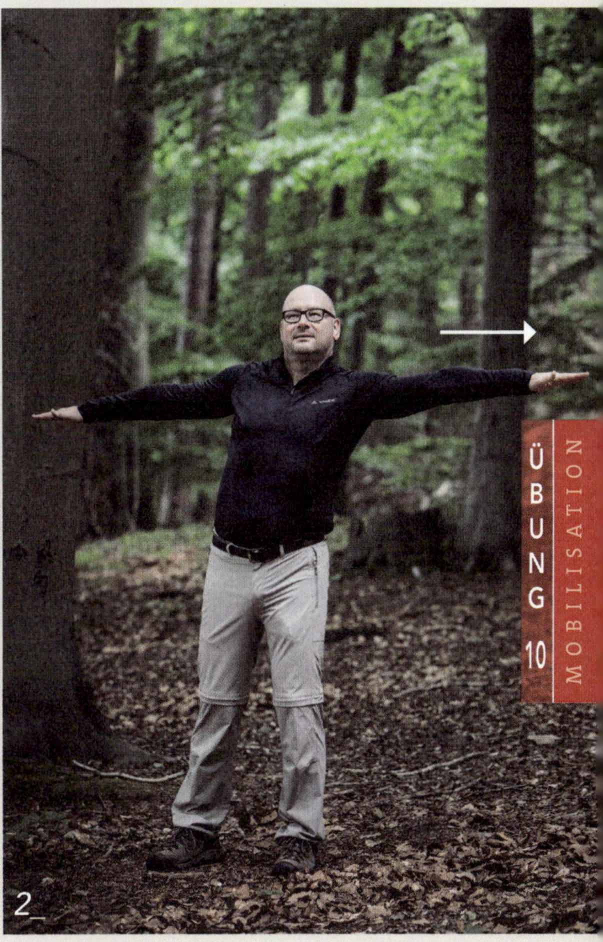

1_Wir stehen gut hüftbreit aufrecht, der Blick ist nach vorn gerichtet. Die Arme parallel zum Boden zur Seite strecken und in der Waagerechten halten.

2_Nun den Oberkörper nach rechts strecken, als würden wir am rechten Arm gezogen. Der Blick bleibt nach vorn gerichtet. Das Gleiche nach links.

6 Wiederholungen.

Übung M11:

Mobilisation des Schultergürtels

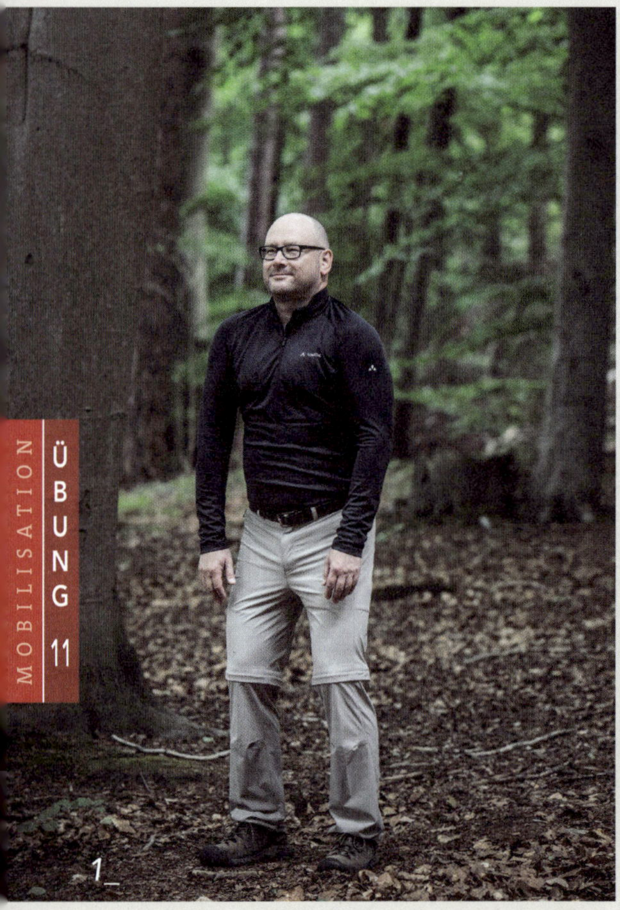

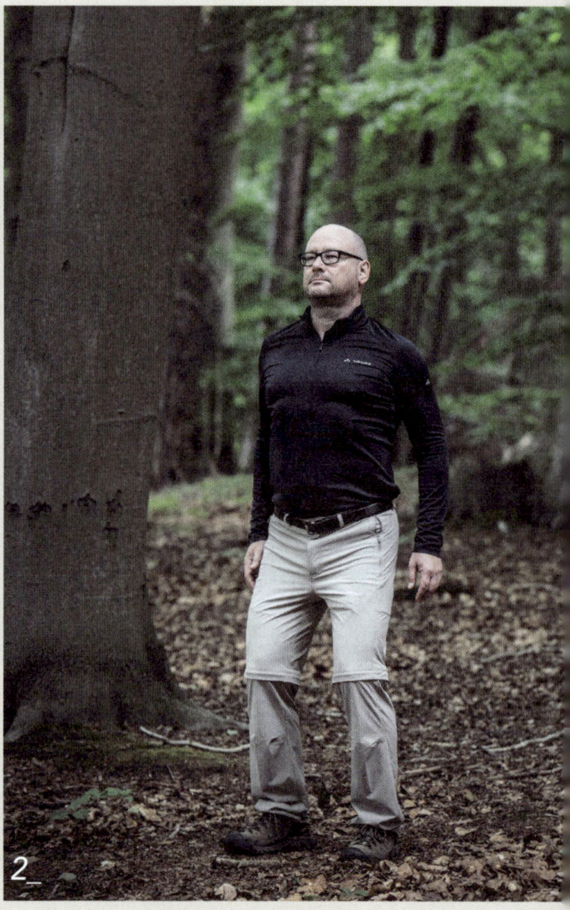

1_Wir stehen hüftbreit aufrecht, die Knie sind leicht gebeugt, der Blick ist nach vorn gerichtet. Nun ziehen wir die Schultern vorne zusammen. Kurz halten.

2_Den Zug lösen und die Schulterblätter dann hinten zusammenziehen.

8 Wiederholungen.

Variante: Wir heben die Schultern, als wollten wir mit ihnen die Ohren berühren. Kurz halten und dann fallen lassen.

6 Wiederholungen.

Übung M12:

Mobilisation der Nackenmuskulatur

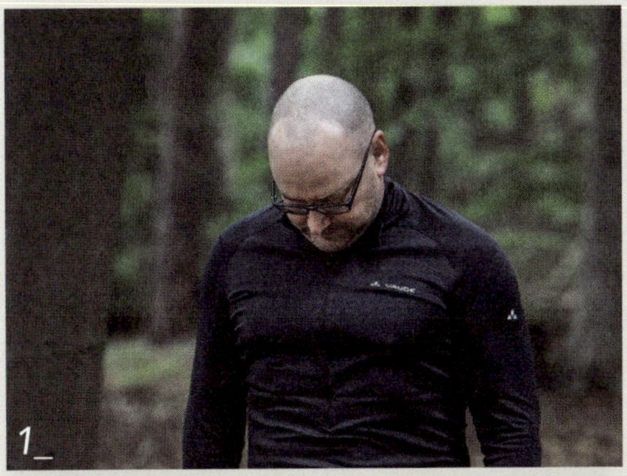

1_

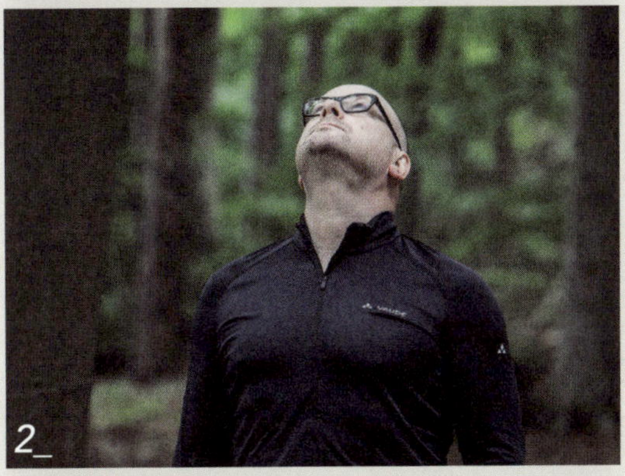

2_

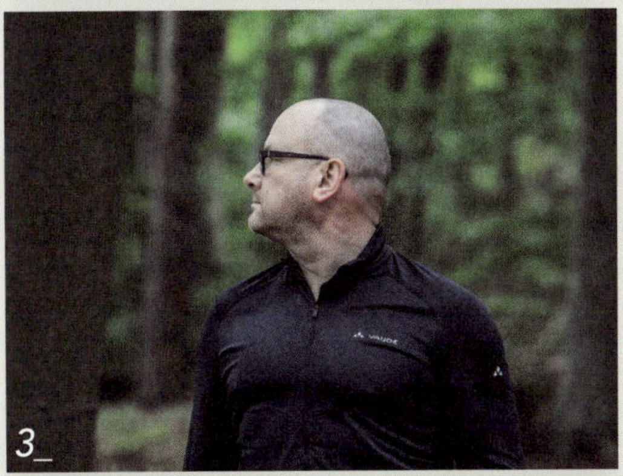

3_

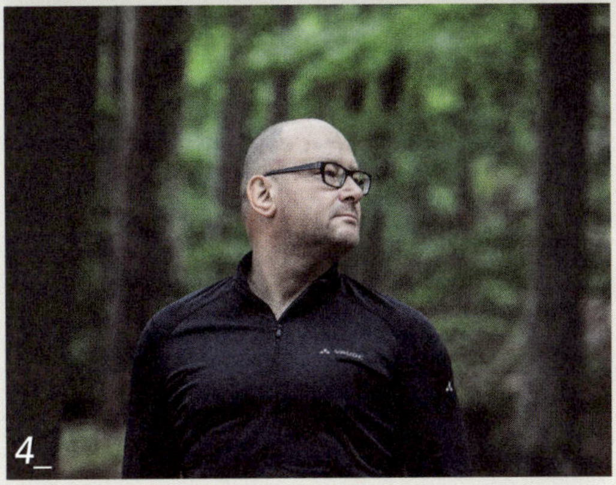

4_

Hüftbreiter aufrechter Stand, Knie leicht gebeugt, Blick nach vorn.

1_ Wir ziehen das Kinn auf die Brust ...

2_ ...und legen dann den Kopf in den Nacken, blicken in den Himmel.

4 Wiederholungen. Danach wieder in die Ausgangsposition, Blick nach vorn.

3_ Nun den Kopf langsam nach links drehen und über die linke Schulter schauen.

Langsam zurück in die Ausgangsposition ...

4_ ... und nach rechts drehen, über die rechte Schulter schauen.

Jeweils 4 Wiederholungen.

Achtung: Keine kreisenden Bewegungen machen, sondern die vertikale und die horizontale Bewegung sauber trennen! Unsere Halswirbelsäule ist kein Kugelgelenk.

Übung M13:

Mobilisation der Halsmuskulatur

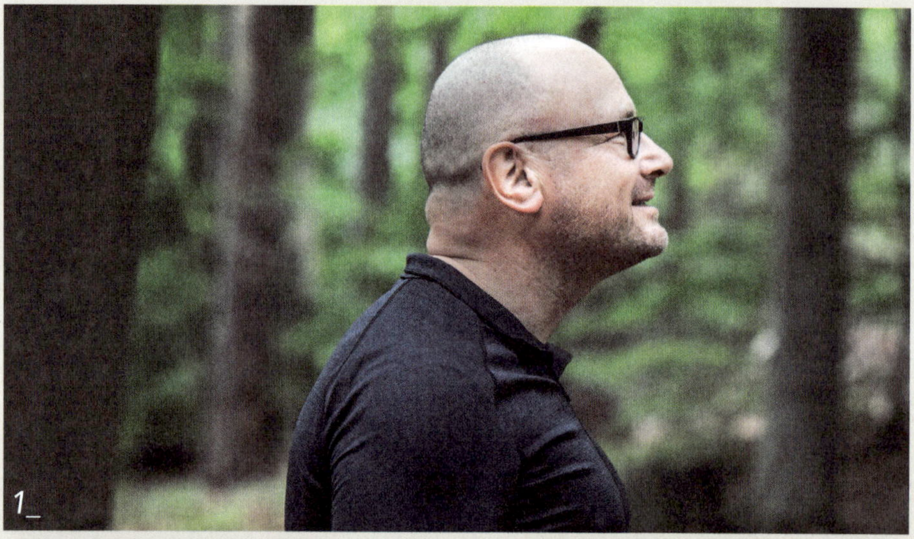

1_

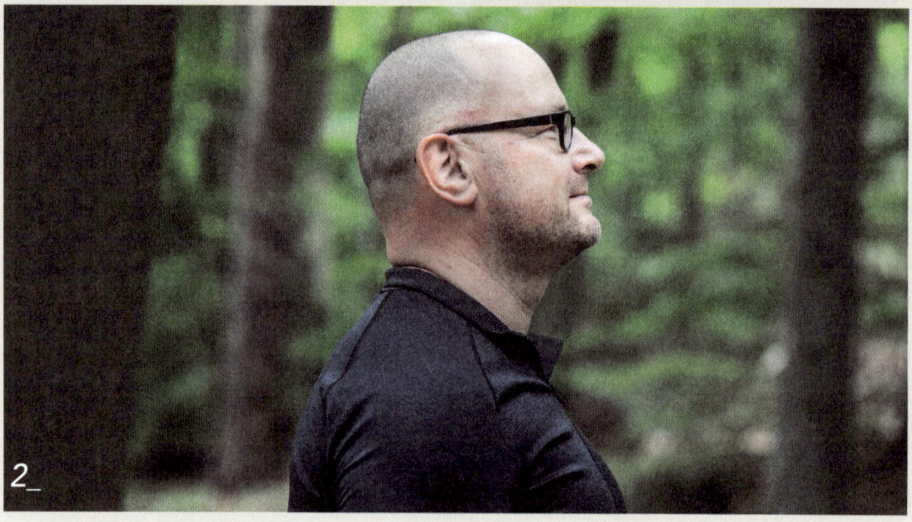

2_

1_Hüftbreiter aufrechter Stand, Blick nach vorn.

2_Wir schieben Kinn und Kopf langsam nach vorn und zurück.

6 Wiederholungen.

Übung M14:

Sterndrehung

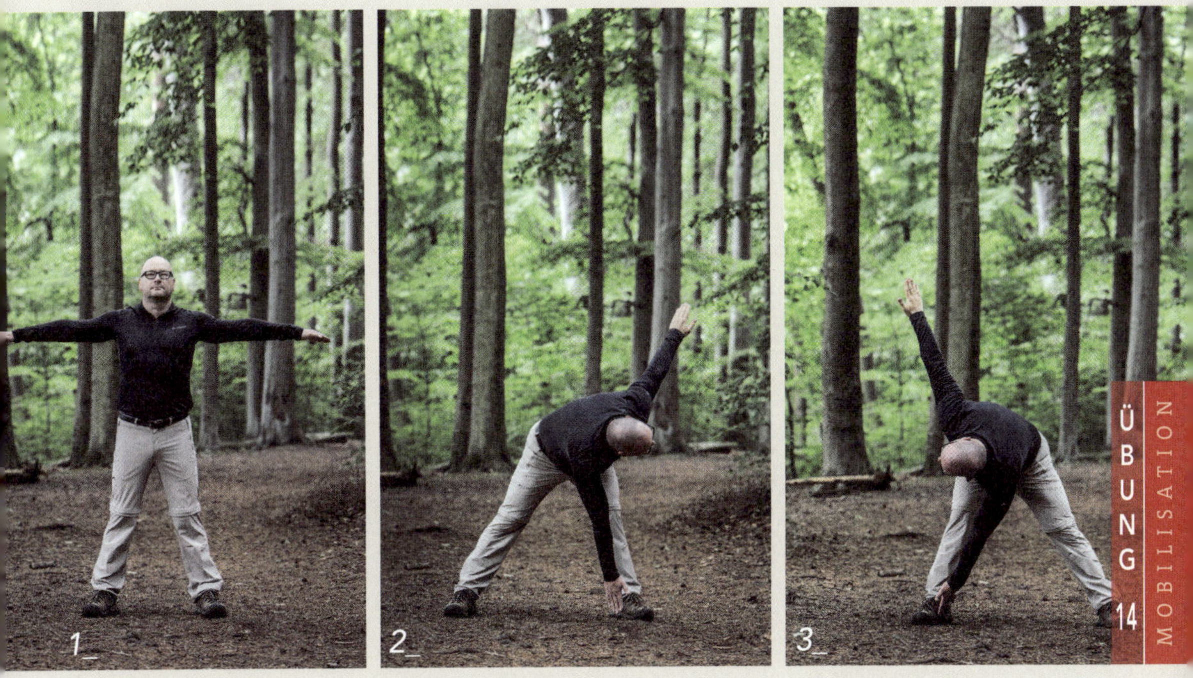

1_Wir stehen mit gut schulterweit gespreizten Beinen aufrecht und strecken die Arme zur Seite aus.

2_Wir drehen nun den Oberkörper nach links unten und führen den rechten Arm zum linken Schienbein oder Fuß. Die Arme bleiben gestreckt. Der Blick geht zum linken Arm in den Himmel.

3_Wir kehren in die Ausgangsposition zurück und wiederholen die Bewegung zur anderen Seite.

8 Wiederholungen.

Übung M15:

Brett mit Dehnung

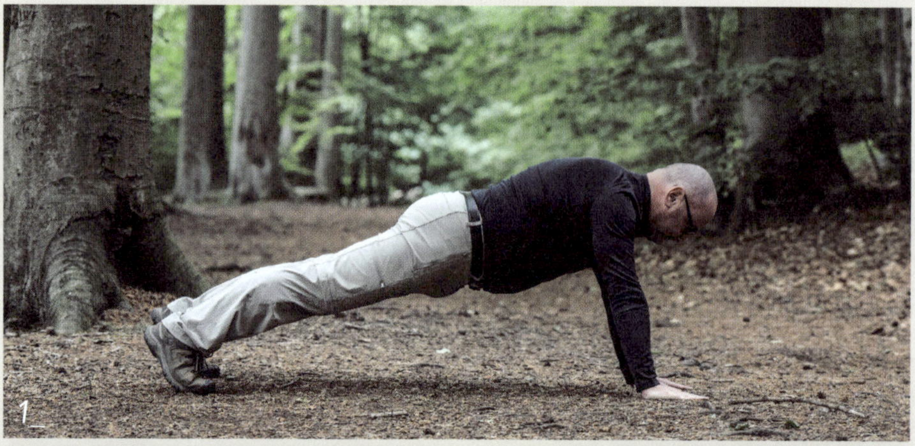

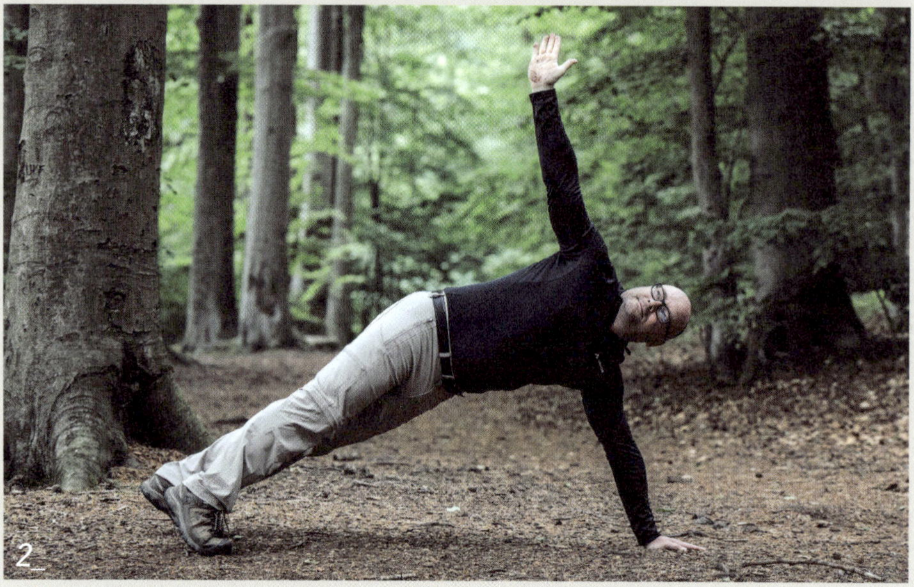

1_Wir gehen in den Liegestütz …

2_… und drehen uns aus dieser Position zur rechten Seite auf, wobei wir den ausgestreckten rechten Arm nach oben führen. Der Kopf folgt dem Arm und der Blick geht in der Endposition in den Himmel. Wir kehren in die Ausgangsposition zurück und wiederholen die Drehung auf der anderen Seite.

6 Wiederholungen.

Übung M16:

Hopserlauf

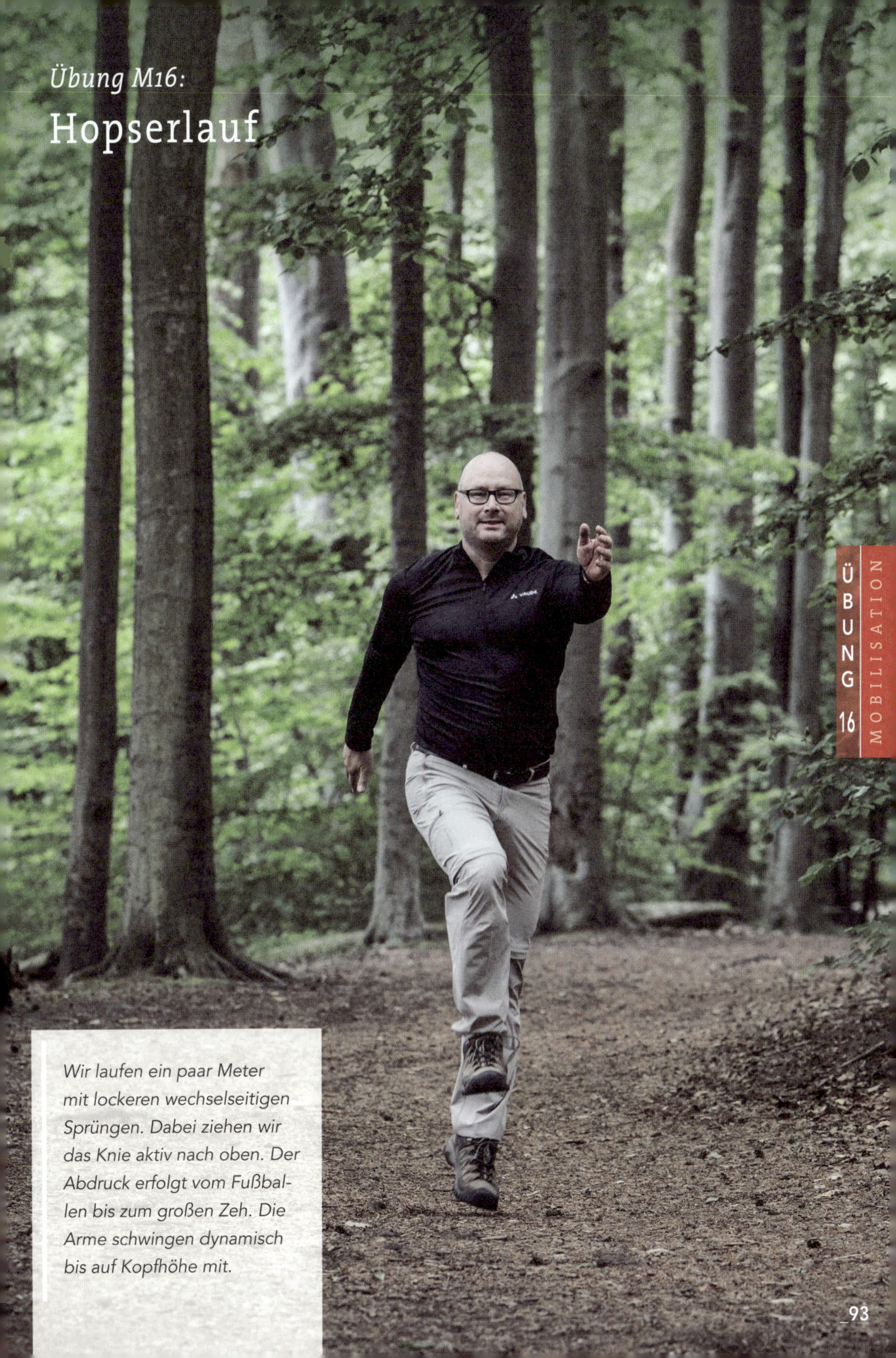

Wir laufen ein paar Meter mit lockeren wechselseitigen Sprüngen. Dabei ziehen wir das Knie aktiv nach oben. Der Abdruck erfolgt vom Fußballen bis zum großen Zeh. Die Arme schwingen dynamisch bis auf Kopfhöhe mit.

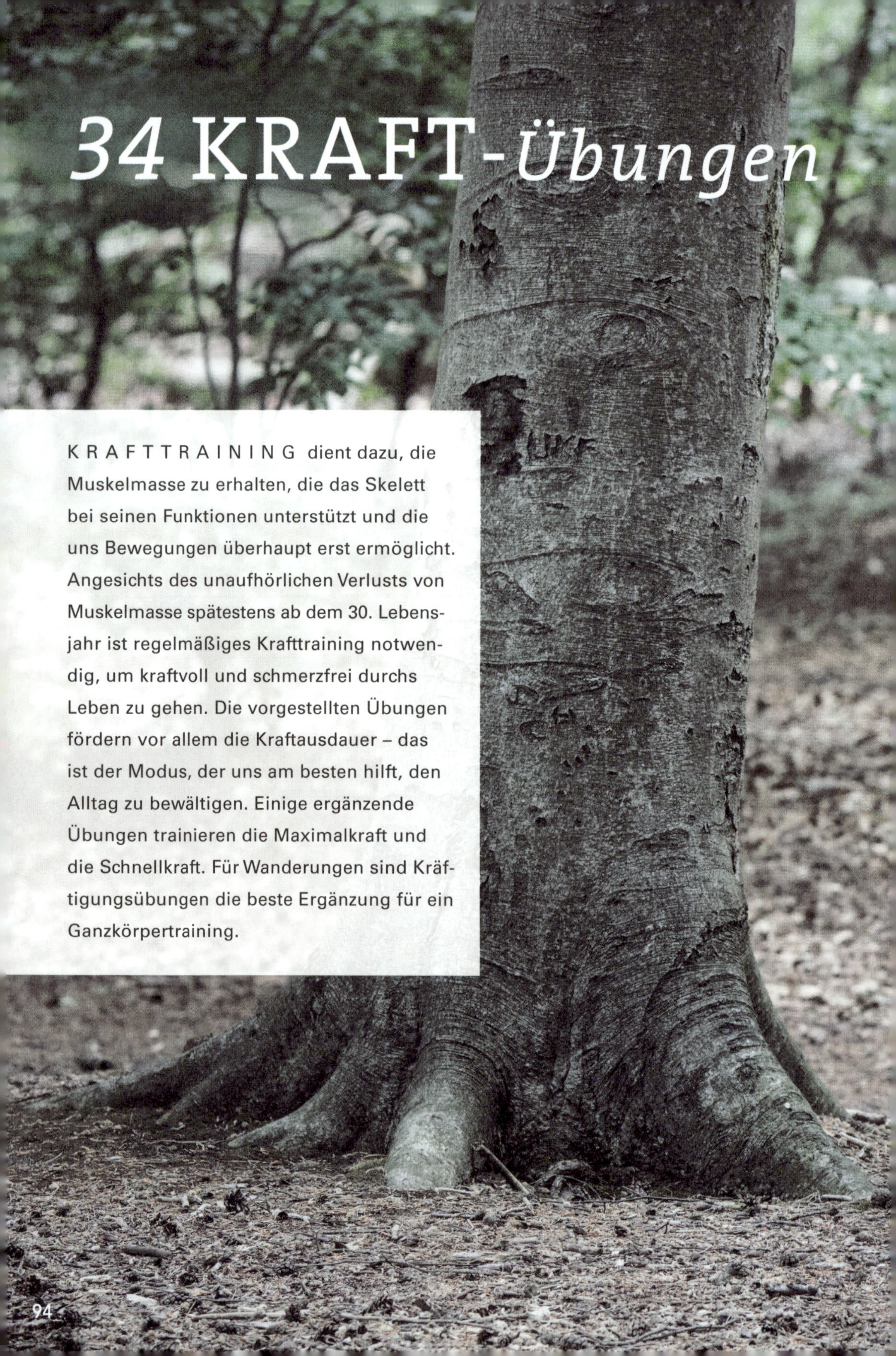

34 KRAFT-*Übungen*

KRAFTTRAINING dient dazu, die Muskelmasse zu erhalten, die das Skelett bei seinen Funktionen unterstützt und die uns Bewegungen überhaupt erst ermöglicht. Angesichts des unaufhörlichen Verlusts von Muskelmasse spätestens ab dem 30. Lebensjahr ist regelmäßiges Krafttraining notwendig, um kraftvoll und schmerzfrei durchs Leben zu gehen. Die vorgestellten Übungen fördern vor allem die Kraftausdauer – das ist der Modus, der uns am besten hilft, den Alltag zu bewältigen. Einige ergänzende Übungen trainieren die Maximalkraft und die Schnellkraft. Für Wanderungen sind Kräftigungsübungen die beste Ergänzung für ein Ganzkörpertraining.

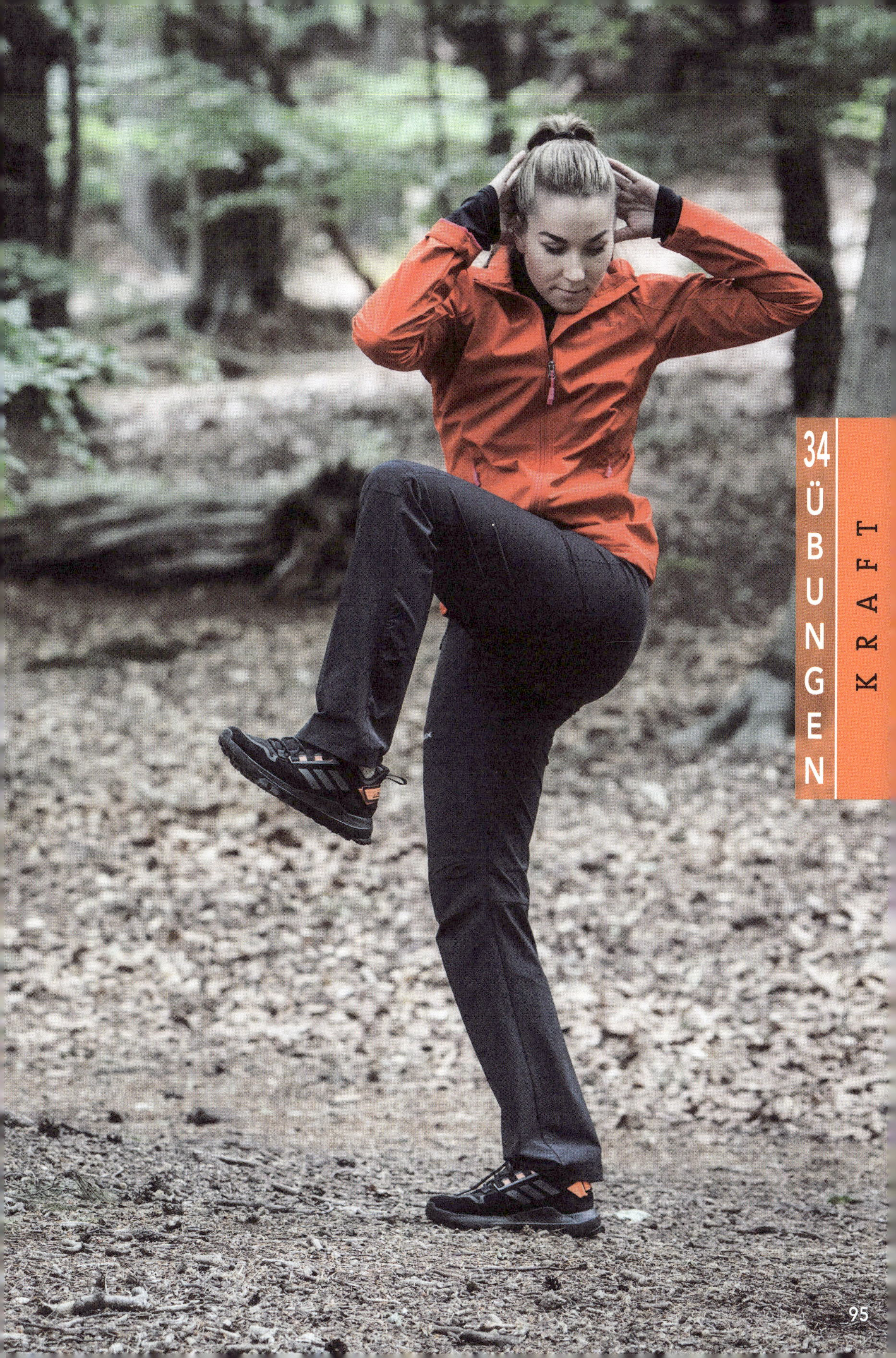

Übung K1:

Fußheben

1_ Wir stehen etwas mehr als hüftbreit, die Knie sind leicht gebeugt und das Körpergewicht ist gleichmäßig verteilt.

2_Nun ziehen wir im Wechsel die rechte und die linke Fußspitze so weit es geht nach oben.

Insgesamt 10 Wiederholungen.

Variante: Wir ziehen beide Fußspitzen gleichzeitig hoch. Ebenfalls 10 Wiederholungen.

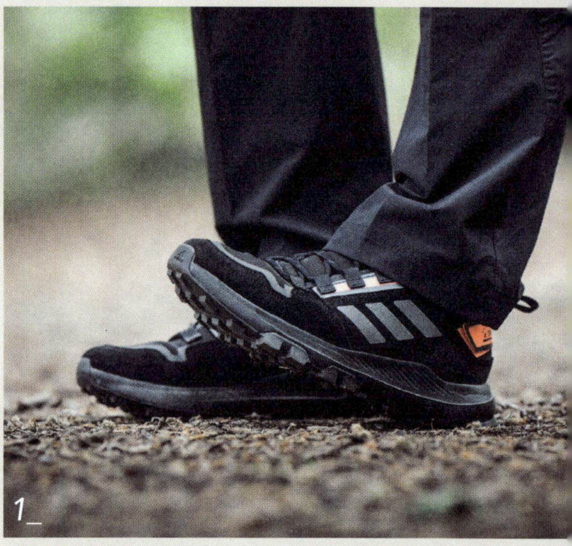

1_

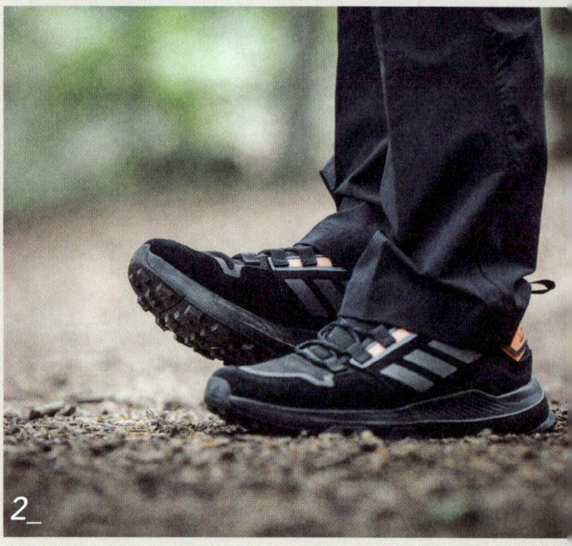

2_

Übung K2:

Wadenheben auf einem Stein, einem Baumstumpf, einer Trittstufe

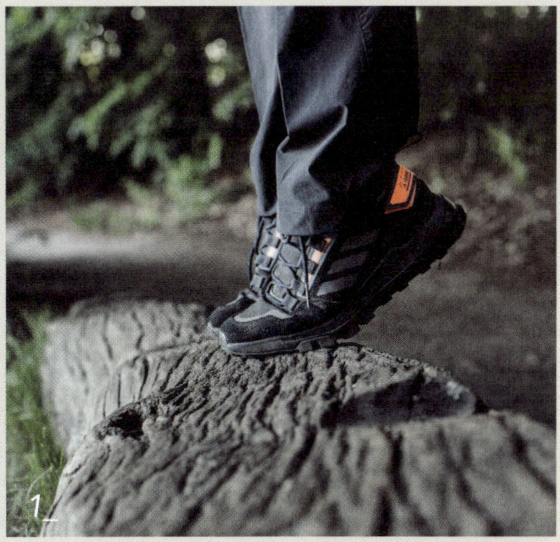

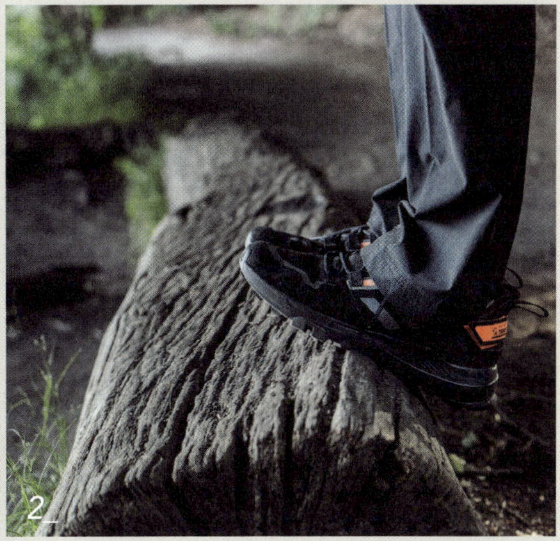

1_Wir suchen uns einen stabilen Stein, einen Baumstumpf oder eine Trittstufe und stellen uns etwas mehr als hüftbreit darauf, wobei nur die Fußballen das Körpergewicht tragen. Der hintere Teil der Füße steht über der Kante. Nun ziehen wir die Fersen gleichzeitig hoch und senken sie so weit es geht wieder ab, möglichst bis unterhalb der Kante.

2_Nun ziehen wir die Fersen gleichzeitig hoch und senken sie so weit es geht wieder ab, möglichst bis unterhalb der Kante.

10 Wiederholungen.

Übung K3:

Wandsitzen gegen einen Baum

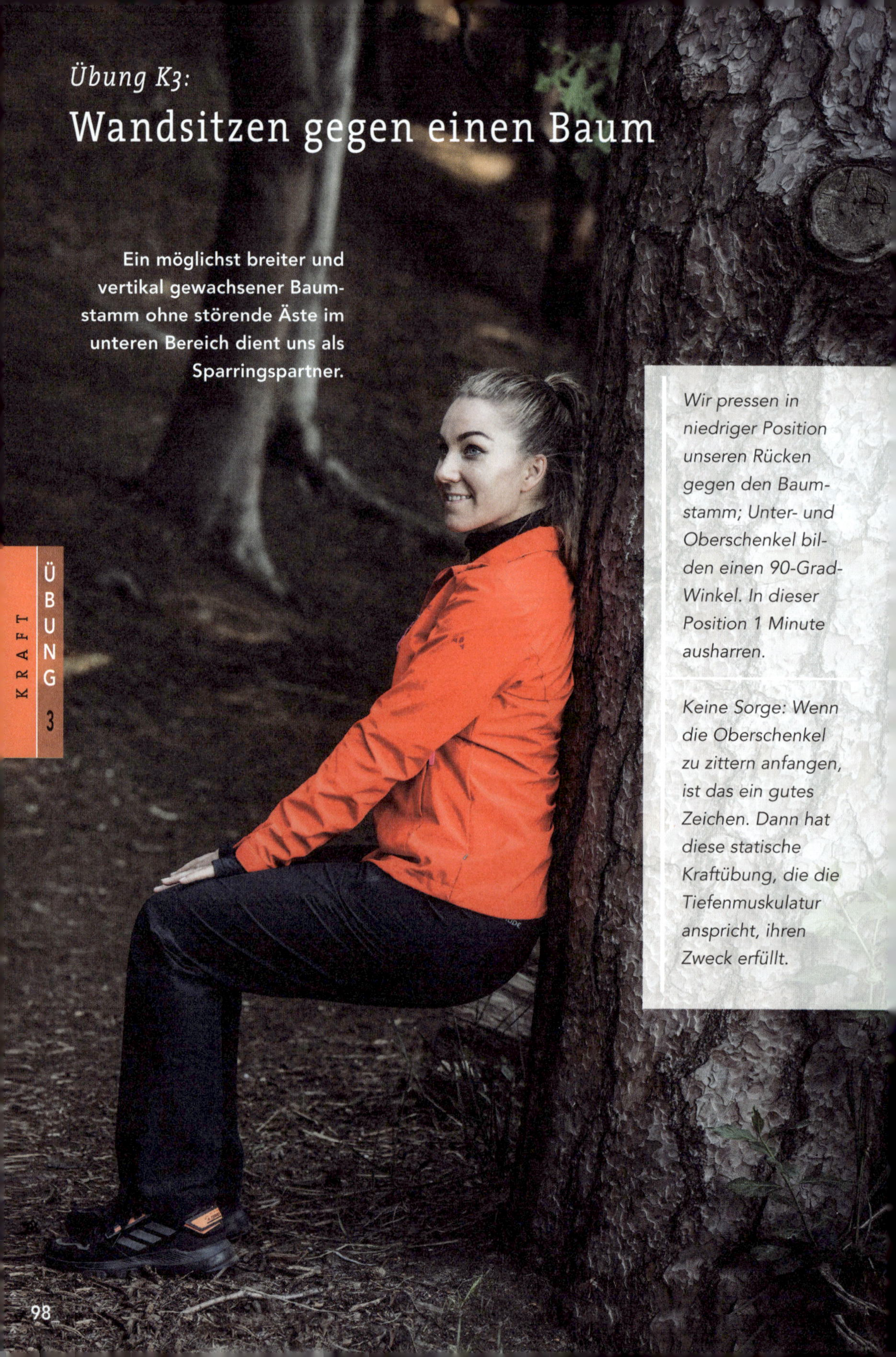

Ein möglichst breiter und vertikal gewachsener Baumstamm ohne störende Äste im unteren Bereich dient uns als Sparringspartner.

Wir pressen in niedriger Position unseren Rücken gegen den Baumstamm; Unter- und Oberschenkel bilden einen 90-Grad-Winkel. In dieser Position 1 Minute ausharren.

Keine Sorge: Wenn die Oberschenkel zu zittern anfangen, ist das ein gutes Zeichen. Dann hat diese statische Kraftübung, die die Tiefenmuskulatur anspricht, ihren Zweck erfüllt.

Übung K4:

Pferde-Stellung

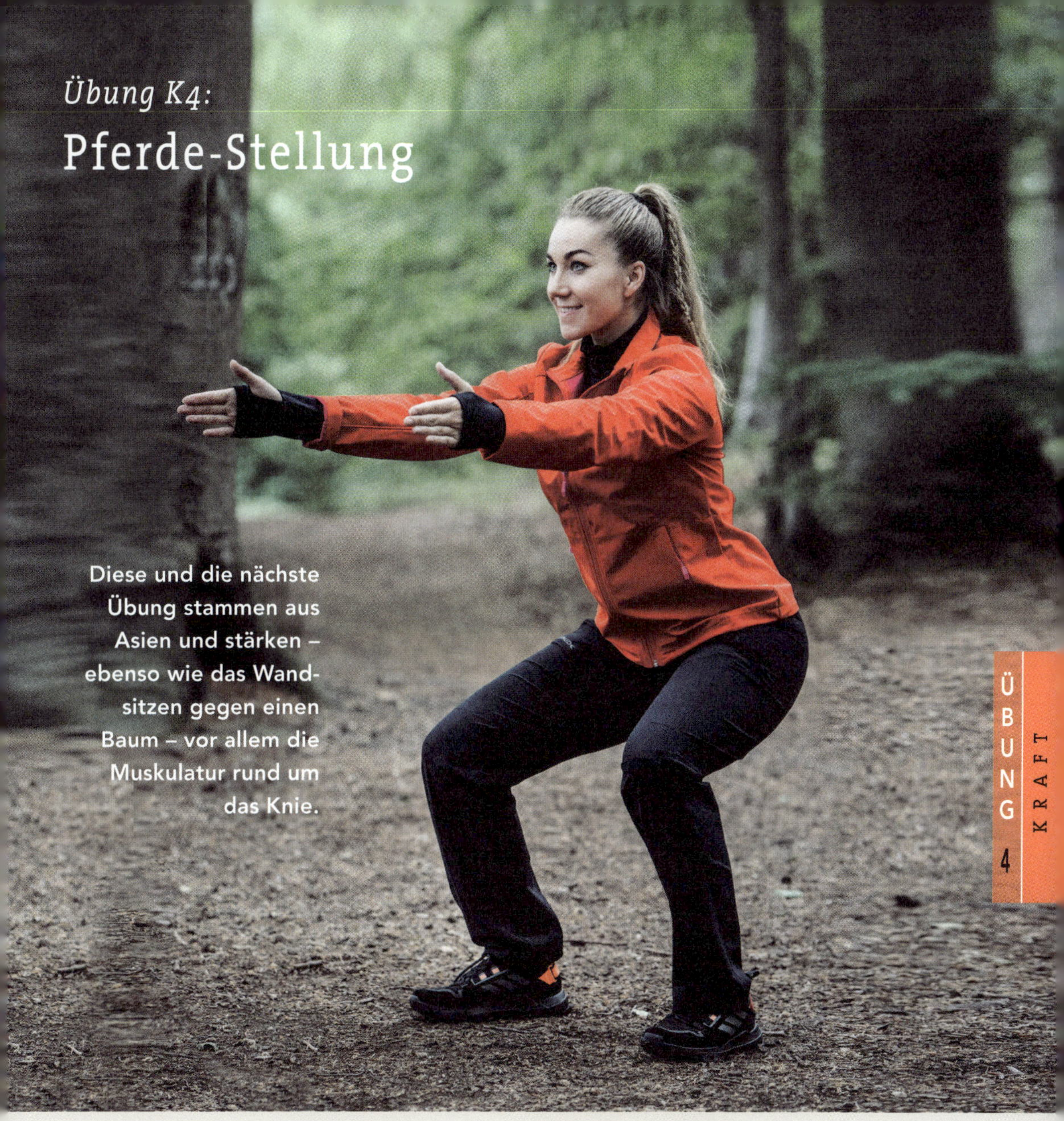

Diese und die nächste Übung stammen aus Asien und stärken – ebenso wie das Wandsitzen gegen einen Baum – vor allem die Muskulatur rund um das Knie.

1_Wir stehen aufrecht mit schulterbreitem Fußabstand, die Zehenspitzen zeigen parallel nach vorn.

2_Mit geradem Rücken und erhobenem Kopf gehen wir so weit in die Hocke, bis sich die Knie über den Fußgelenken befinden.

3_Wir strecken dabei die Arme aus, die Handflächen zeigen nach innen.

So harren wir 1 Minute aus.

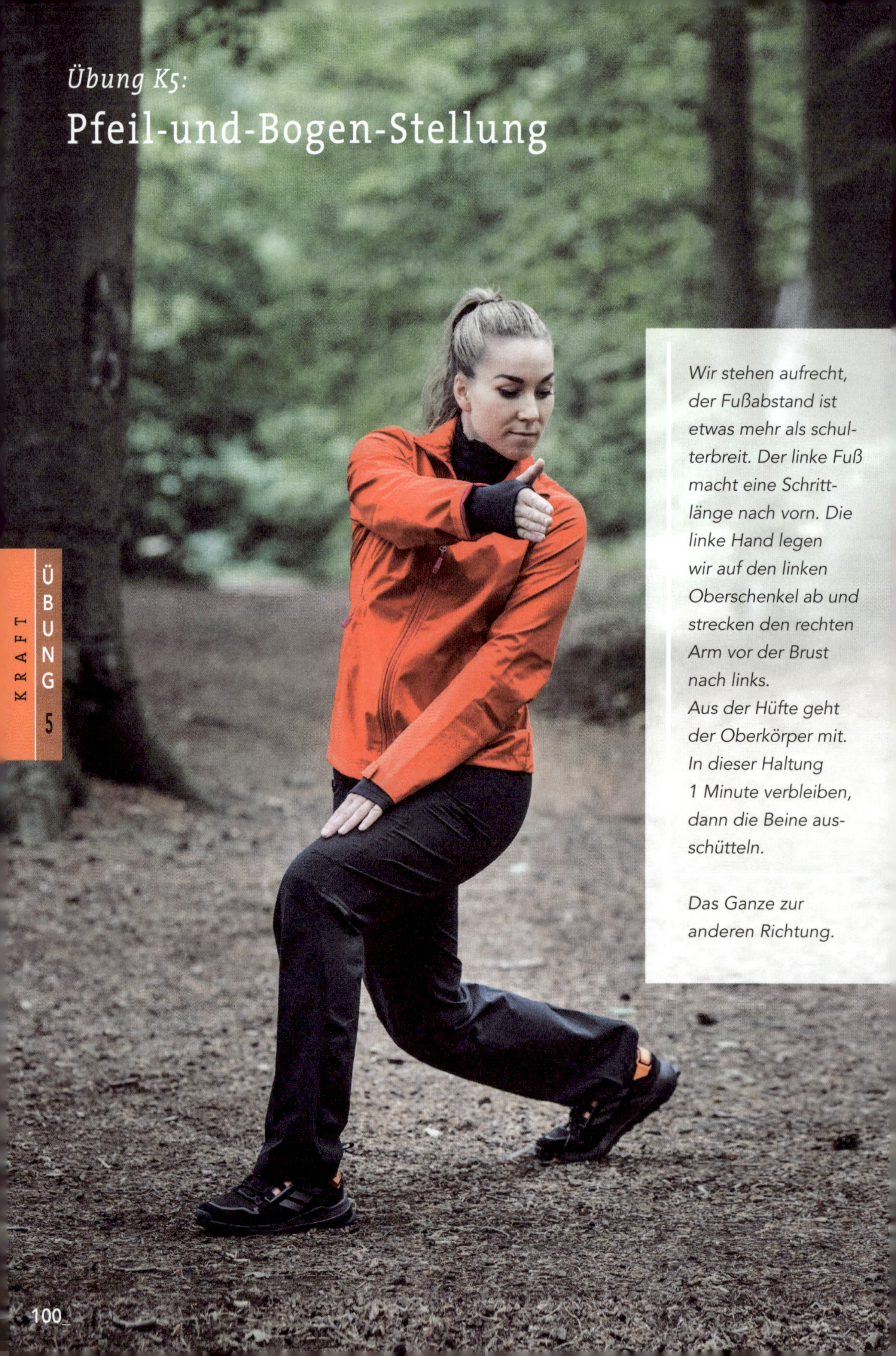

Übung K5:

Pfeil-und-Bogen-Stellung

Wir stehen aufrecht, der Fußabstand ist etwas mehr als schulterbreit. Der linke Fuß macht eine Schrittlänge nach vorn. Die linke Hand legen wir auf den linken Oberschenkel ab und strecken den rechten Arm vor der Brust nach links.
Aus der Hüfte geht der Oberkörper mit. In dieser Haltung 1 Minute verbleiben, dann die Beine ausschütteln.

Das Ganze zur anderen Richtung.

Übung K6:

Kniebeuge

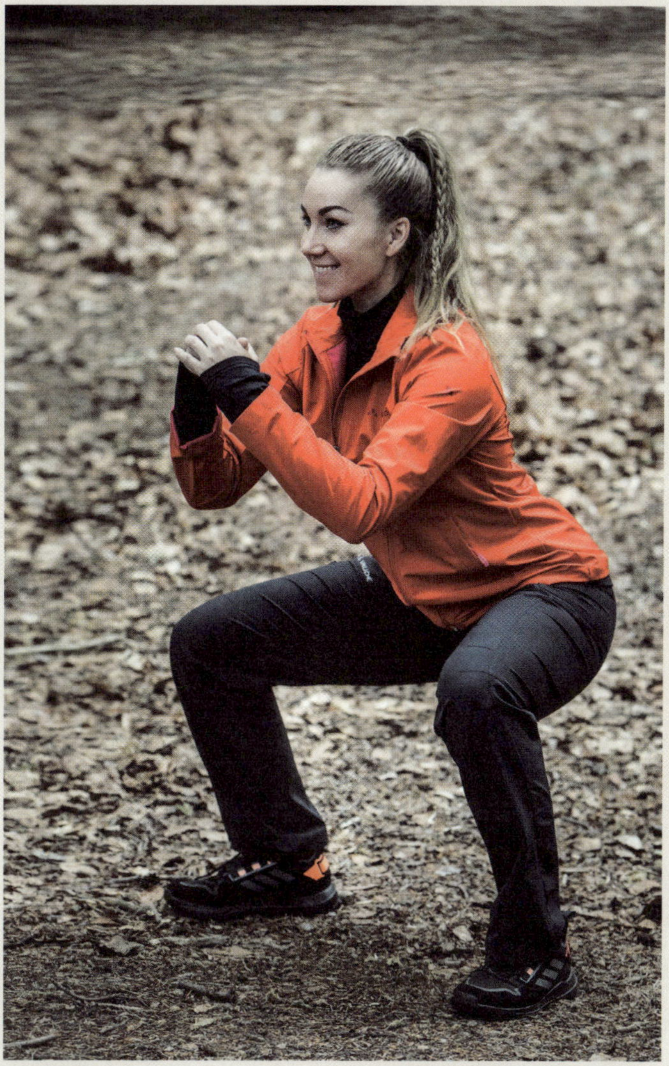

1_Ein Klassiker! Aufrechter Stand, Füße weiter als hüftbreit auseinander, die Knie sind leicht gebeugt. Die Hände ineinander fassen.

2_Nun den Po nach hinten schieben und mit geradem Rücken in die Hocke gehen, aber nicht tiefer als 90 Grad. Die Pomuskeln bleiben angespannt. Mit der Kraft der Pomuskeln den Oberkörper wieder anheben.

10 Wiederholungen.

Variante für Experten:
Das Ganze jeweils abwechselnd auf einem Bein.

Übung K7:

Ausfallschritt

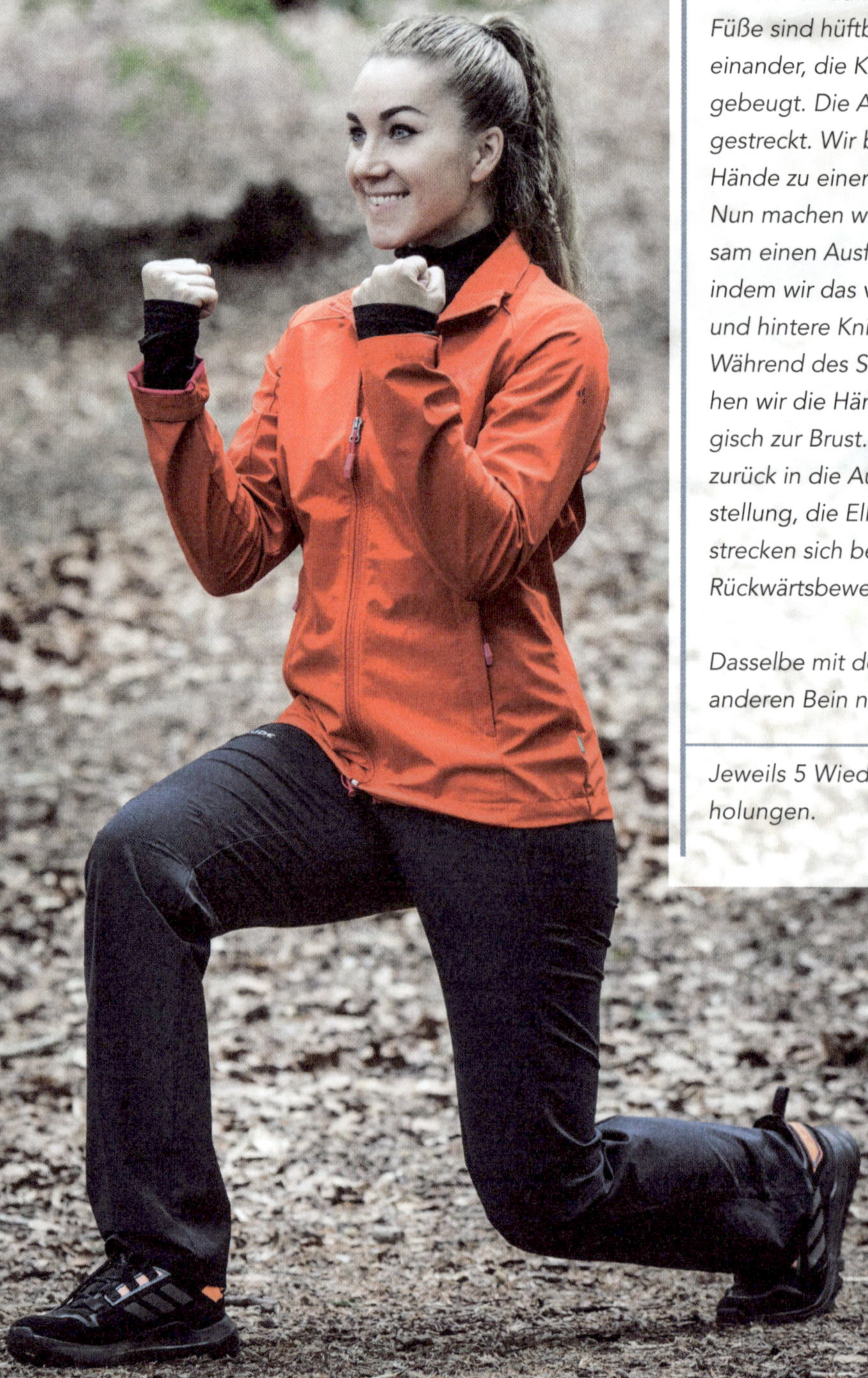

Wir stehen aufrecht, die Füße sind hüftbreit auseinander, die Knie leicht gebeugt. Die Arme sind gestreckt. Wir ballen die Hände zu einer Faust. Nun machen wir langsam einen Ausfallschritt, indem wir das vordere und hintere Knie beugen. Während des Schritts ziehen wir die Hände energisch zur Brust. Danach zurück in die Ausgangsstellung, die Ellbogen strecken sich bei der Rückwärtsbewegung.

Dasselbe mit dem anderen Bein nach vorn.

Jeweils 5 Wiederholungen.

Übung K8:

Boxsprung auf einen Stein oder Baumstumpf

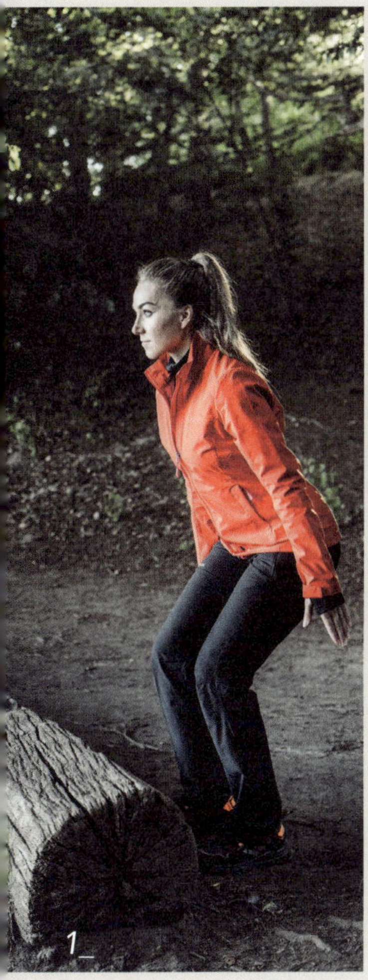

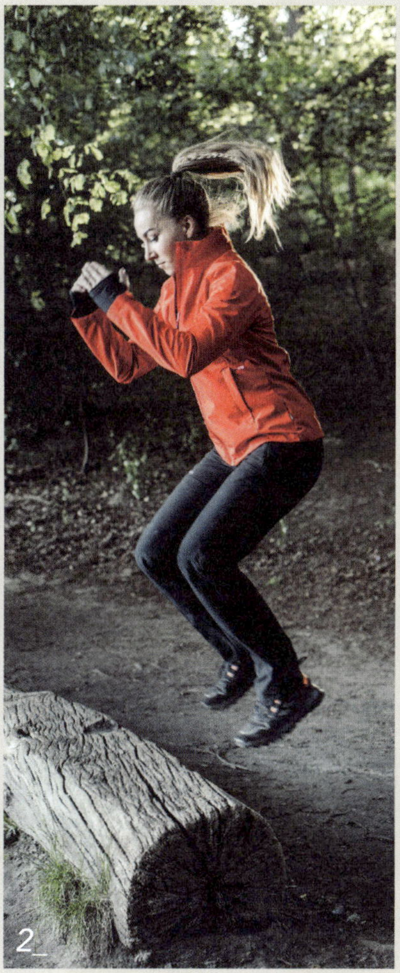

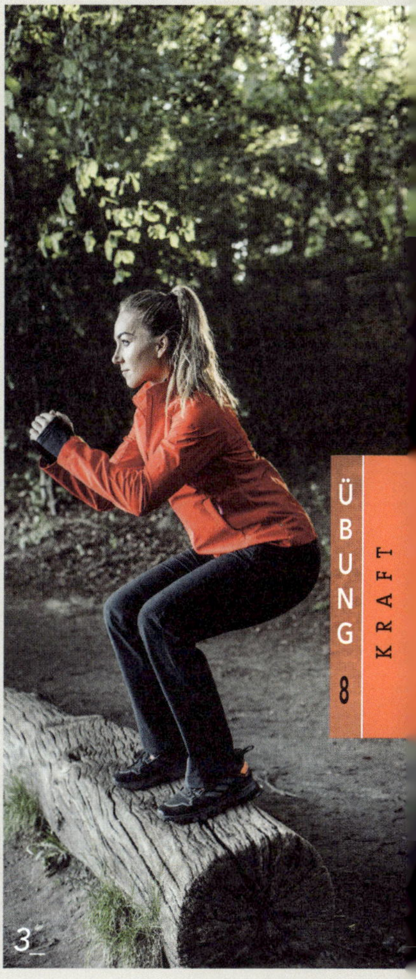

1_Das ist eine Übung für die Schnellkraft: Wir suchen uns einen hinreichend großen, flachen Stein, einen Absatz oder einen Baumstumpf und stellen uns davor mit eng geschlossenen Füßen auf. Nun gehen wir in die Knie und spannen die Muskeln an.

2_Dann springen wir aus dem Stand mit beiden Beinen gleichzeitig auf die höhere Ebene ...

3_... und landen dort in der Hocke.

10 Wiederholungen.

Variante für Trainierte:
Einen höheren Stein oder Baumstumpf wählen.

Übung K9:
Dampfmaschine

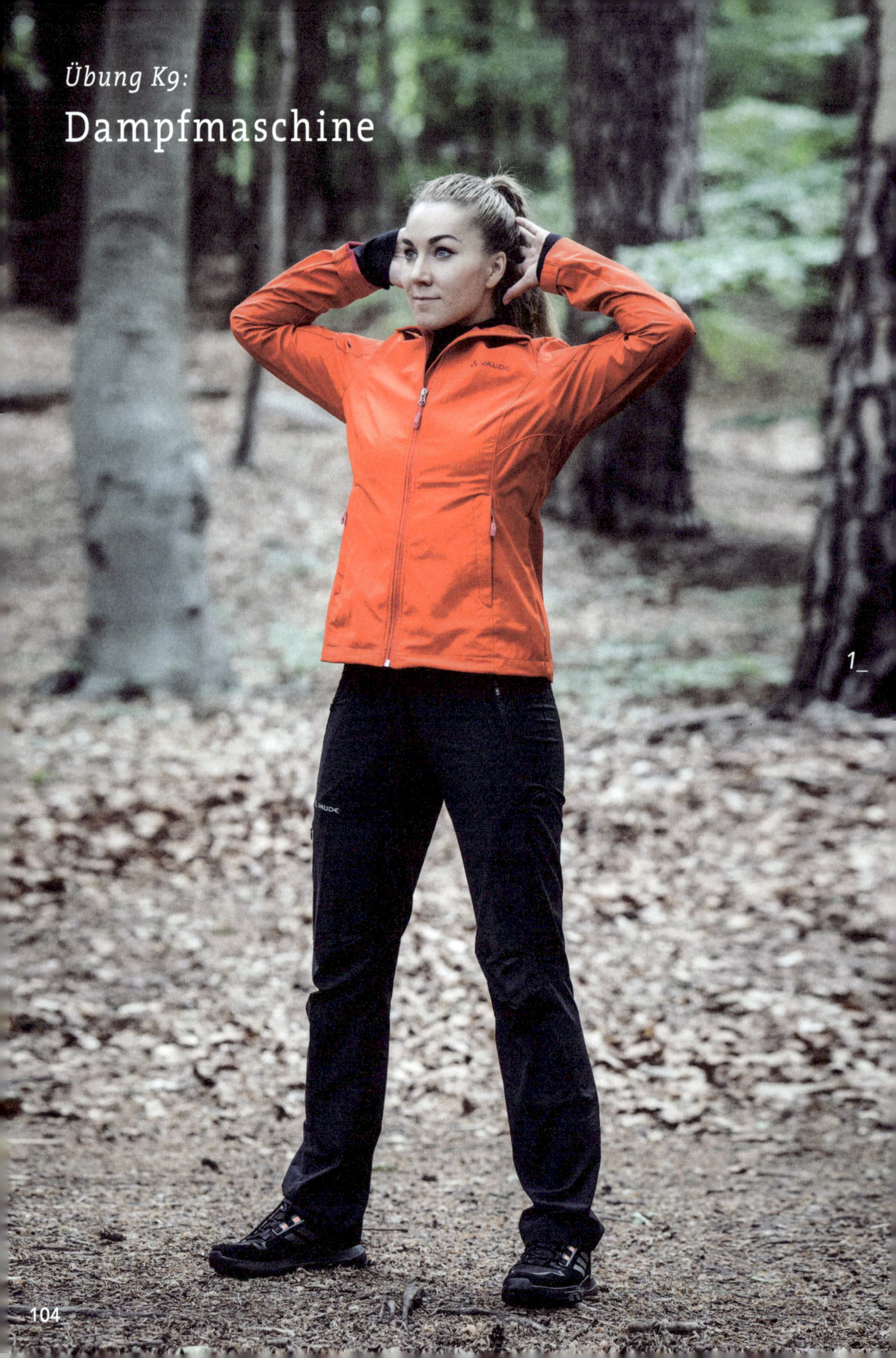

1_

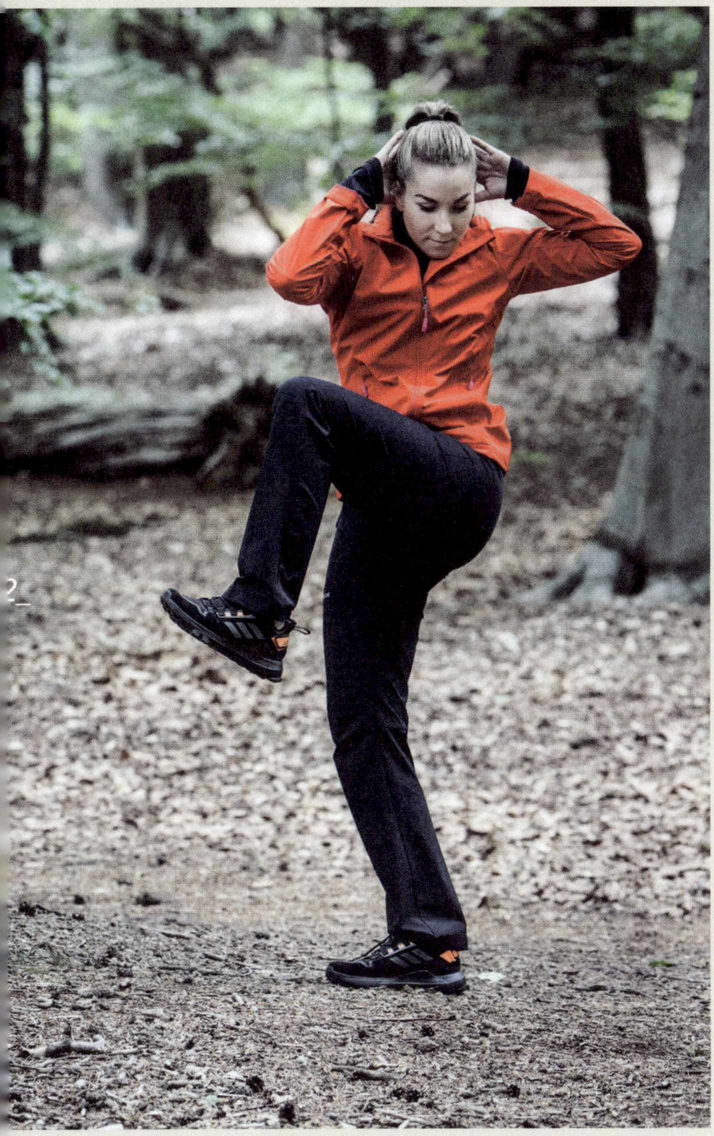

1_Power aus dem Rumpf: Wir sind aufrecht, die Füße stehen schulterbreit, die Hände sind locker hinter den Ohren.

2_Nun heben wir das linke Knie über Hüfthöhe an und ziehen gleichzeitig den rechten Ellbogen in Richtung linkes Knie, bis sie sich berühren, wobei die rechte Schulter mitgeht. Danach kehren wir in die Ausgangsposition zurück und führen die Drehung zur anderen Seite aus.

Jeweils 6 Wiederholungen auf jeder Seite.

Übung K10:

Rückenstrecker

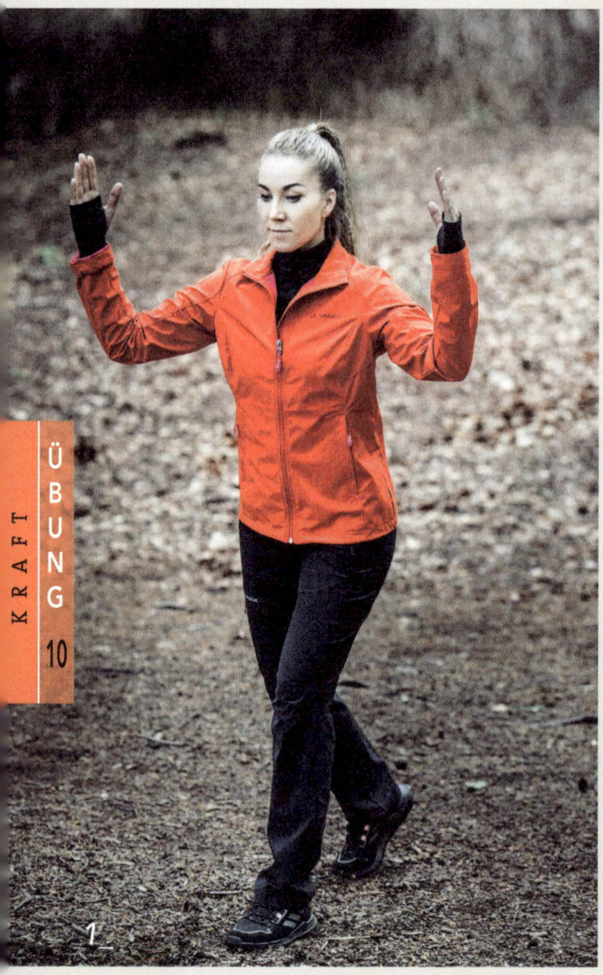

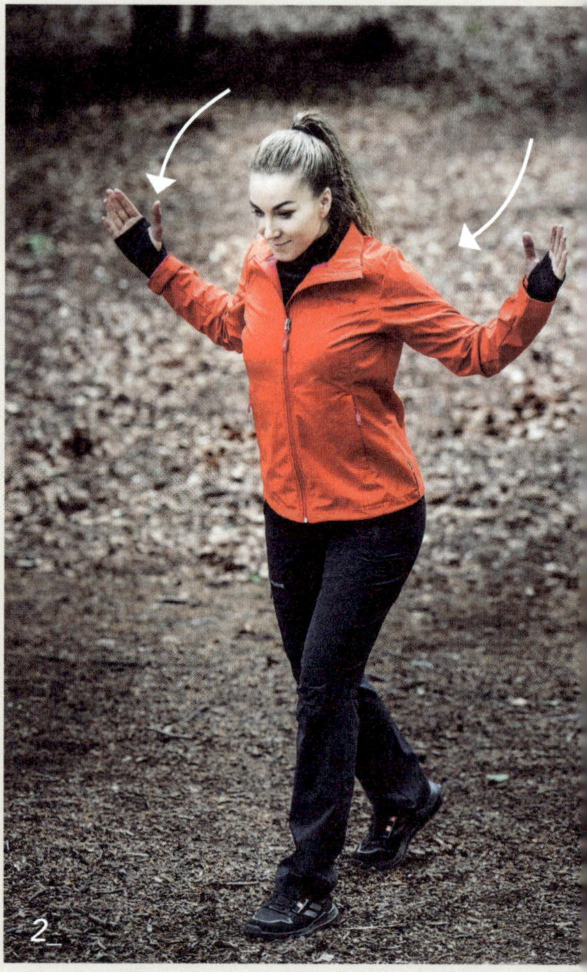

1_Wir machen einen Ausfallschritt von halber Schrittlänge. Der Oberkörper ist leicht nach vorn geneigt. Wir strecken die Arme auf Schulterhöhe aus und winkeln sie in Form eines U an.

2_Nun ziehen wir die Ellbogen nach hinten und nach unten als würden wir die Schulterblätter in die Gesäßtaschen stecken wollen. Langsam bis 10 zählen, dann wieder in die Ausgangsposition und ausschütteln.

3 Wiederholungen.

Übung K11:

Treppenschritt vorwärts auf einer Bank, einem Baumstamm oder einem Stein

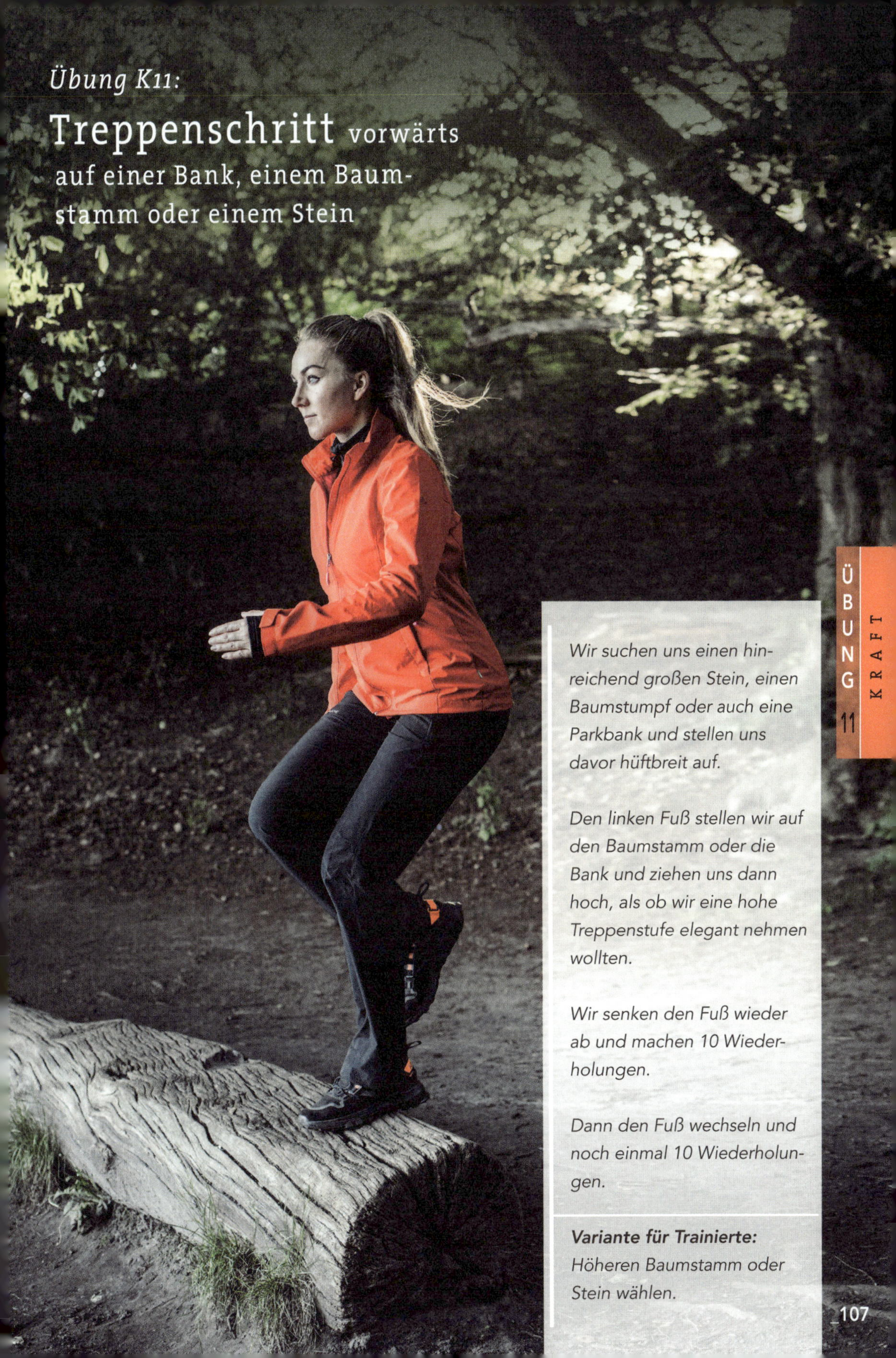

Wir suchen uns einen hinreichend großen Stein, einen Baumstumpf oder auch eine Parkbank und stellen uns davor hüftbreit auf.

Den linken Fuß stellen wir auf den Baumstamm oder die Bank und ziehen uns dann hoch, als ob wir eine hohe Treppenstufe elegant nehmen wollten.

Wir senken den Fuß wieder ab und machen 10 Wiederholungen.

Dann den Fuß wechseln und noch einmal 10 Wiederholungen.

Variante für Trainierte:
Höheren Baumstamm oder Stein wählen.

Übung K12:

Hüftstrecken an einer Bank oder einem Baumstamm

KRAFT ÜBUNG 12

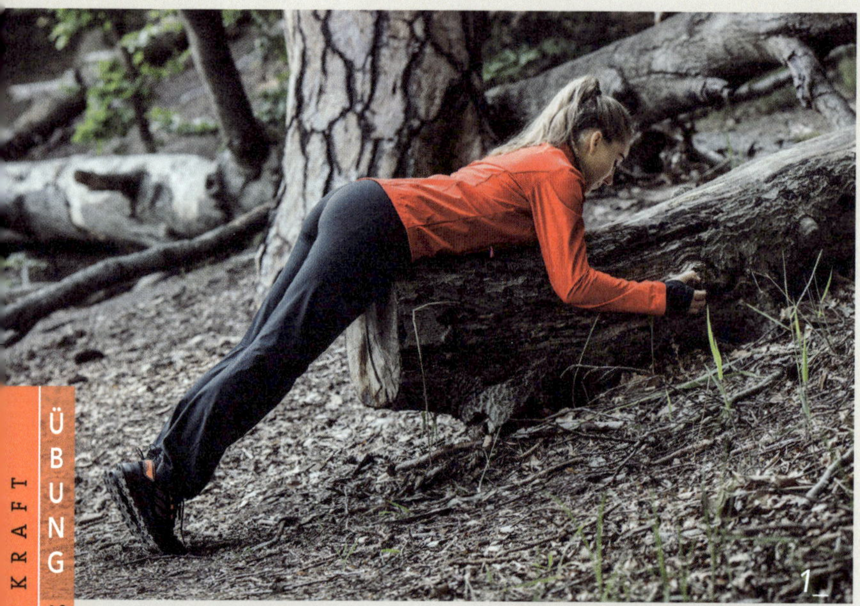

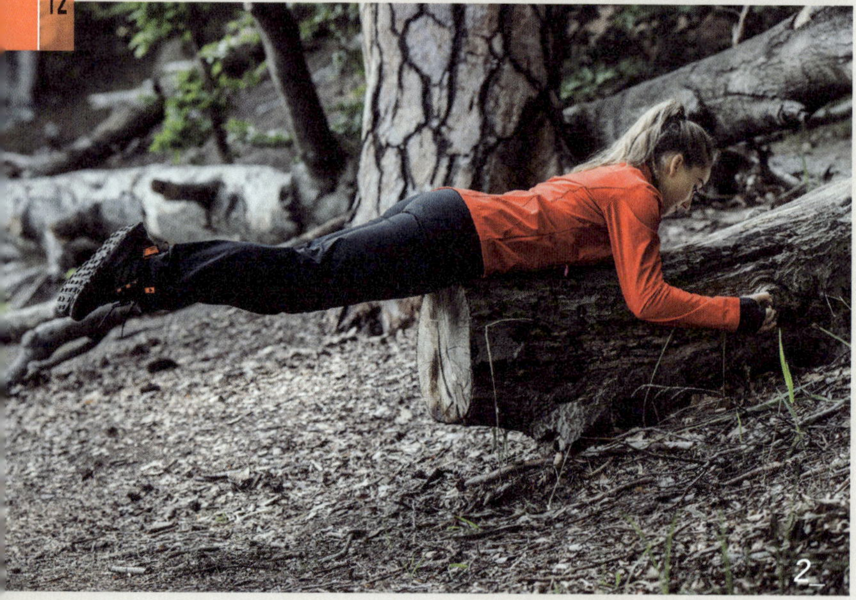

1_Wir legen uns in Bauchlage bis zur Hüfte auf die Bank oder den Baumstamm und halten uns daran mit den Händen fest. Auf einer Parkbank geht das leichter als auf einem Baumstamm. Die Beine sind gestreckt, die Zehenspitzen berühren den Boden.

2_ Nun heben wir die gestreckten Beine an. Dabei die Bauchmuskulatur anspannen. In der Waagerechten kurz halten, dann absetzen.

10 Wiederholungen. Je weiter das Becken über die Bank oder den Baumstamm überhängt, desto schwerer wird die Übung.

Variante: Wenn wir einen Fuß auf dem Boden absetzen und nur mit einem Bein arbeiten, wird es leichter.

Übung K13:

Bauchmuskeltraining an einem Baum

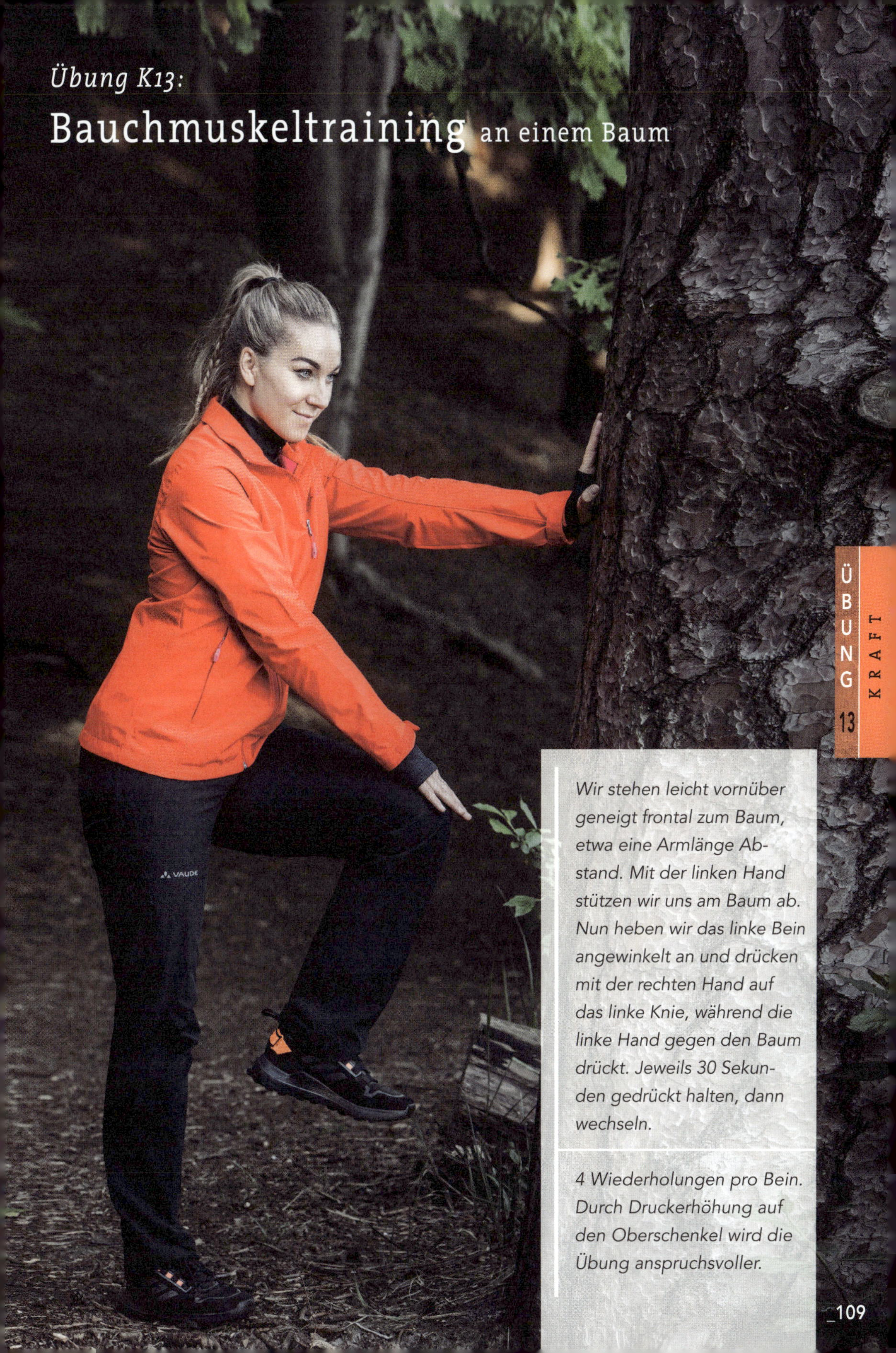

ÜBUNG 13 KRAFT

Wir stehen leicht vornüber geneigt frontal zum Baum, etwa eine Armlänge Abstand. Mit der linken Hand stützen wir uns am Baum ab. Nun heben wir das linke Bein angewinkelt an und drücken mit der rechten Hand auf das linke Knie, während die linke Hand gegen den Baum drückt. Jeweils 30 Sekunden gedrückt halten, dann wechseln.

4 Wiederholungen pro Bein. Durch Druckerhöhung auf den Oberschenkel wird die Übung anspruchsvoller.

Übung K14:

Situp

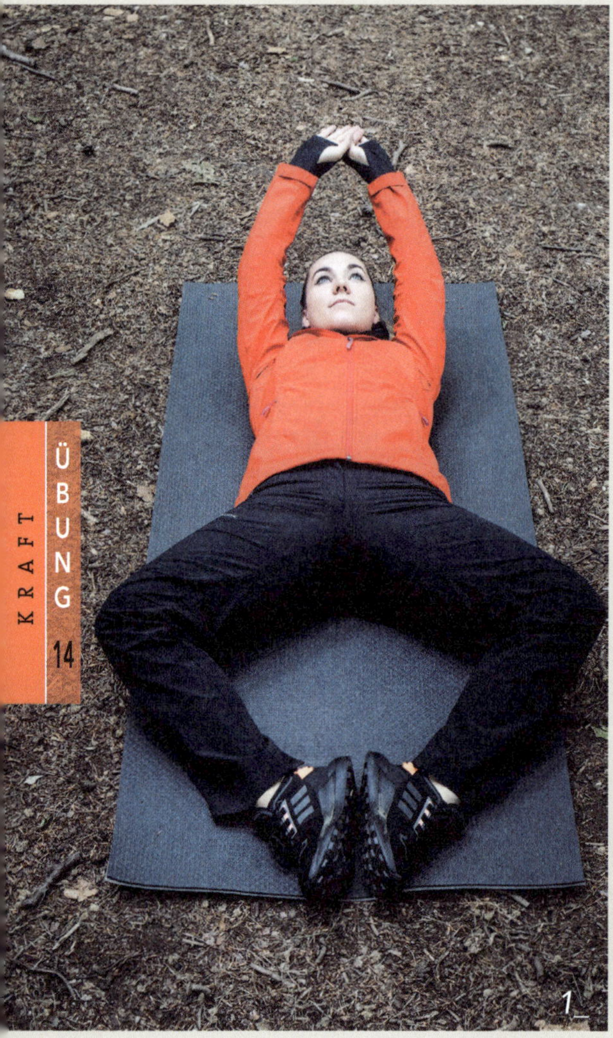

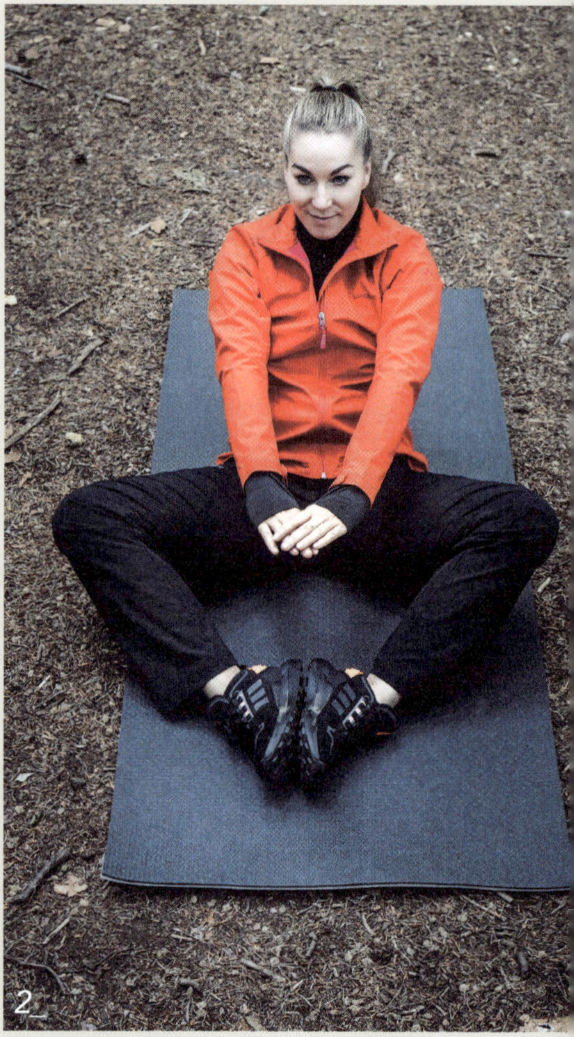

1_Wir liegen auf dem Boden mit aneinander gedrückten Fußsohlen. Die Arme sind nach hinten gestreckt und werden während des Aufrichtens gestreckt mitgeführt. In der Endposition einen Moment halten.

2_Danach legen wir den Oberkörper langsam wieder vollständig auf dem Boden ab.

4 Wiederholungen.

Übung K15:

Hängendes Knieheben

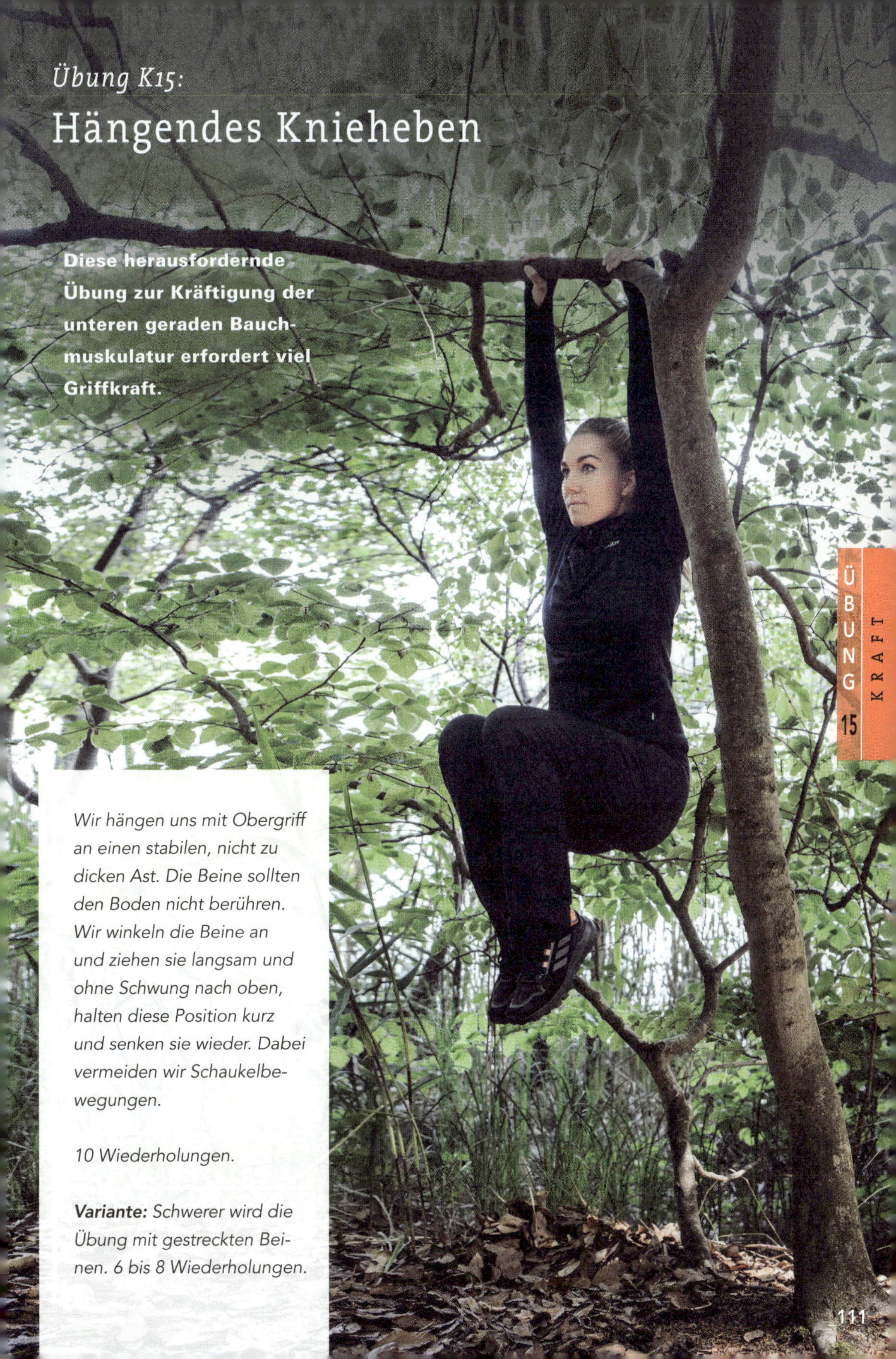

Diese herausfordernde Übung zur Kräftigung der unteren geraden Bauchmuskulatur erfordert viel Griffkraft.

Wir hängen uns mit Obergriff an einen stabilen, nicht zu dicken Ast. Die Beine sollten den Boden nicht berühren. Wir winkeln die Beine an und ziehen sie langsam und ohne Schwung nach oben, halten diese Position kurz und senken sie wieder. Dabei vermeiden wir Schaukelbewegungen.

10 Wiederholungen.

***Variante:** Schwerer wird die Übung mit gestreckten Beinen. 6 bis 8 Wiederholungen.*

Übung K16:

Scheibenwischer

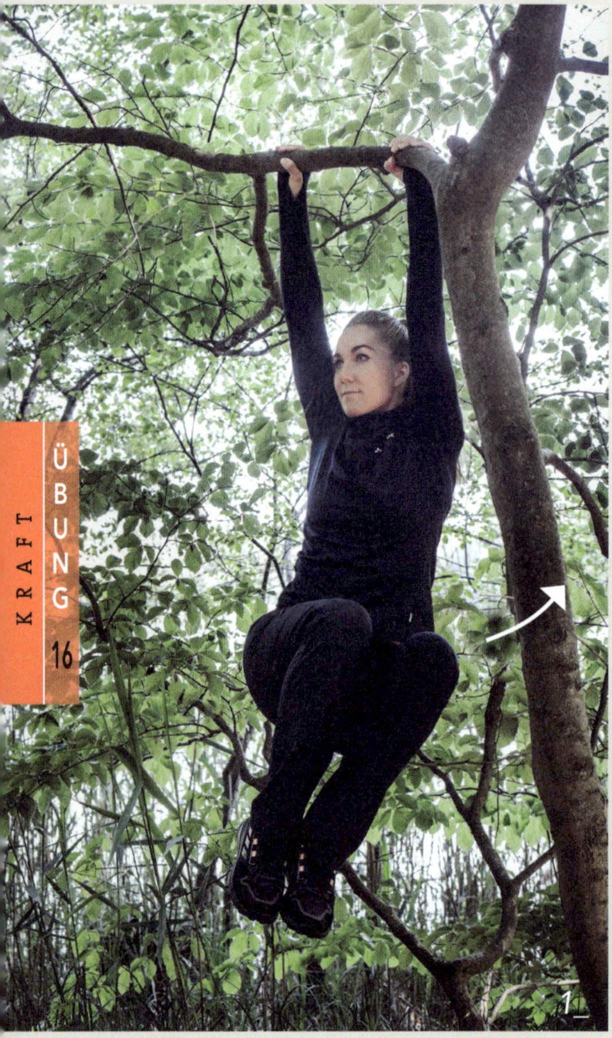

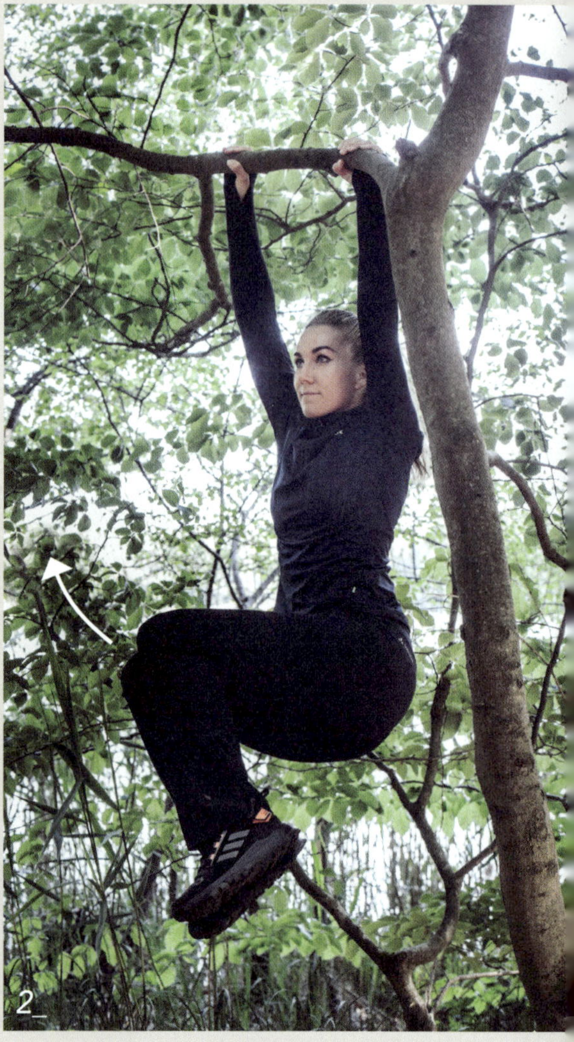

1_Wir starten mit einer hängenden Position an einem möglichst parallel zum Boden gewachsenen Ast. Dann heben wir die angewinkelten Beine geradeaus und lehnen uns dabei ein wenig zurück.

2_Aus der Hüfte drehen wir nun die geschlossenen Beine nach links und rechts so oft es geht.

***Variante:** Beine ausstrecken.*

Übung K17:

Schulterbrücke

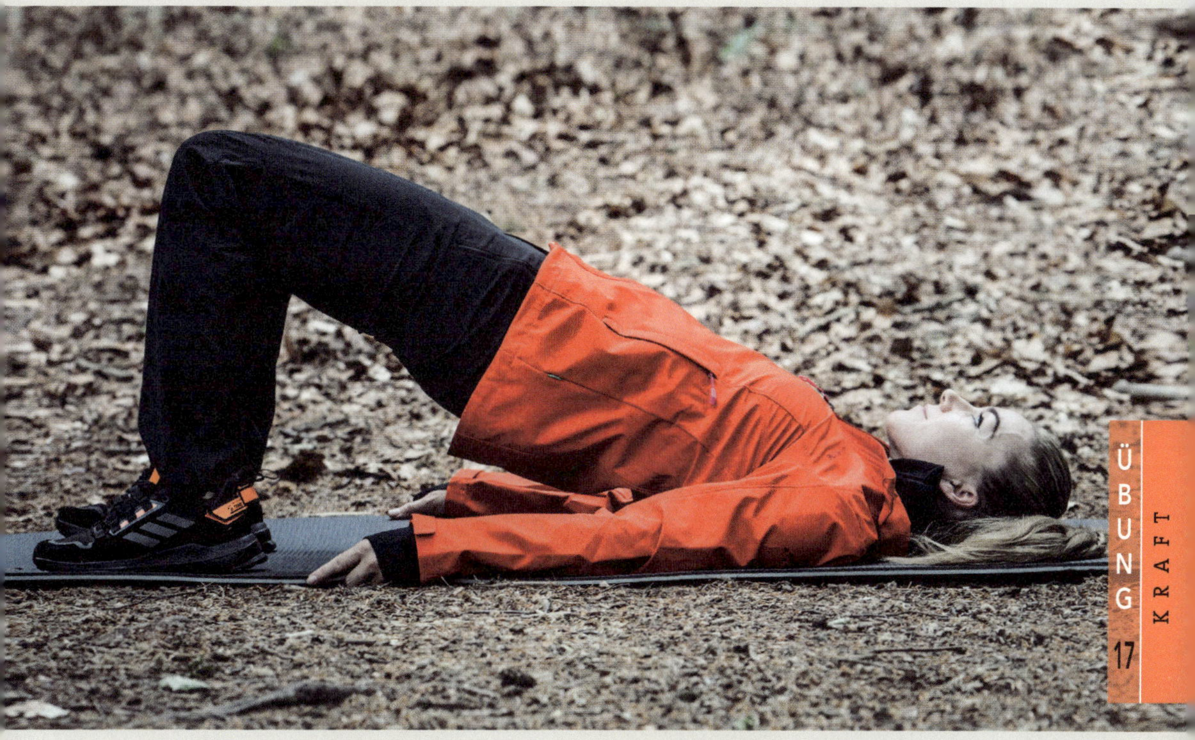

Wir legen uns auf den Boden und setzen die Füße relativ nah am Po hüftbreit auf. Danach heben wir das Becken an, bis Rumpf und Oberschenkel eine gerade Linie bilden und halten die Position so lange wie möglich. Dann absetzen.

Mehrere Wiederholungen.

Variante 1: *Während wir das Becken angehoben halten, heben wir ein Bein und strecken es. So halten, dann absetzen. Dann das andere Bein strecken. Mehrere Wiederholungen. Weitere Variationsmöglichkeiten: Der abgestellte Fuß berührt nur mit dem Fußballen oder der Ferse den Boden.*

Variante 2: *Während wir das Becken angehoben halten, heben wir ein Bein und ziehen das Knie so weit wie möglich in Richtung Kinn. So halten, dann absetzen. Mehrere Wiederholungen.*

Variante 3: *Grundübung und beide Varianten lassen sich auch ausführen, indem wir die Füße auf einem Absatz (Stein, Baumstumpf) abstellen.*

Übung K18:

Beckenlift

an einem liegenden Baumstamm oder einer Parkbank

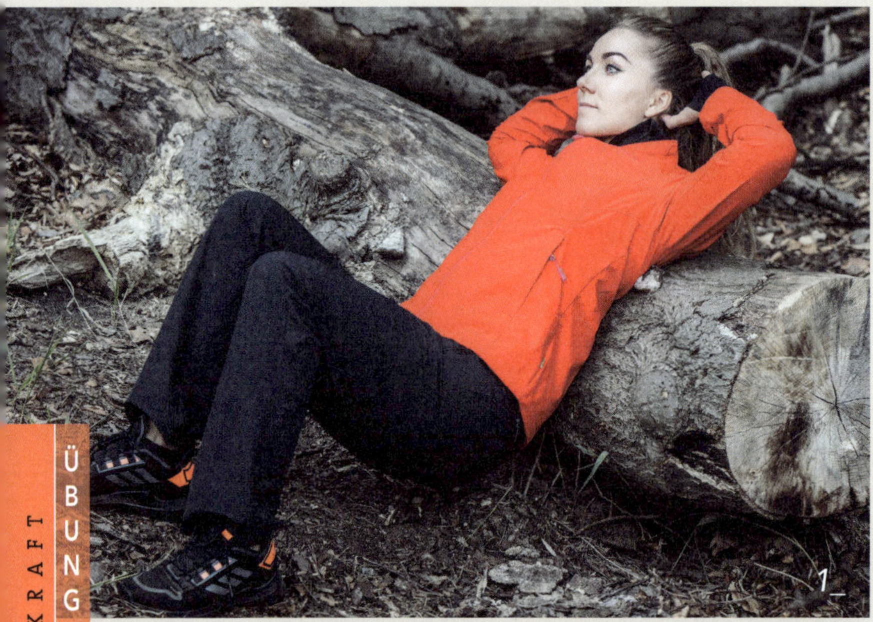

1_Wir lehnen uns mit den Schulterblättern gegen den Baumstamm oder die Parkbank. Die Beine sind angewinkelt, die Füße sind hüftbreit aufgestellt, die Hände ruhen am Hinterkopf, ohne Druck auf diesen auszuüben.

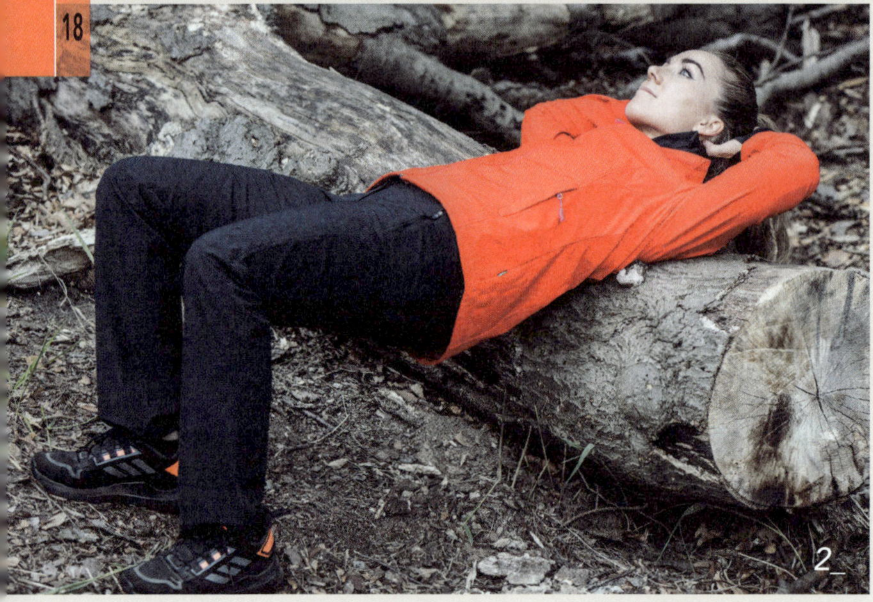

2_Nun spannen wir die Pomuskeln an und schieben das Becken allein mit der Kraft der Pomuskeln nach oben. Dort so lange halten wie möglich, dann absetzen.

6 bis 8 Wiederholungen.

Übung K19:

Tisch

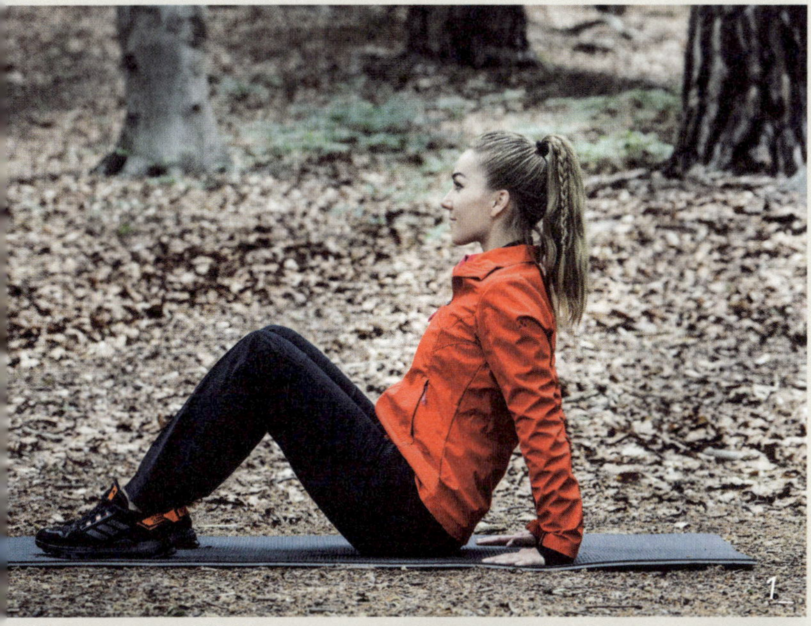

1_Wir sitzen auf dem Boden, die Beine sind angewinkelt und hüftbreit aufgestellt. Die Hände ruhen hinter den Schultern auf dem Boden, die Arme sind durchgestreckt.

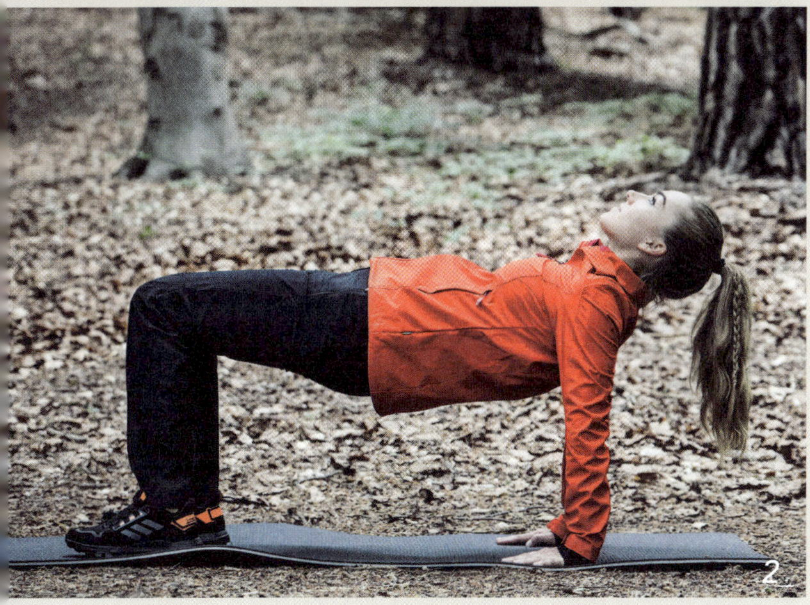

2_Aus dieser Position drücken wir das Becken in die Höhe, bis Rumpf und Oberschenkel eine Linie bilden. So lange halten wie es geht, dann absetzen.

8 Wiederholungen.

Variante: In der oberen Position abwechselnd ein Bein nach vorn strecken und jeweils ein paar Sekunden gestreckt halten.

Übung K20:

Diagonales Rückenstrecken in Bauchlage

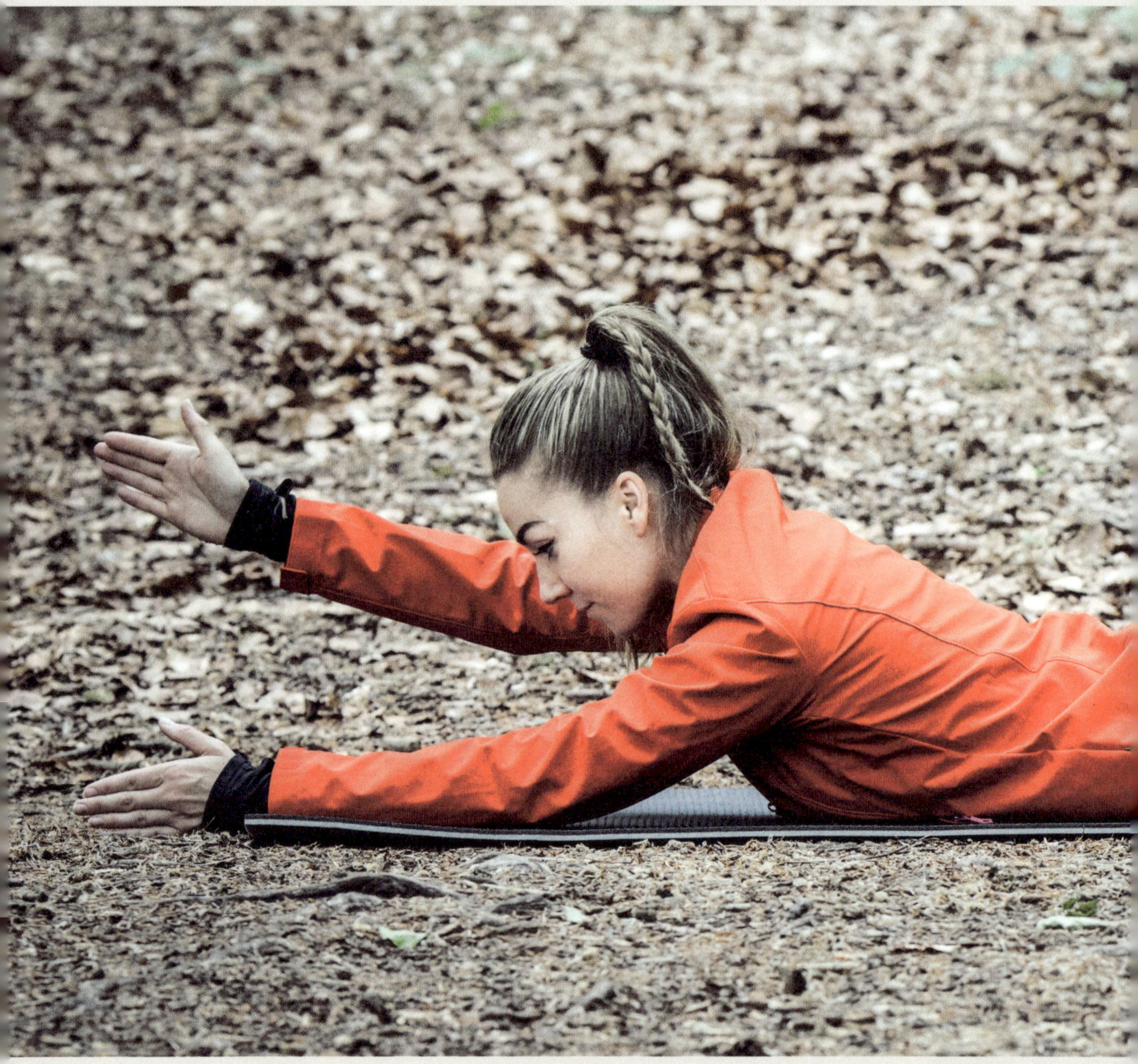

1_Wir liegen auf dem Bauch, die Arme sind gestreckt, die Handinnenflächen zeigen zueinander.

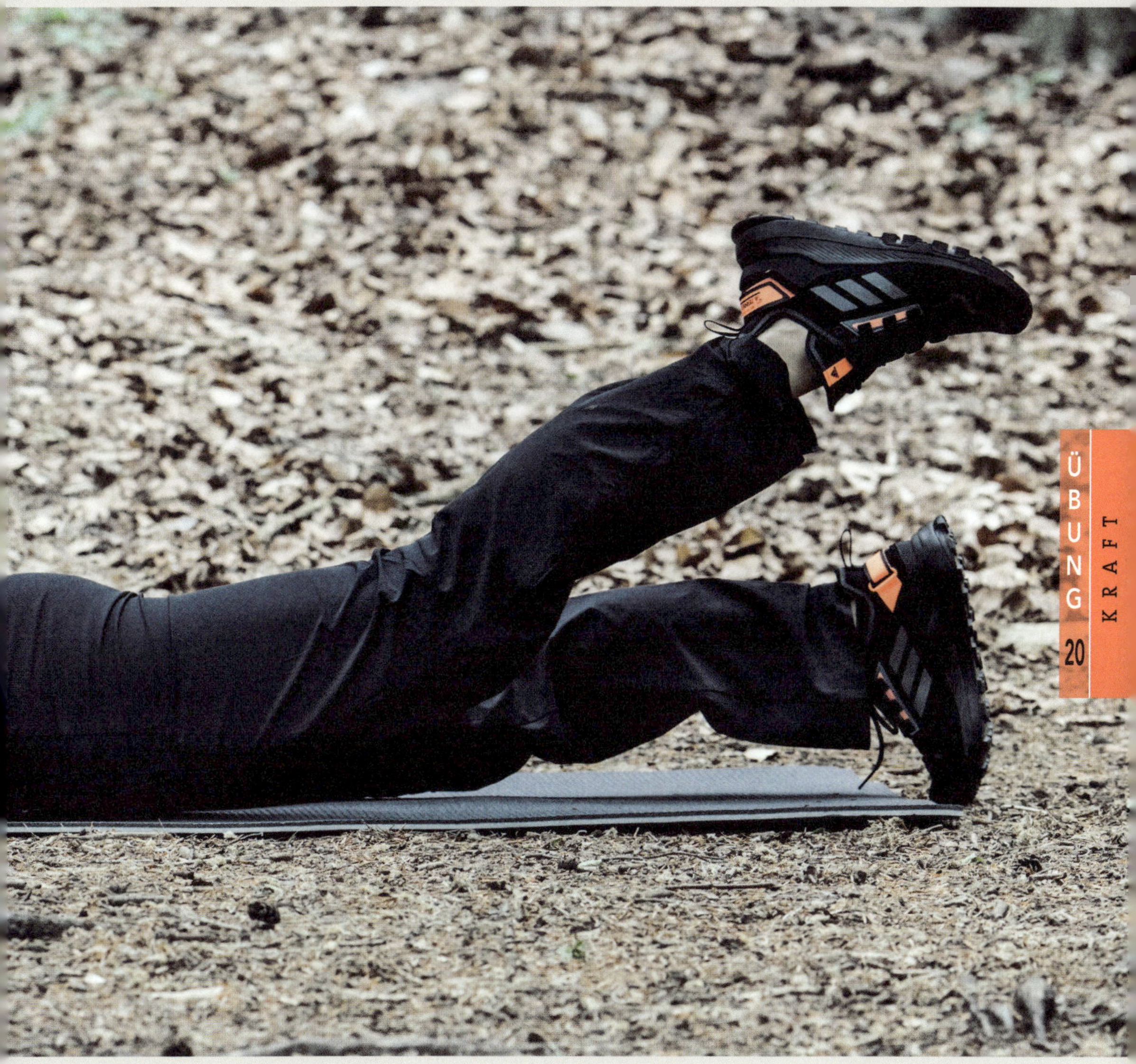

2_Nun heben wir das linke Bein und den rechten Arm, dann das rechte Bein und den linken Arm.

Je 6 Wiederholungen.

Übung K21:

Schwimmer

KRAFT ÜBUNG 21

1_Wir liegen auf dem Bauch, die Arme sind seitlich am Oberkörper angewinkelt. Nun spannen wir die Po- und Bauchmuskeln an und heben Oberkörper und Arme ...

2_ ... und strecken dann die Arme gerade nach vorn aus. Die Füße heben vom Boden ab. Die Handinnenflächen zeigen zueinander. Der Blick ist die ganze Zeit nach unten gerichtet. In dieser Position kurz verharren, dann wieder die Arme am Oberkörper anwinkeln und die Fußspitzen abstellen.

6 Wiederholungen.

Variante: Leichter wird die Übung, wenn wir die Füße auf dem Boden belassen.

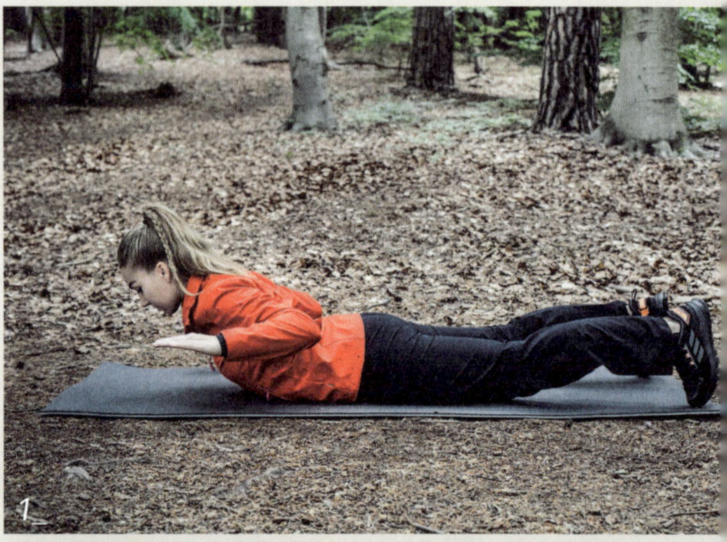

1_

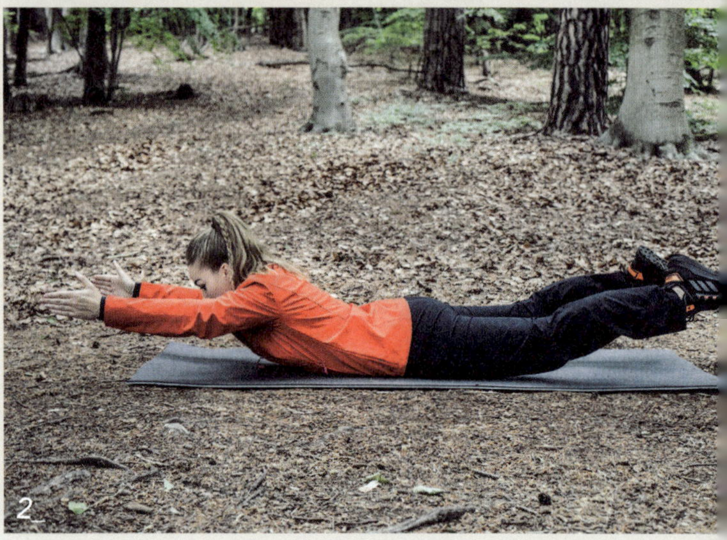

2_

Übung K22:

Umgekehrter Stütz mit Beinanheben

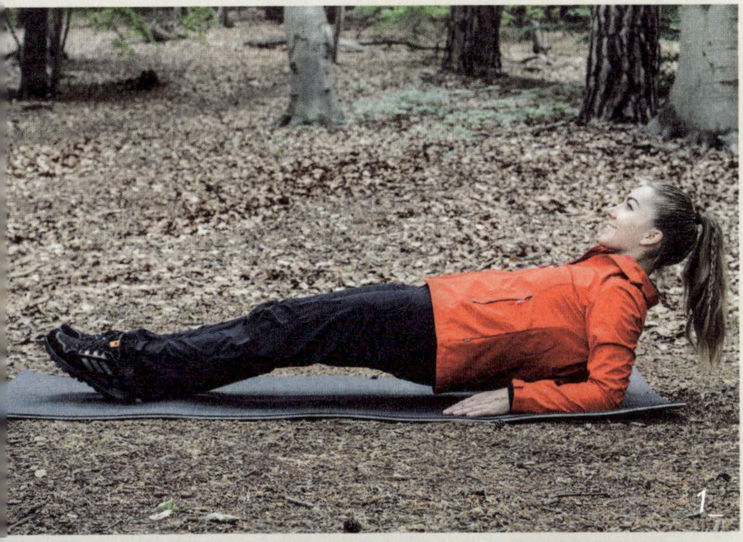

1_

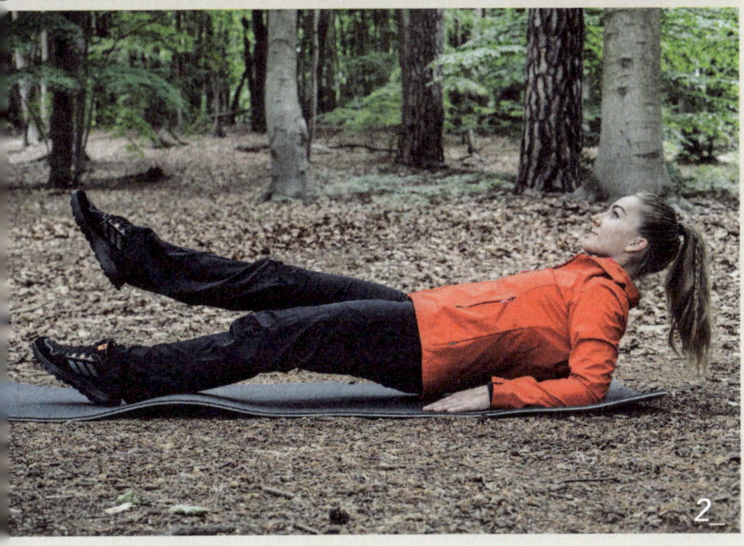

2_

1_Wir nehmen eine Rückenlage ein und stützen uns mit den Unterarmen ab. Die Ellbogen ruhen unter den Schultergelenken, die Unterarme zeigen in Richtung Po. Das Kinn ist in Richtung Brustbein gezogen.

2_Wir spannen nun die Pomuskeln an und heben abwechselnd den rechten und linken Fuß wenige Zentimeter vom Boden ab und halten die Position einige Sekunden.

Jeweils 10 Wiederholungen.

Übung K23:

Vierfüßlerstand mit diagonal gestrecktem Arm und Bein

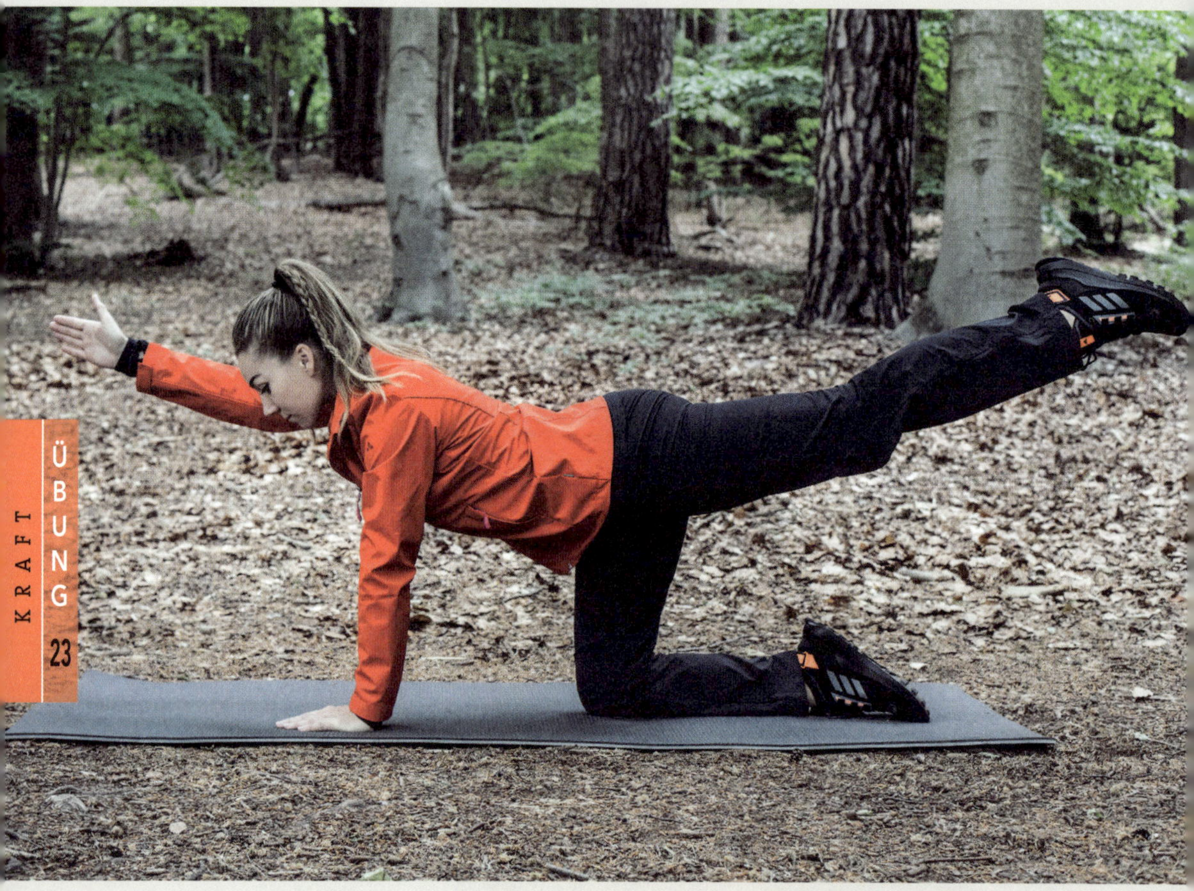

Wir nehmen einen Vierfüßlerstand ein. Die Hände befinden sich unter den Schultern, die Knie unter den Hüften. Nun strecken wir den rechten Arm und zugleich das linke Bein aus und halten diese Position einige Sekunden. Danach wechseln.

Je 6 Wiederholungen.

***Variante:** Statt auf den Knien stützen wir uns mit den Fußspitzen ab. Oberkörper, Becken und Beine bilden eine Linie. Während wir den rechten Arm strecken, heben wir das linke Bein – und umgekehrt.*

Übung K24:

Vierfüßlerstand mit Crunch

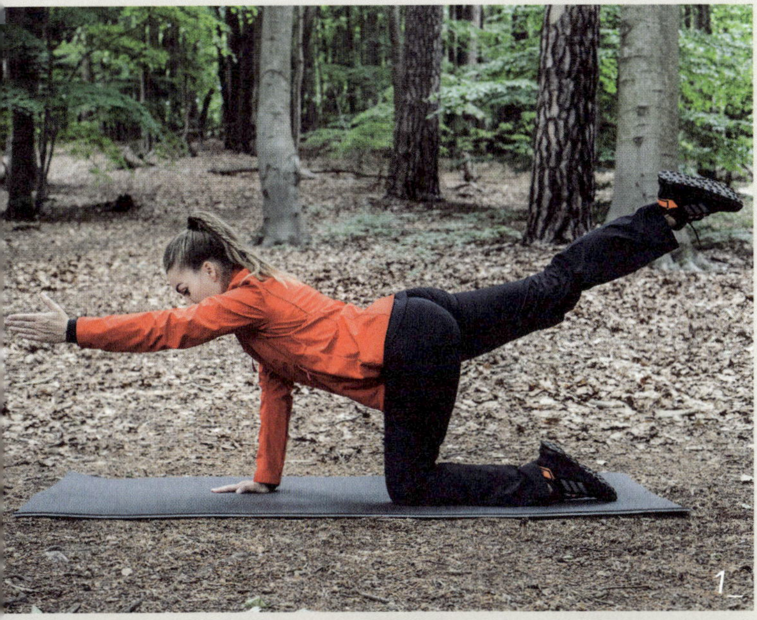

1_Ausgangsposition wie bei der Übung K23. Den gestreckten linken Arm und das gestreckte rechte Bein führen wir nun unterhalb der Brust zusammen.

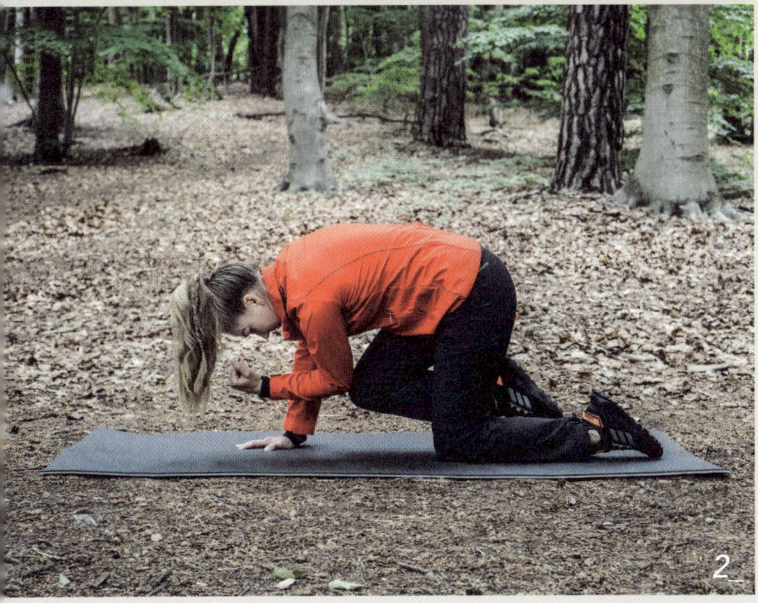

2_Dabei den Rücken runden, danach Arm und Bein wieder strecken.

Die Seiten wechseln.

Je 6 Wiederholungen.

Übung K25:

Unterarmstütz (Plank)

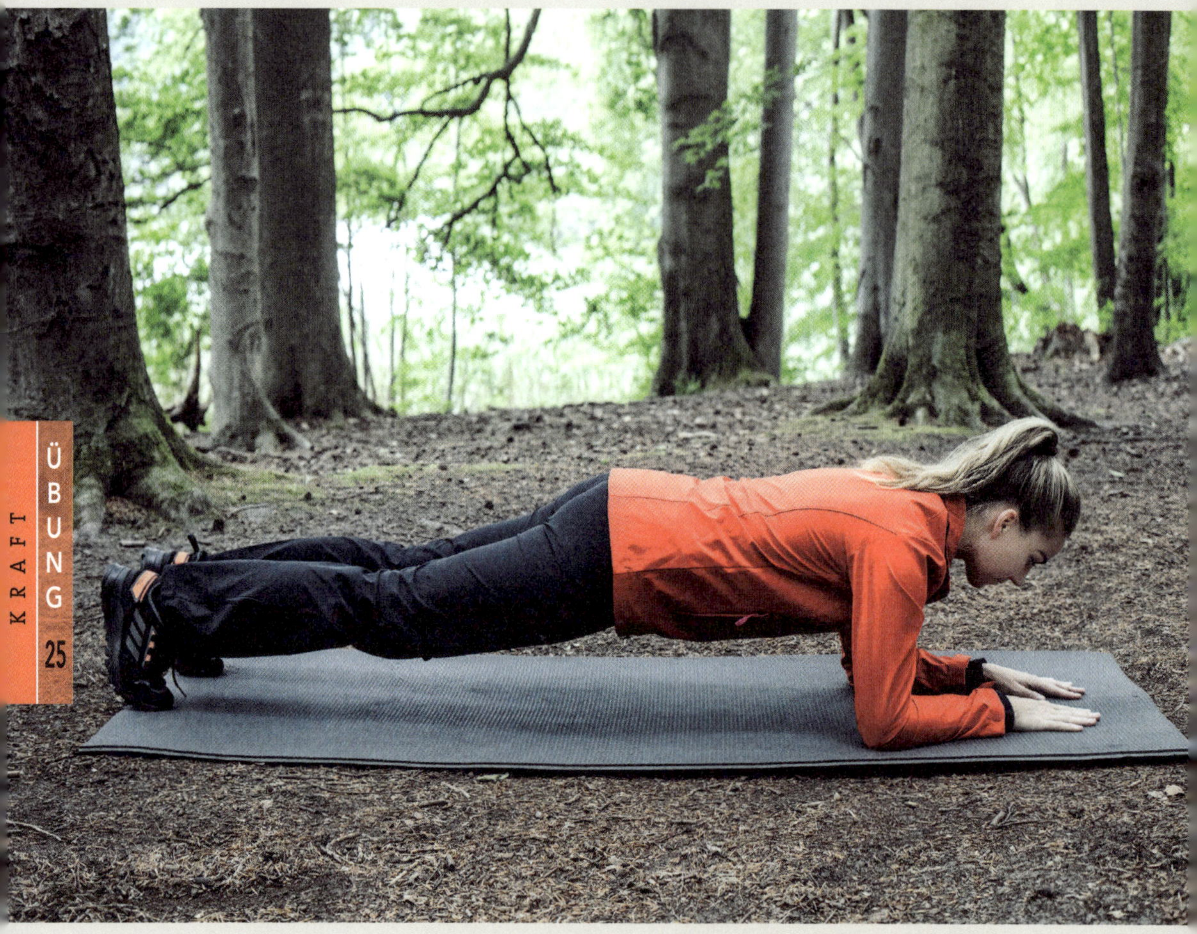

KRAFT ÜBUNG 25

Wir nehmen einen Unterarmstütz ein. Die Ellbogen befinden sich unter den Schultern. Oberkörper, Becken und Beine bilden eine Linie.

Diese Position 60 Sekunden halten. Muskelzittern ist ein normaler Effekt.

Übung K26:

Seitbeugen im tiefen Ausfallschritt

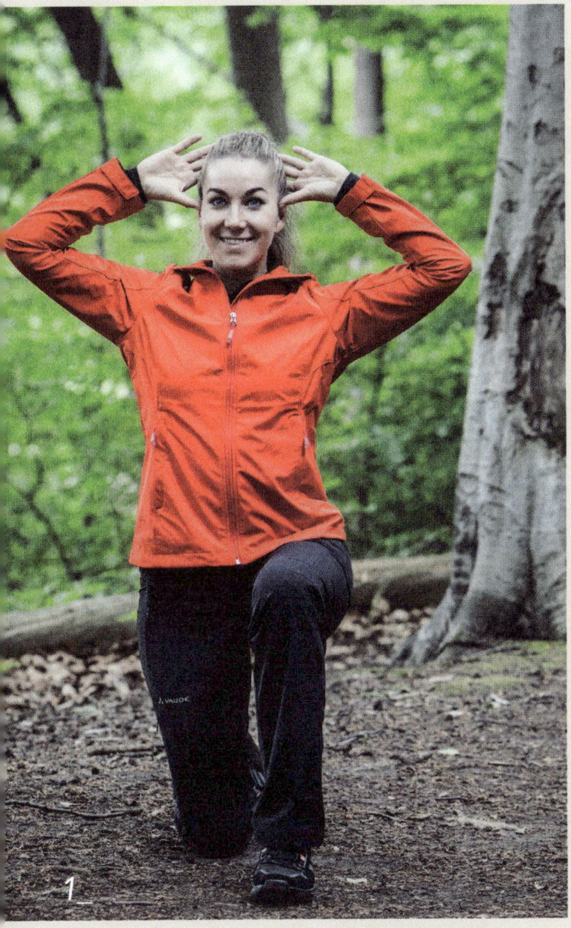
1_

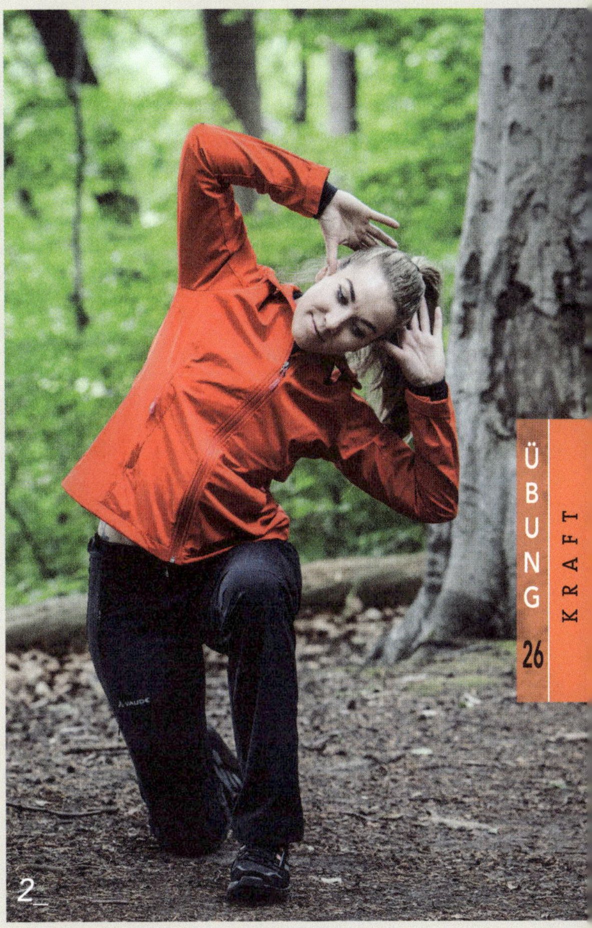
2_

1_Aus dem hüftbreiten Stand machen wir einen tiefen Ausfallschritt, beugen das vordere linke Knie um 90 Grad und setzen das hintere rechte Knie auf dem Boden ab. Die hintere rechte Fußspitze drücken wir auf den Boden. Wir strecken den Oberkörper und nehmen die Arme hinter den Kopf; die Fingerspitzen berühren sich. Die Hände üben keinen Druck auf den Kopf aus. Die Ellbogen sind nach hinten gedrückt.

2_Aus dieser Position beugen wir den Oberkörper nun so tief wie möglich zur linken Seite. **Achtung:** Den Oberkörper dabei nicht verdrehen oder nach vorn beugen.

5 Wiederholungen, dann die Beinposition wechseln und 5 Wiederholungen zur rechten Seite.

Übung K27:

Armschere im hohen Ausfallschritt

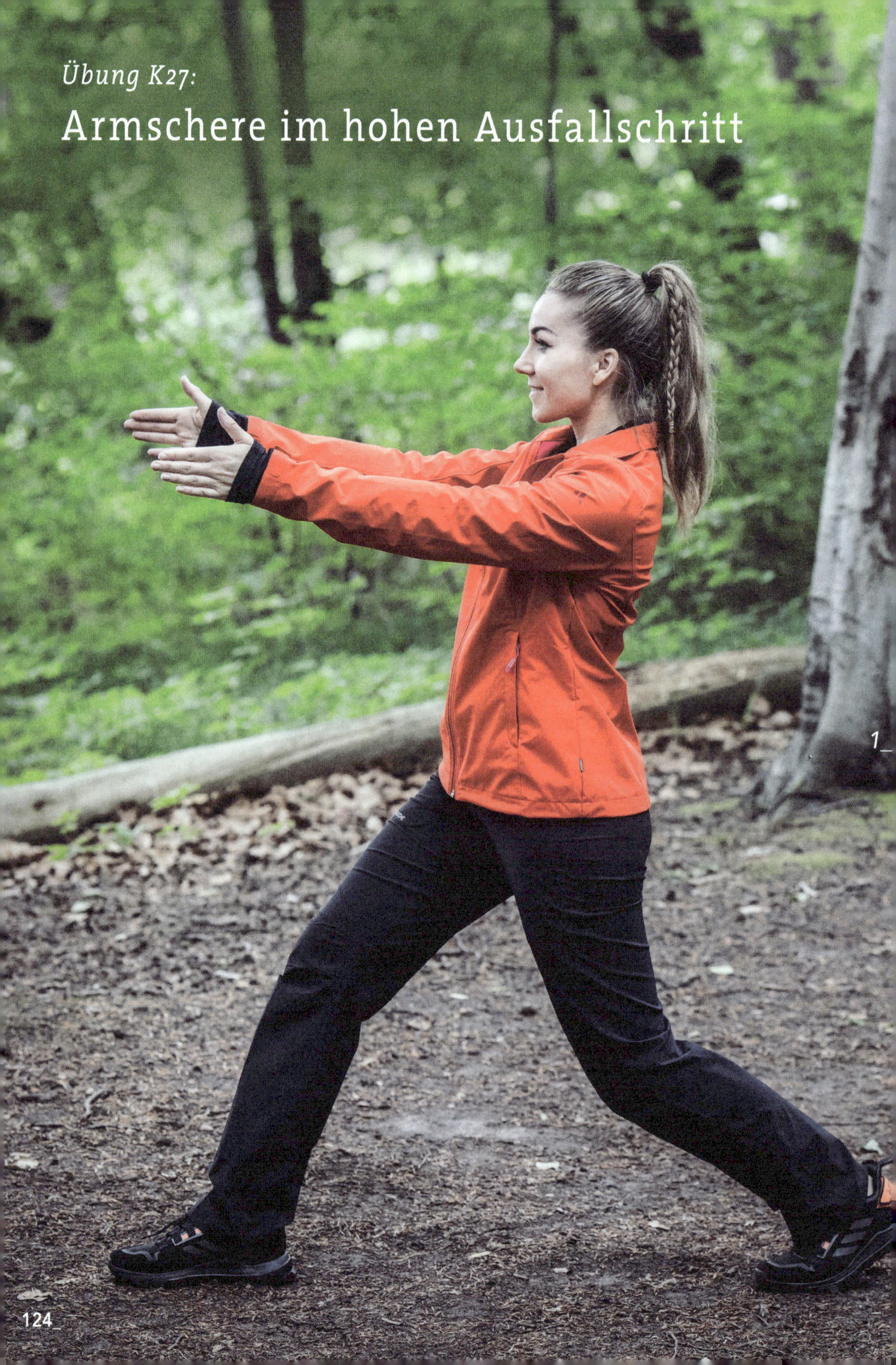

1_

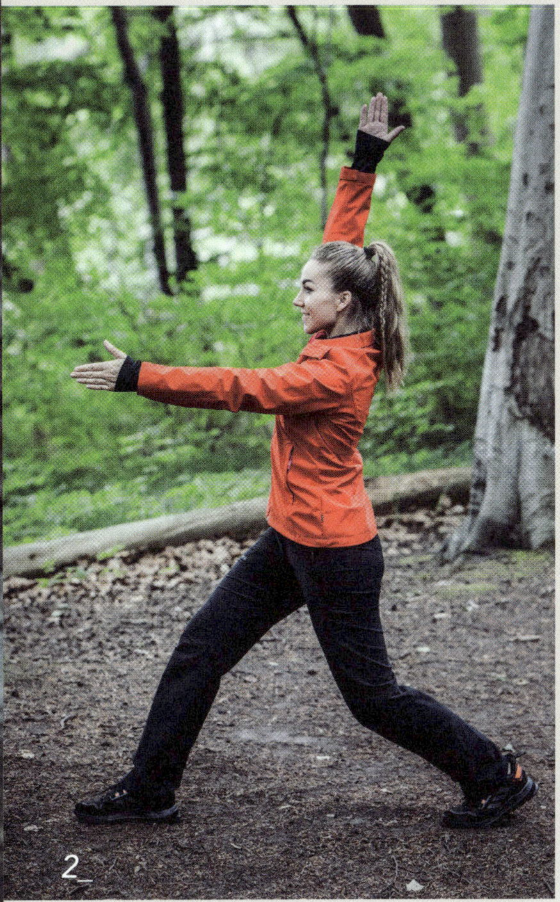

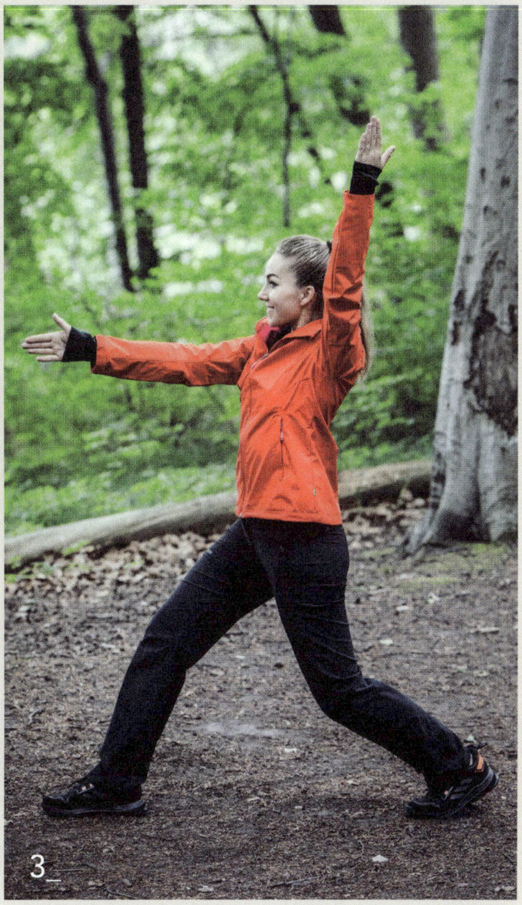

1_Wir gehen in einen hohen Ausfallschritt, beide Knie sind nur mäßig angewinkelt. Der Oberkörper ist aufgerichtet, der Nacken ist gestreckt, der Blick ist nach vorn gerichtet.

Nun beide Arme nach vorn ausstrecken, die Handflächen zeigen nach innen.

2_3_Wir bewegen die Arme langsam seitverkehrt in einer Hackbewegung bis über den Kopf.

12 Wiederholungen, dann die Beine wechseln und erneut 12 Wiederholungen.

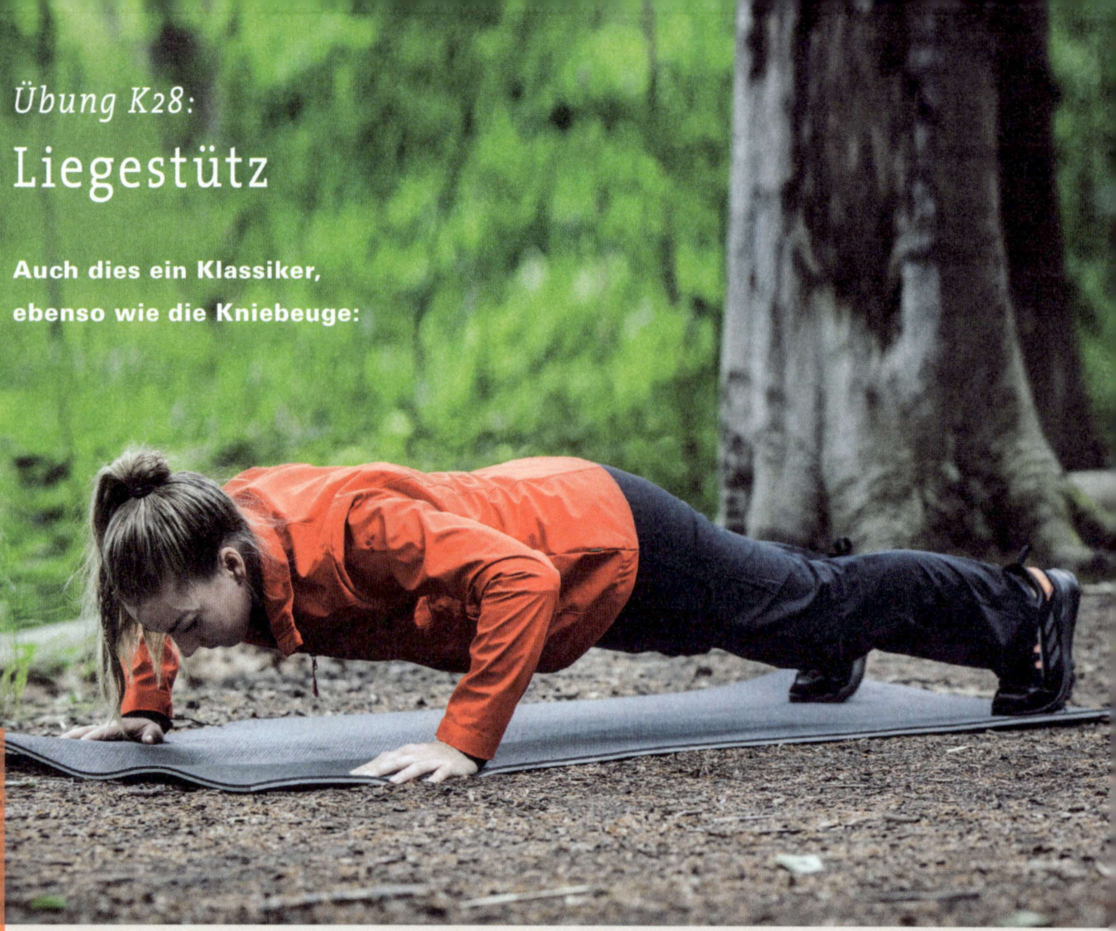

Übung K28:

Liegestütz

Auch dies ein Klassiker, ebenso wie die Kniebeuge:

KRAFT ÜBUNG 28

1_Wir liegen auf dem Bauch. Die Beine sind gestreckt, die Füße dicht beieinander. Die Zehen berühren den Boden, die Hände befinden sich direkt neben dem Brustkorb, die Unterarme sind senkrecht. Ellbogen zeigen nach hinten, die Finger nach vorn. Der Blick ist nach unten gerichtet.

2_Aus dieser Position spannen wir die Po-, Rücken- und Armmuskulatur an und drücken uns nach oben. In der gedrückten Position kurz halten; Nacken, Rücken und Beine bilden eine Linie.

3_Dann kontrolliert und langsam wieder absenken, bis die Oberarme parallel zum Boden stehen. Die Auf- und Abwärtsbewegung sollte jeweils 1 Sekunde dauern.

6 Wiederholungen.

Variante 1: Mit abgelegten Knien. Die leichte Variante für Einsteiger.

Variante 2: An einer Parkbank oder einem Baumstumpf. Erfordert weniger Kraftaufwand.

Variante 3: An einer Parkbank oder einem Baumstumpf invers. Erfordert mehr Kraftaufwand.

Variante 4: Einarmig. Nur für sehr gut Trainierte.

Variante 5: Mit nur einem Fuß aufgesetzt.

Übung K29:

Klimmzug an einem Ast

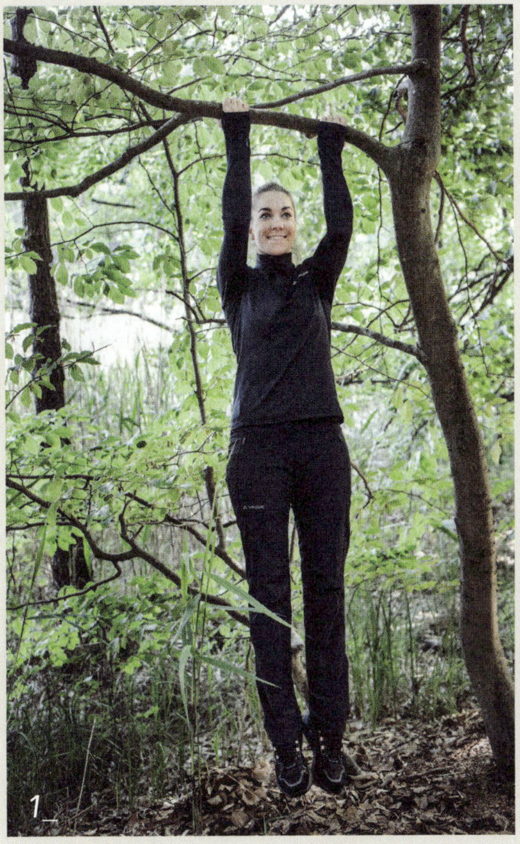

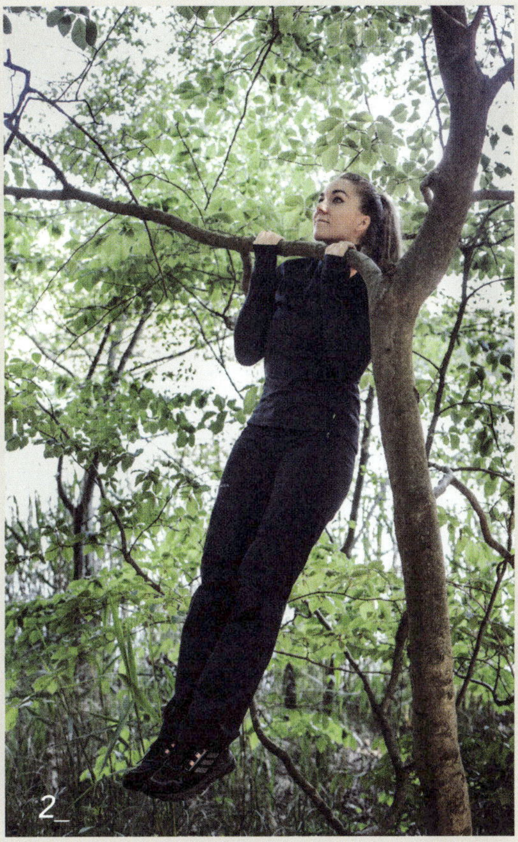

1_Wir hängen uns mit Untergriff (die Handflächen zeigen in Richtung Gesicht) an einen stabilen, nicht zu dicken Ast. Die Beine sollten den Boden nicht berühren. In dieser Position ziehen wir die Schulterblätter nach hinten und nach unten.

2_Nun ziehen wir uns hoch. In der Endposition befindet sich das Kinn über dem Ast. Dann langsam wieder absenken. Wir strecken die Arme ganz durch, bevor wir uns erneut hochziehen.

So viele Wiederholungen wie möglich.

Die Übung lässt sich auch mit dem Obergriff (die Handflächen weisen nach vorn) machen. Je nach Griffstellung sprechen wir verschiedene Muskeln an: Beim Untergriff sind es die Brustmuskeln und der Bizeps, beim Obergriff der Trapezmuskel am hinteren oberen Rücken.

Übung K30:

Dip an einer Parkbank oder auf einem Baumstumpf

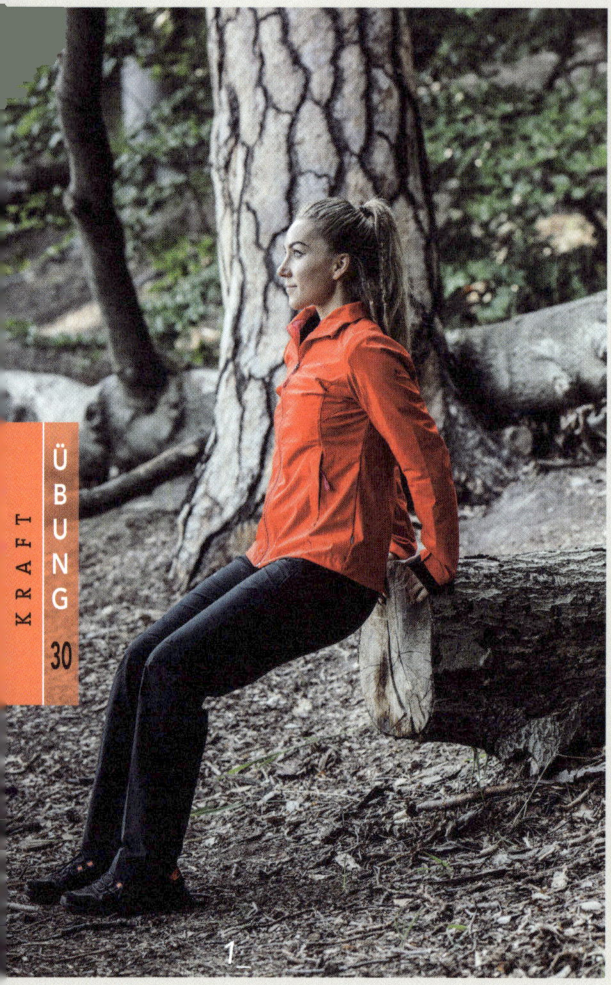

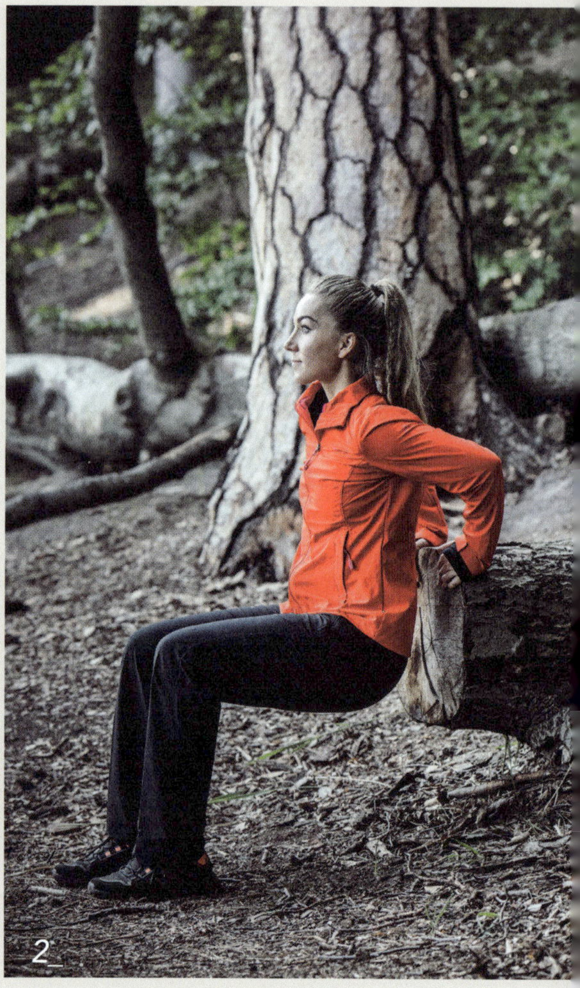

1_Wir stützen uns am Rand der Sitzfläche einer Parkbank oder an einem Baumstumpfs ab; die Finger zeigen nach unten.

2_Jetzt beugen wir die Arme und senken den Po bis auf Höhe der Knie ab. Danach wieder hochdrücken.

12 Wiederholungen.

Übung K31:

Schmetterling

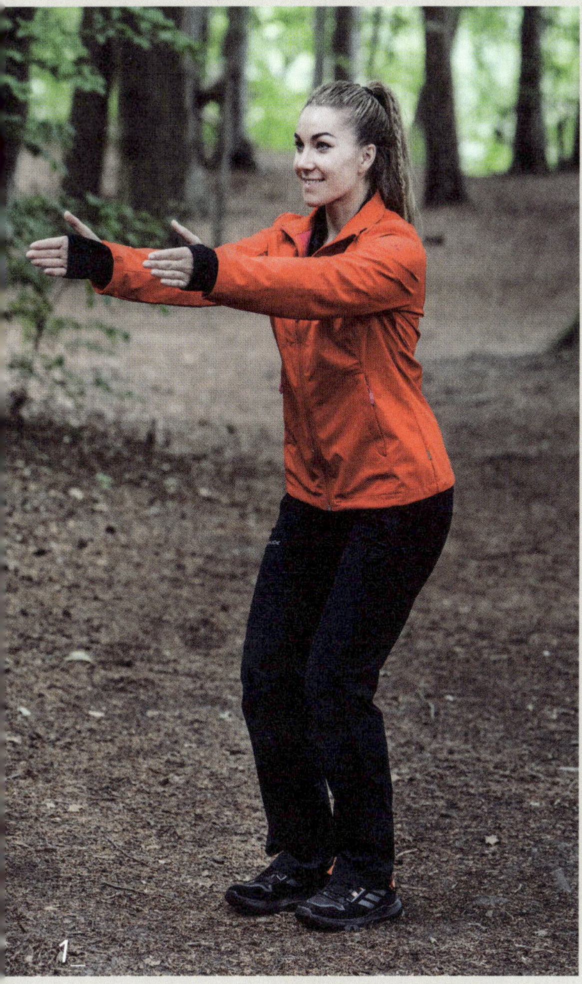
1_

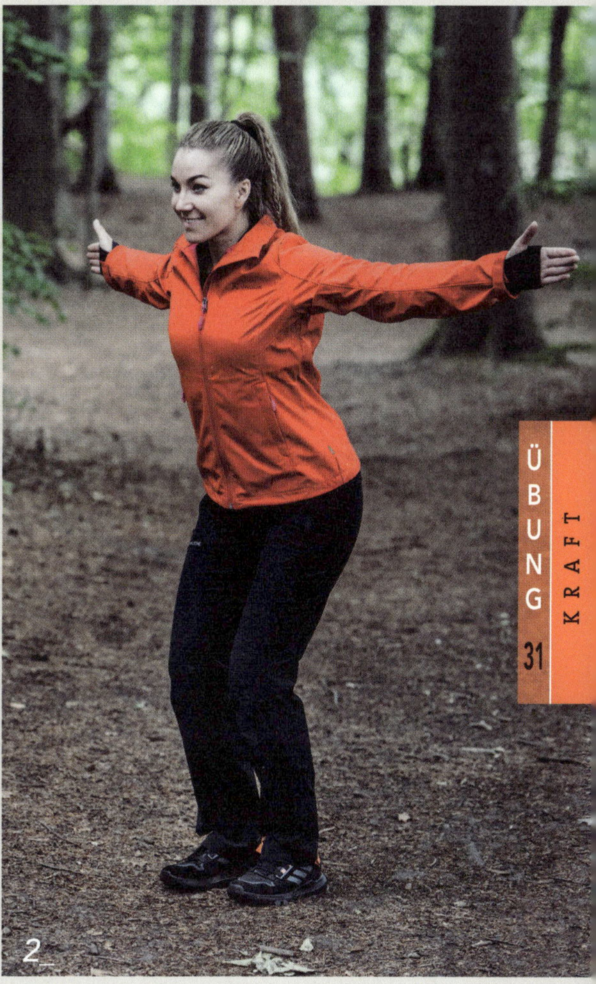
2_

1_Wir stehen aufrecht, die Füße schulterbreit auseinander. Die Knie sind leicht gebeugt. Wir schieben den Po nach hinten und spannen die Rückenmuskulatur an. Gleichzeitig strecken wir die Arme nach vorn aus, die Daumen zeigen nach oben.

2_Nun ziehen wir die Arme nach hinten, so weit die Bewegungsamplitude es zulässt.

Wer mag, kann aus dieser Position die immer noch gestreckten Arme nach oben strecken so weit es geht. Dabei ziehen wir die Schulterblätter zusammen. Kurz halten, dann wieder nach vorn in die Ausgangsstellung.

10 Wiederholungen.

Übung K32:

Schulterziehen

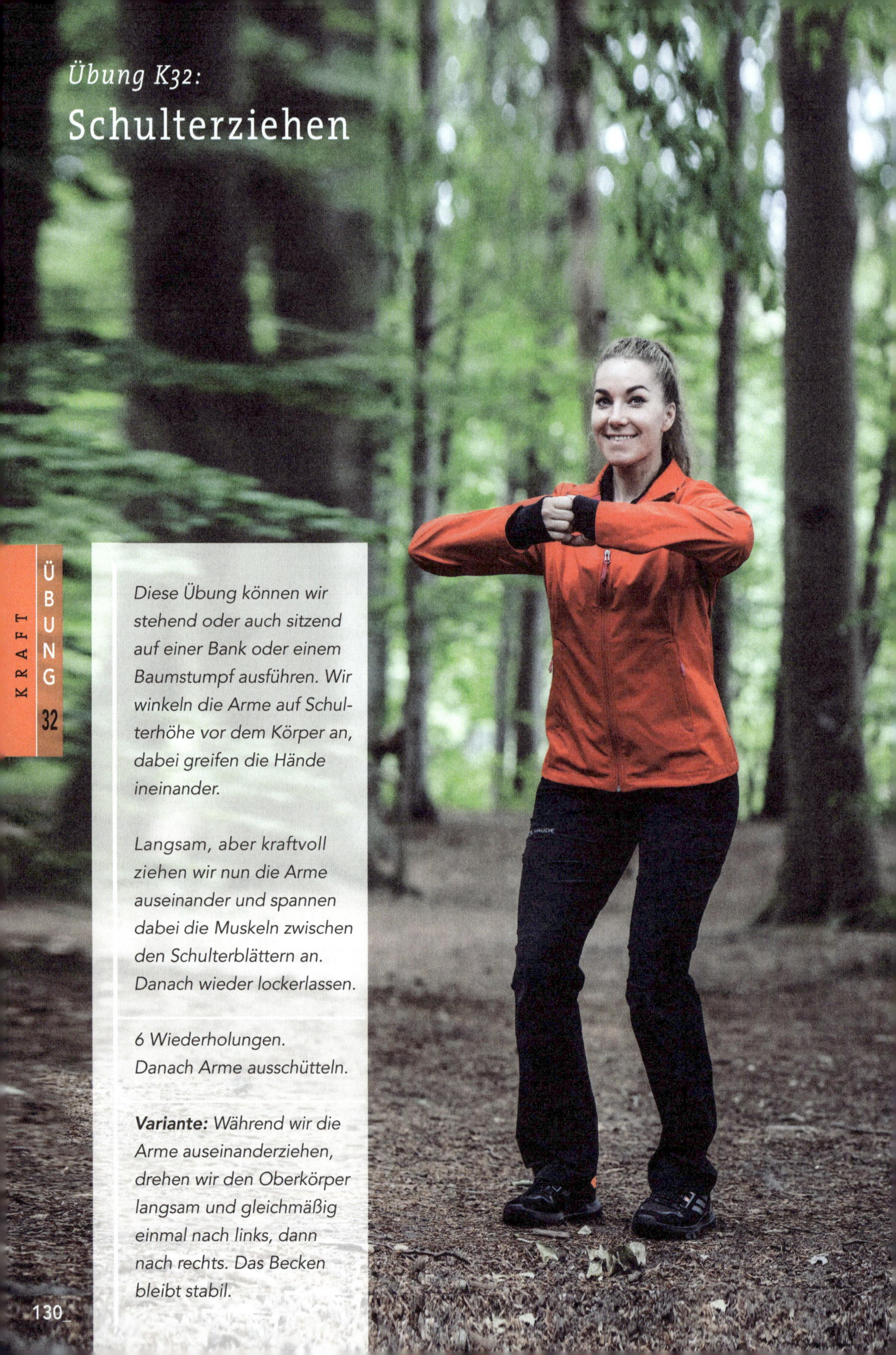

KRAFT ÜBUNG 32

Diese Übung können wir stehend oder auch sitzend auf einer Bank oder einem Baumstumpf ausführen. Wir winkeln die Arme auf Schulterhöhe vor dem Körper an, dabei greifen die Hände ineinander.

Langsam, aber kraftvoll ziehen wir nun die Arme auseinander und spannen dabei die Muskeln zwischen den Schulterblättern an. Danach wieder lockerlassen.

6 Wiederholungen. Danach Arme ausschütteln.

***Variante:** Während wir die Arme auseinanderziehen, drehen wir den Oberkörper langsam und gleichmäßig einmal nach links, dann nach rechts. Das Becken bleibt stabil.*

Übung K33:

Armheben im tiefen Ausfallschritt

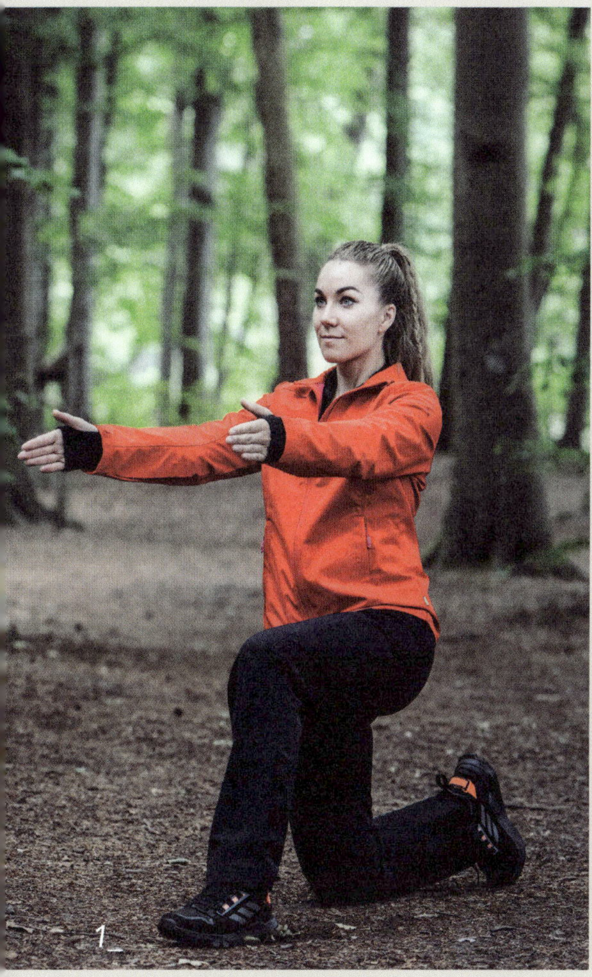

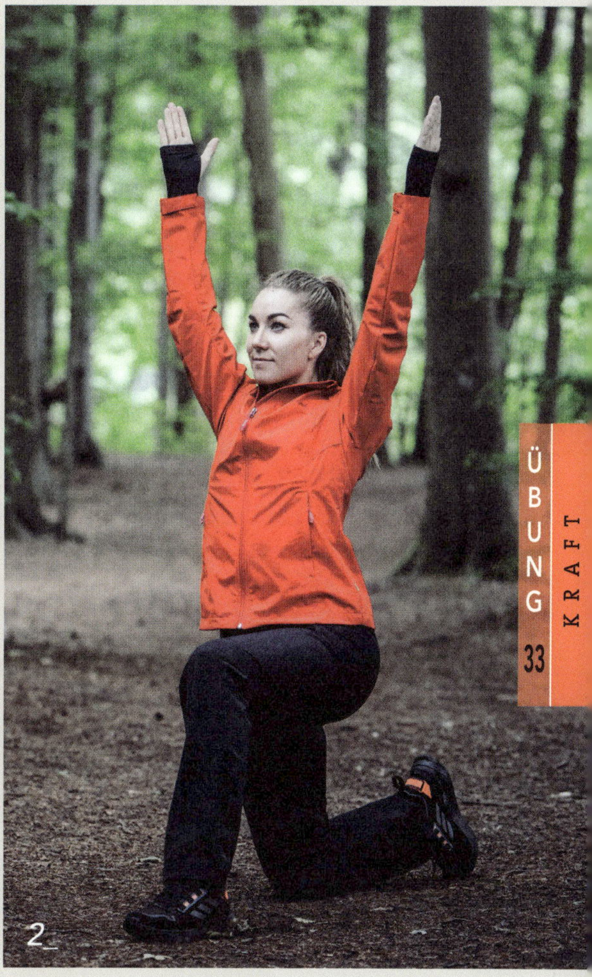

1_Wir stehen hüftbreit und machen mit dem linken Fuß einen Ausfallschritt nach vorn. Das rechte Knie setzen wir auf dem Boden ab. Wir richten den Oberkörper auf und strecken beide Arme gerade nach vorn aus. Die Handflächen zeigen zueinander.

2_Nun führen wir die gestreckten Arme nach oben, bis sie eine senkrechte Linie mit dem aufgerichteten Oberkörper bilden. So kurz halten, dann die Arme wieder gestreckt auf Schulterhöhe absenken.

6 Wiederholungen.

Übung K34:

Burpee

Eine sehr effiziente Ganzkörperübung ist der Burpee, zu deutsch: Hockstrecksprung. Die Übung kombiniert Kniebeuge, Liegestütz und Strecksprung in einer anspruchsvollen flüssigen Schnellkraftbewegung. Sie ist nach dem US-Physiologen Royal Huddleston Burpee benannt, der sie um 1939 entwickelt hat.

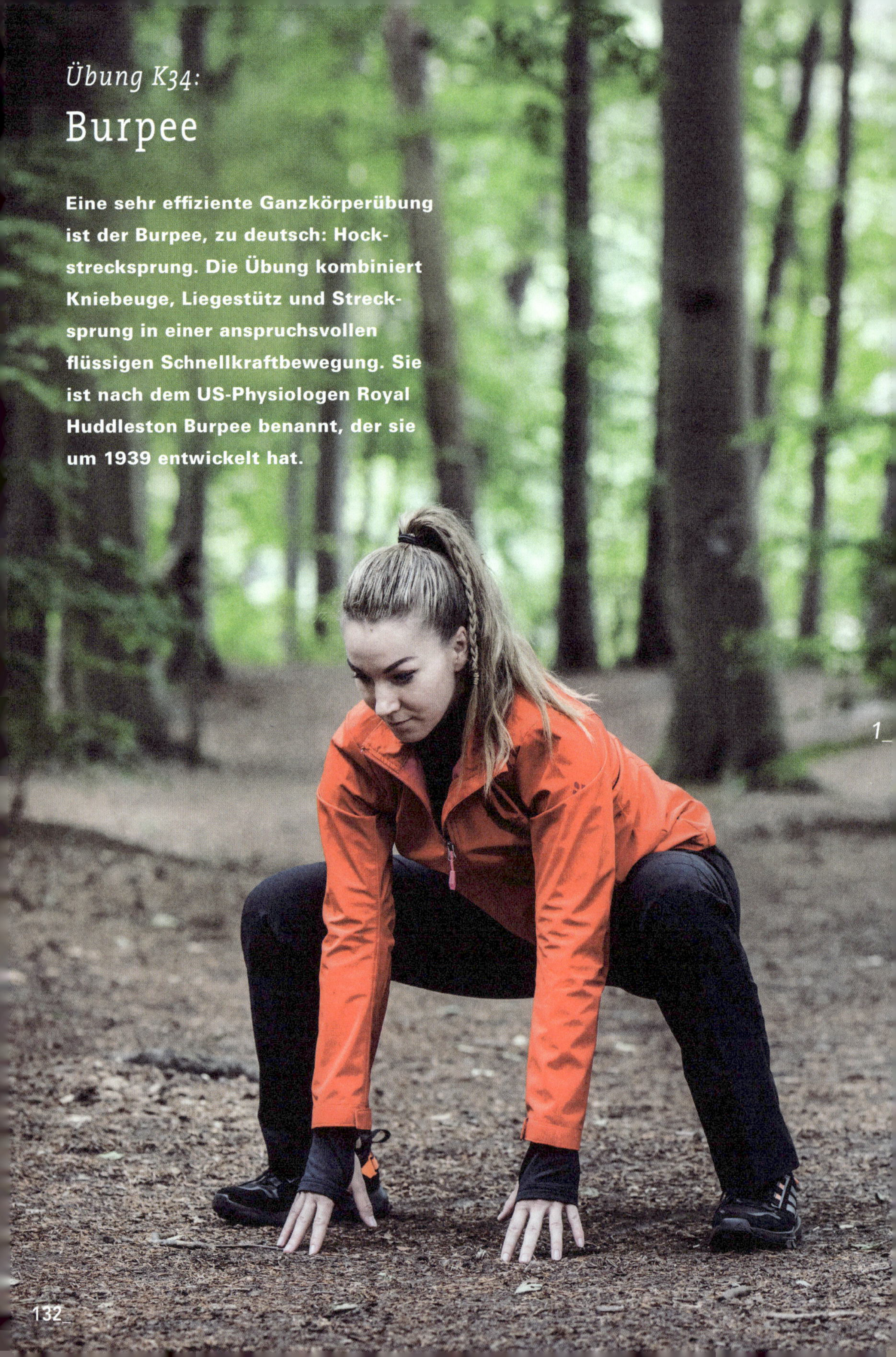

1_

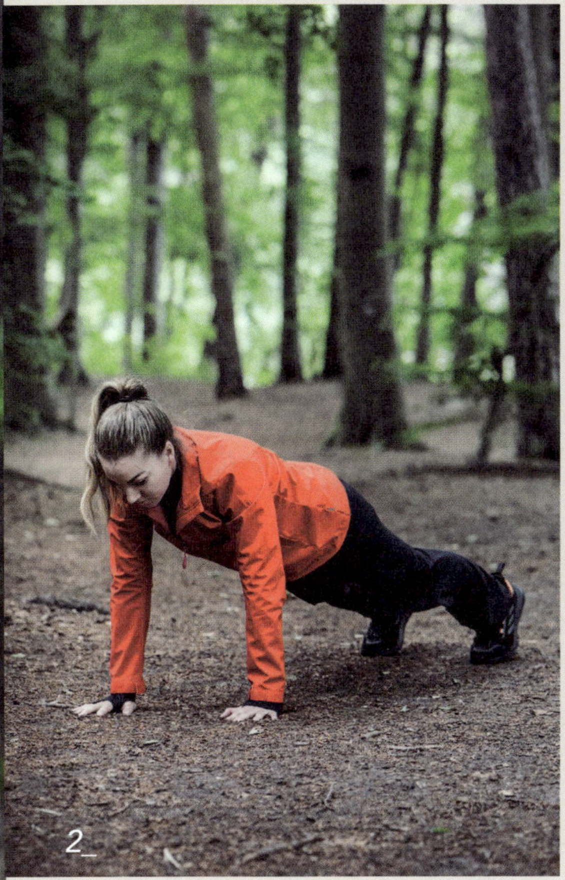

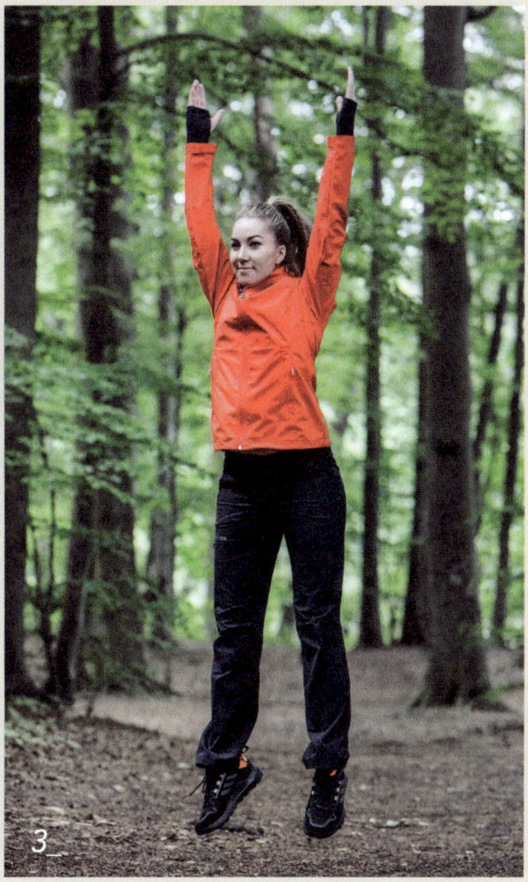

1_Wir gehen in die tiefe Hocke und stützen uns mit den Händen vor den Füßen am Boden ab.

2_Nun springen wir mit beiden Beinen in die Liegestützposition und legen den Körper auf dem Boden ab. Aus der Bauchlage drücken wir uns wieder in die Liegestützposition hoch ...

3_... und schnellen nach vorn in die Hocke.
Nun folgt ein Strecksprung. Wir landen wieder in der tiefen Hocke.

5 Wiederholungen.

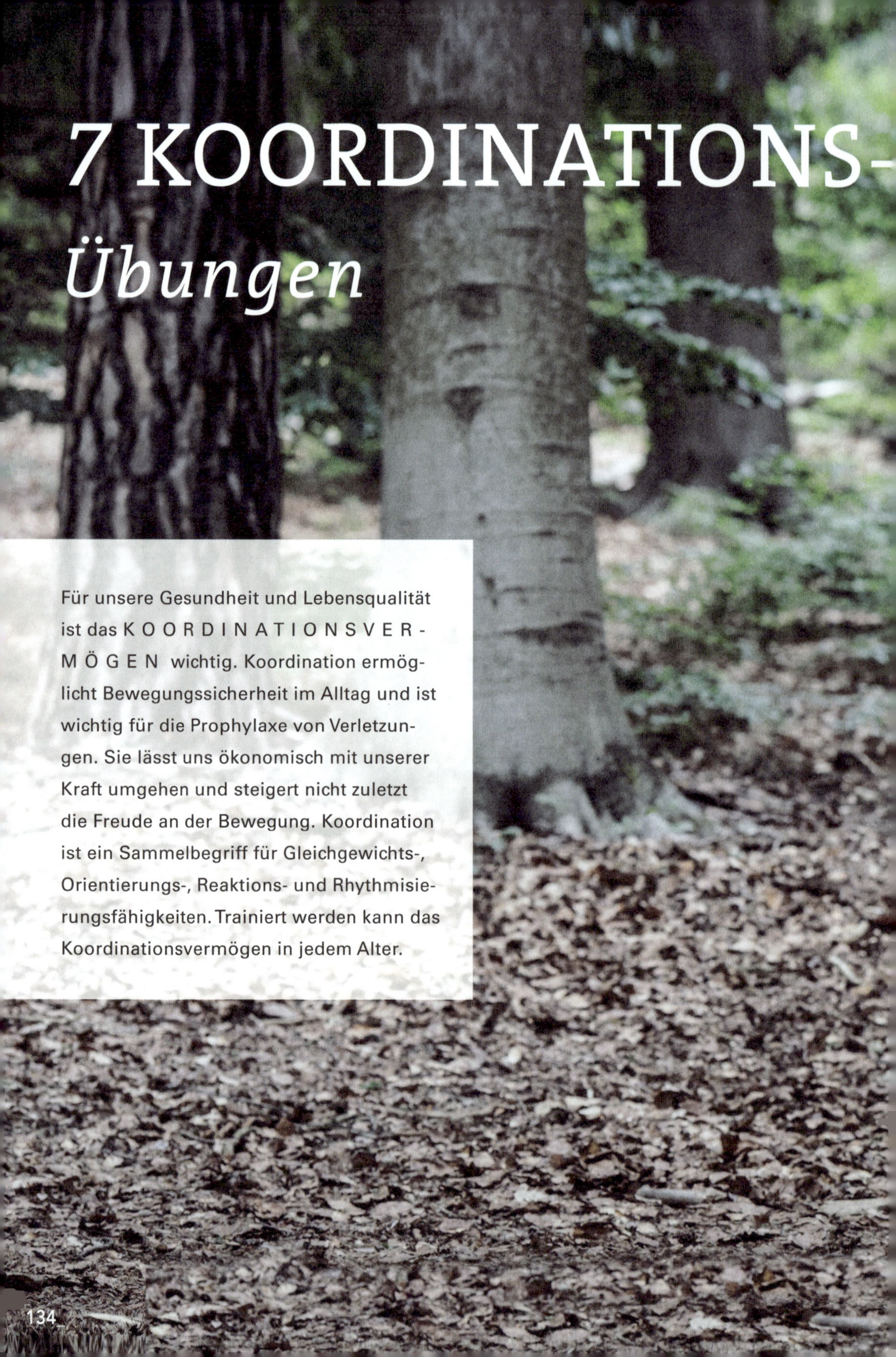

7 KOORDINATIONS-*Übungen*

Für unsere Gesundheit und Lebensqualität ist das KOORDINATIONSVERMÖGEN wichtig. Koordination ermöglicht Bewegungssicherheit im Alltag und ist wichtig für die Prophylaxe von Verletzungen. Sie lässt uns ökonomisch mit unserer Kraft umgehen und steigert nicht zuletzt die Freude an der Bewegung. Koordination ist ein Sammelbegriff für Gleichgewichts-, Orientierungs-, Reaktions- und Rhythmisierungsfähigkeiten. Trainiert werden kann das Koordinationsvermögen in jedem Alter.

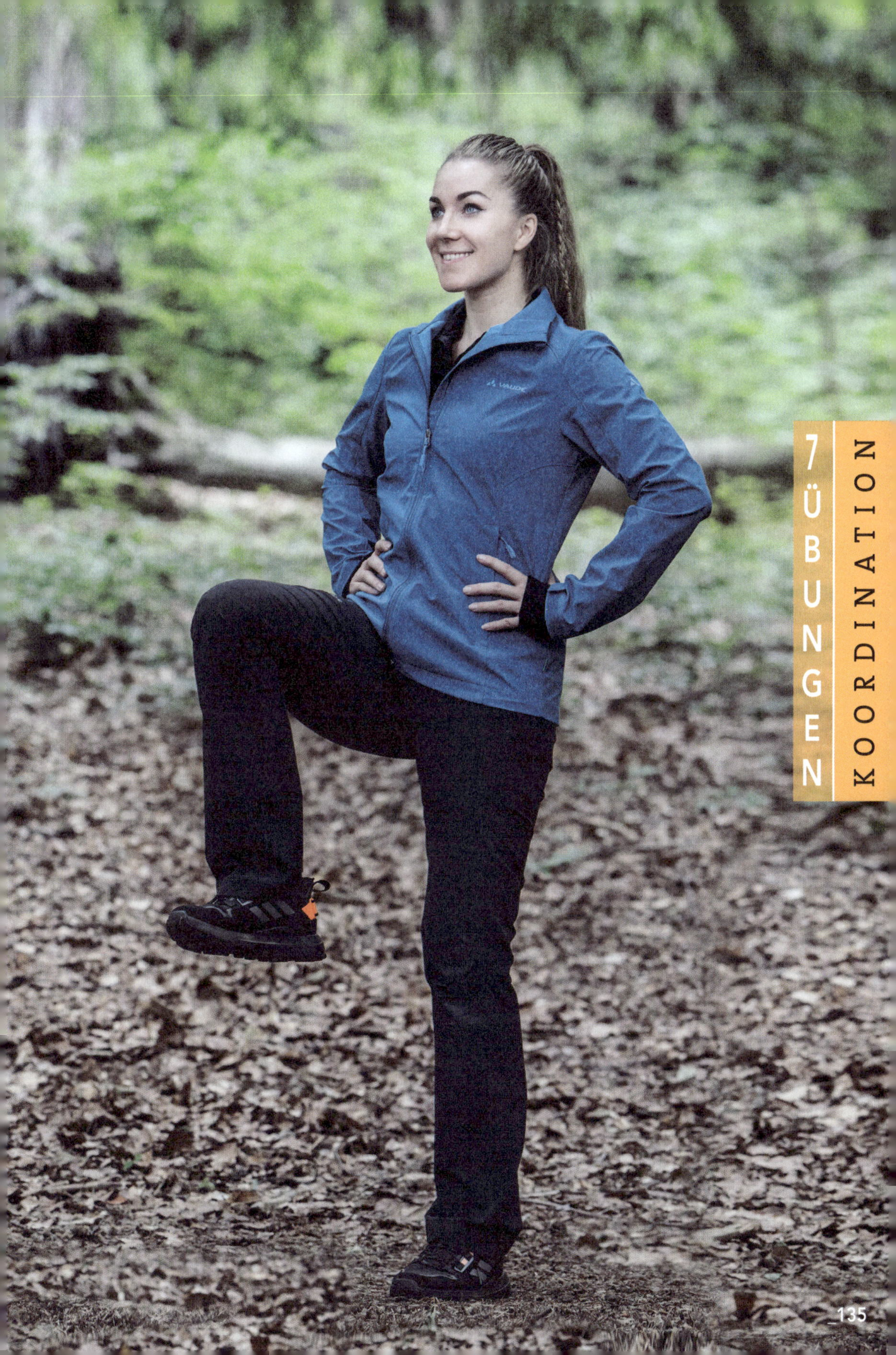

Übung KO1:

Einbeinstand

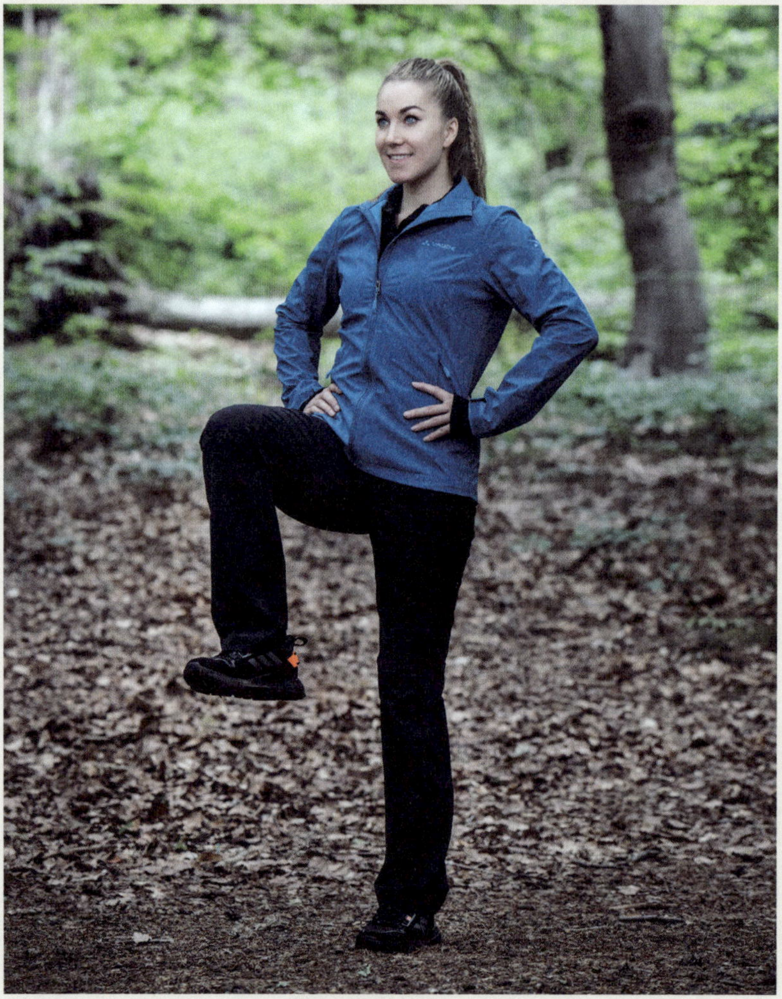

1_Wir stehen hüftbreit mit leicht gebeugten Knien und verlagern das Körpergewicht auf den rechten Fuß.

2_Wir heben nun einen Fuß vom Boden ab. So lange in dieser Position ausharren, wie es geht.

Mehrere Wiederholungen auf beiden Beinen abwechselnd. Wer es schwerer mag, schließt die Augen.

Übung KO2:

Einbeinstand mit angewinkeltem Knie und gestreckten Armen über dem Kopf

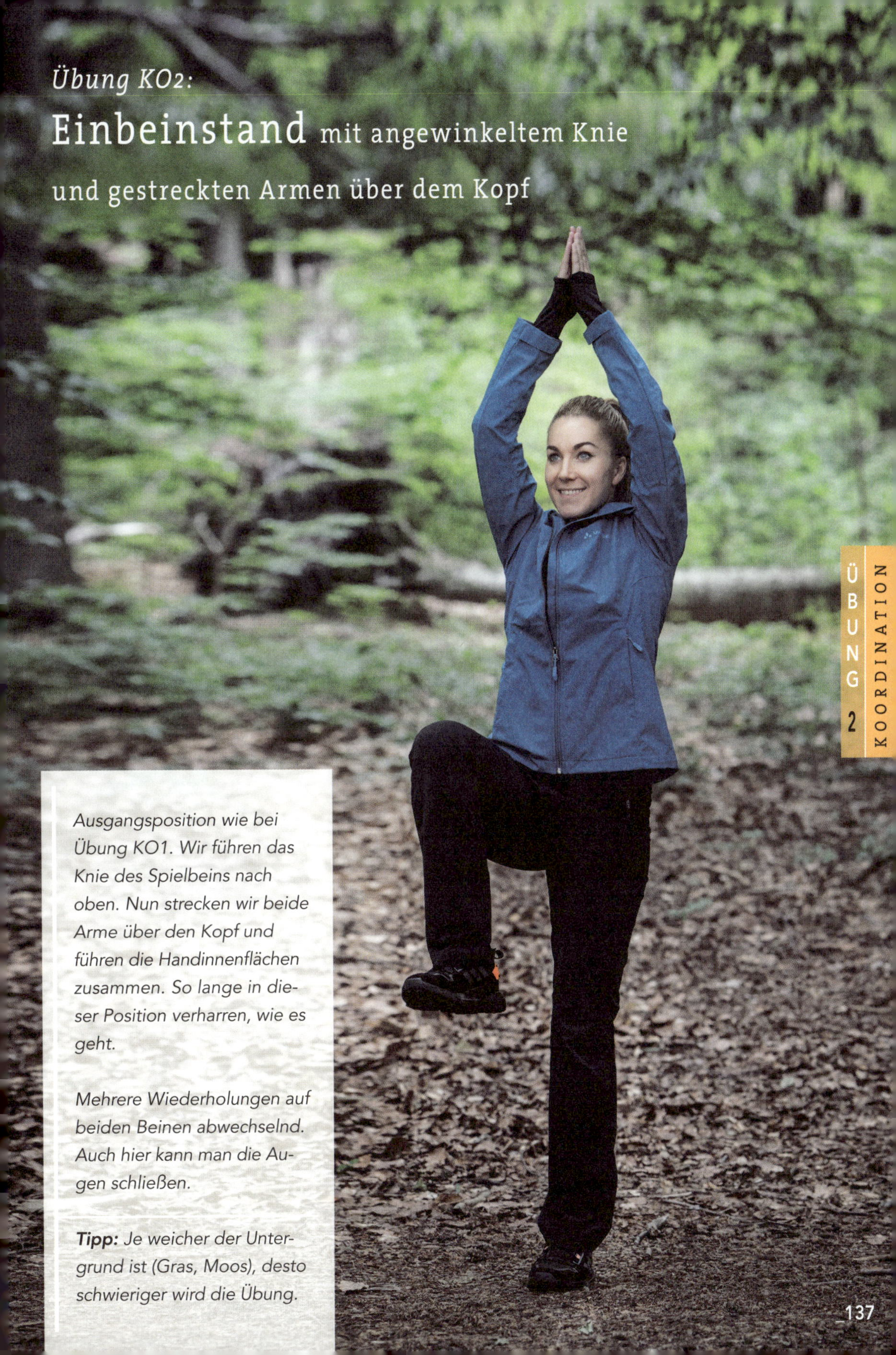

Ausgangsposition wie bei Übung KO1. Wir führen das Knie des Spielbeins nach oben. Nun strecken wir beide Arme über den Kopf und führen die Handinnenflächen zusammen. So lange in dieser Position verharren, wie es geht.

Mehrere Wiederholungen auf beiden Beinen abwechselnd. Auch hier kann man die Augen schließen.

***Tipp:** Je weicher der Untergrund ist (Gras, Moos), desto schwieriger wird die Übung.*

Übung KO3:

Gegenseitiges Armkreisen

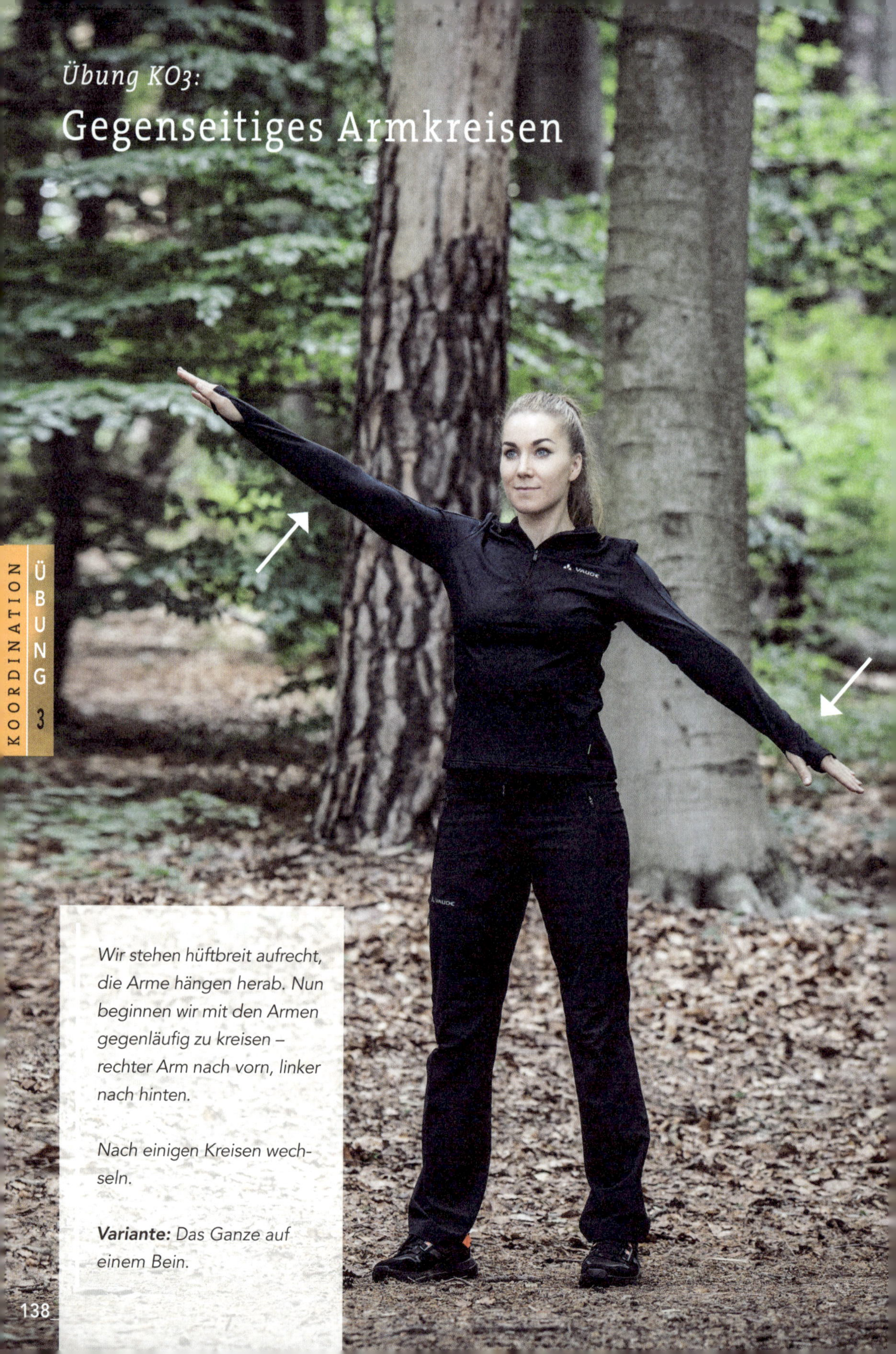

Wir stehen hüftbreit aufrecht, die Arme hängen herab. Nun beginnen wir mit den Armen gegenläufig zu kreisen – rechter Arm nach vorn, linker nach hinten.

Nach einigen Kreisen wechseln.

***Variante:** Das Ganze auf einem Bein.*

Übung KO4:

Schwebender Vierfüßlerstand mit Armheben

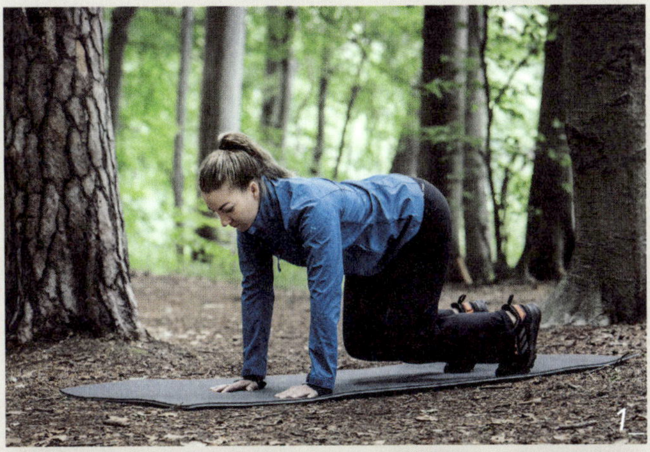

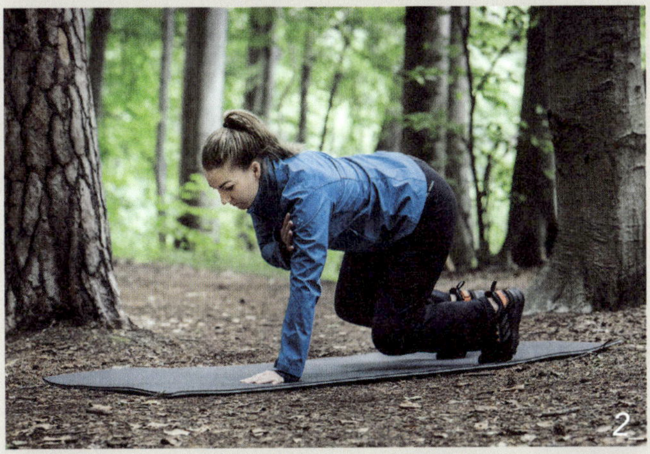

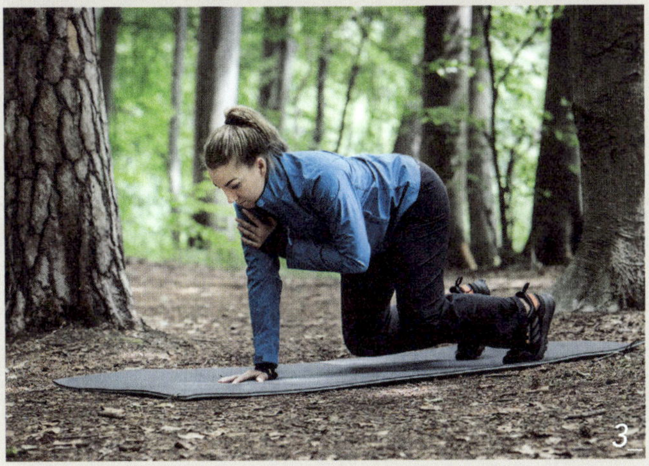

1_Im Vierfüßlerstand stützen wir uns mit den Händen am Boden ab. Die Knie sind hüftbreit abgestellt, die Oberschenkel stehen senkrecht zum Boden. Die Fußspitzen berühren den Boden. Der Kopf ist in Verlängerung der Wirbelsäule.

2_Nun spannen wir die Körpermitte an und heben die Knie einige Zentimeter vom Boden ab. Der Rücken bleibt gerade.

Wir lösen die rechte Hand vom Boden und tippen an die linke Schulter.

3_Dann setzen wir die Hand wieder ab und tippen mit der linken Hand an die rechte Schulter.

Jeweils 8 Wiederholungen.

Übung KO5:

Schwebesitz

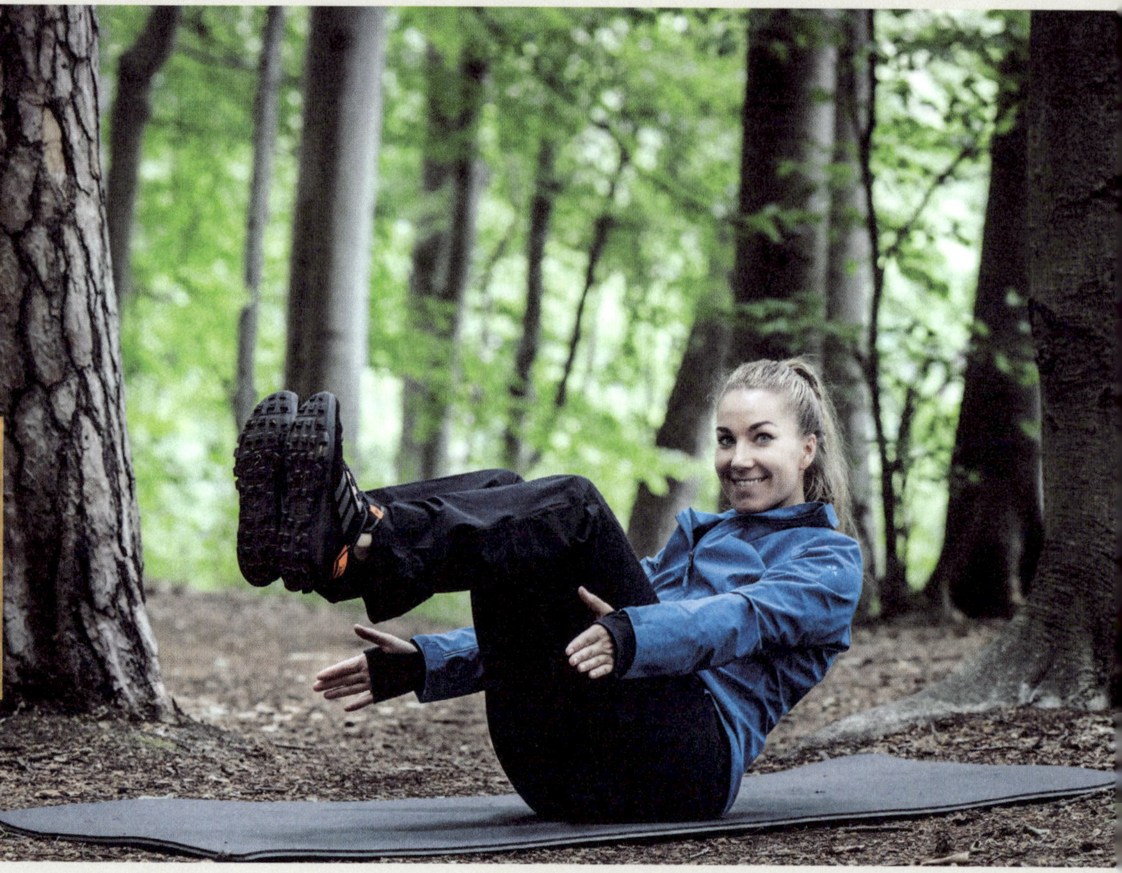

1_Wir setzen uns mit angewinkelten Beinen auf den Boden und spannen die Bauchmuskulatur an. Dabei lehnen wir uns leicht zurück.

2_Nun heben wir die Füße vom Boden ab und strecken die Arme an den Knien vorbei nach vorn. Der Rücken bleibt gerade.

So lange ausharren, wie es geht.

Variante: Aus dieser Position heraus strecken wir das linke Bein gerade nach vorn und legen beide Hände auf dem angewinkelten rechten Oberschenkel ab und drücken diesen mit beiden sanft von uns weg, während der Oberschenkel dagegen hält. 30 Sekunden halten, dann wechseln.

Übung KO6:

Standwaage

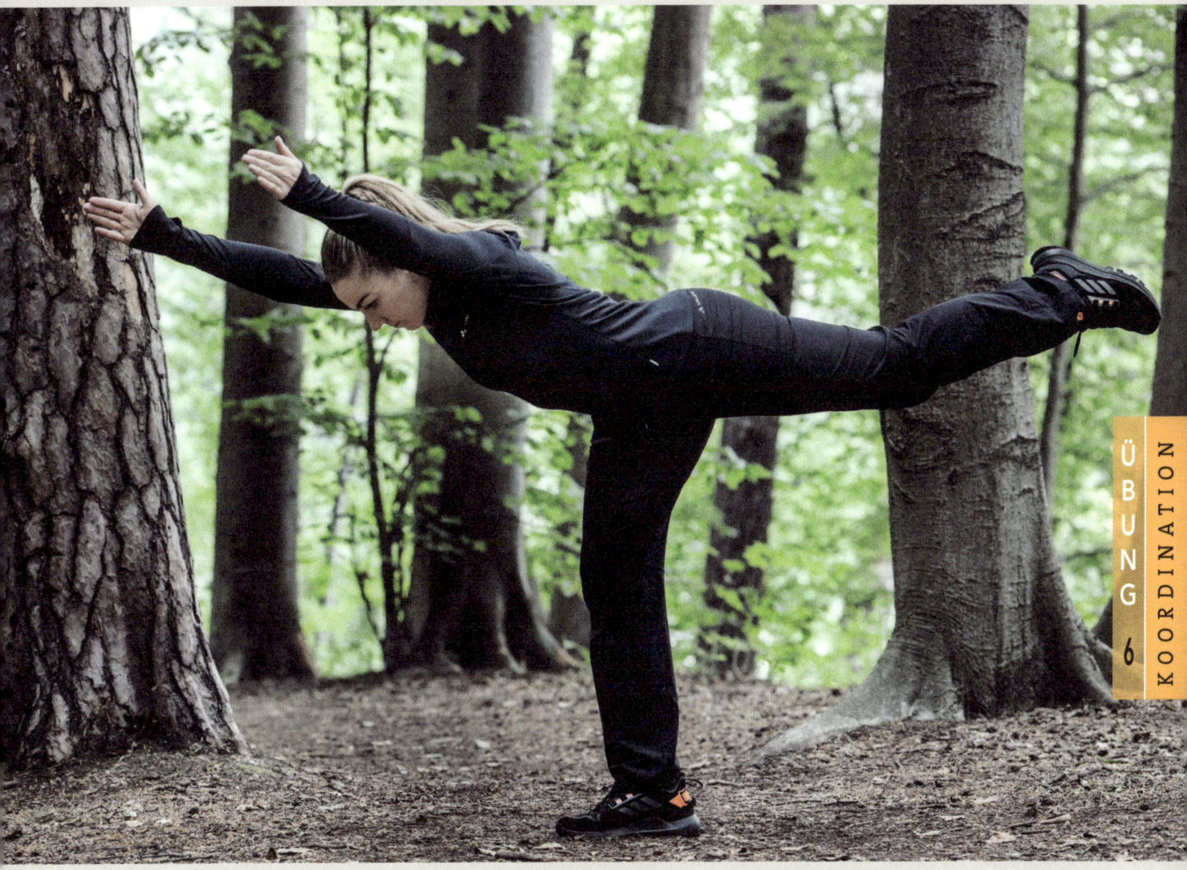

1_Wir stehen aufrecht, die Beine sind leicht gebeugt. Das Gewicht verlagern wir auf das rechte Bein, heben das linke vom Boden ab und führen es gestreckt nach hinten, bis es parallel zum Boden steht.

2_Dabei geht der Oberkörper nach vorn, wir strecken die Arme aus (Handinnenseiten zeigen zueinander). 30 bis 60 Sekunden halten, dann wechseln.

Je 2 Wiederholungen.

***Varianten:** Die Übung wird schwerer, wenn wir in der Zielposition den Fuß kreisen, das schwebende Bein zur Seite spreizen oder versuchen, mit der Ferse den Po zu berühren. Auch der Untergrund spielt eine Rolle: Je weicher er ist (Moos, Gras), desto wackeliger ist das Ganze – und desto größer der Trainingseffekt. Am Anfang sollte man sich einen stabilen Untergrund suchen, einen festen Wanderweg beispielsweise.*

Übung KO7:

Seiltänzer

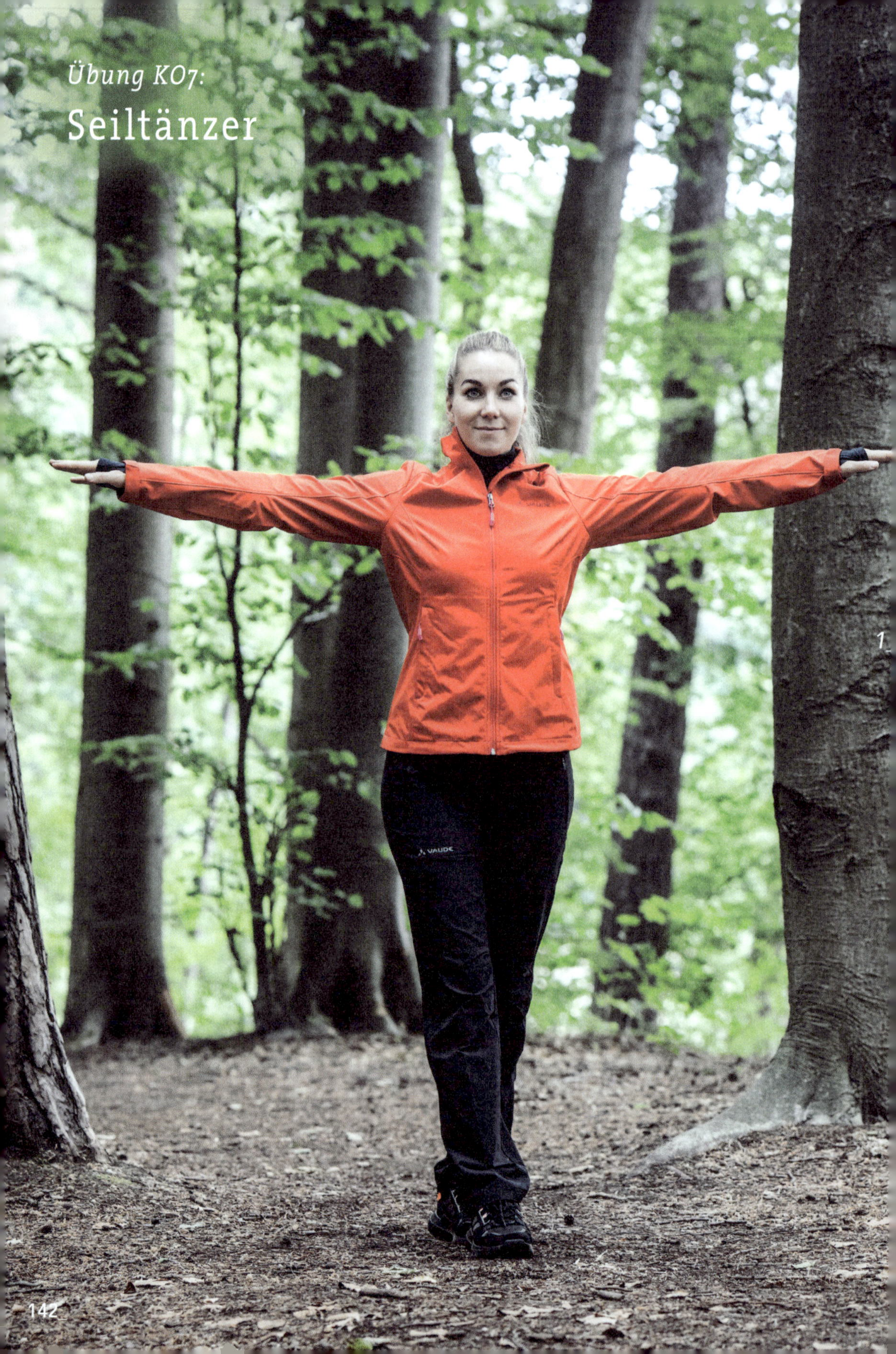

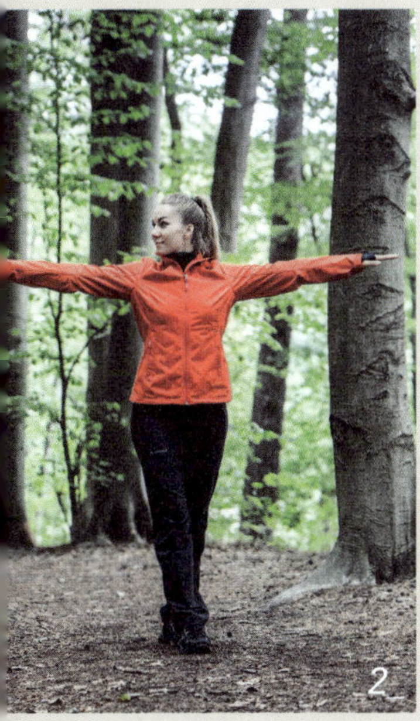

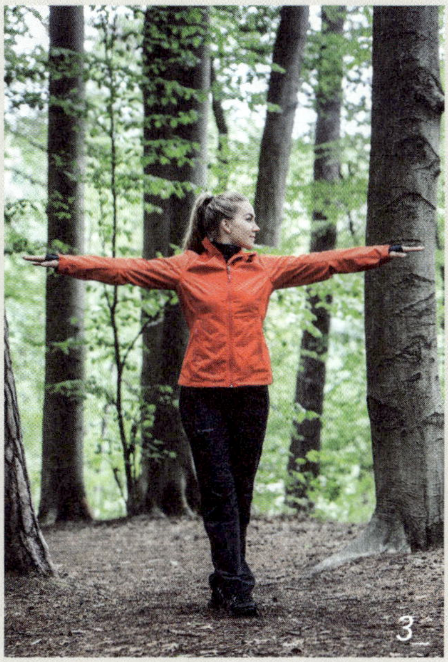

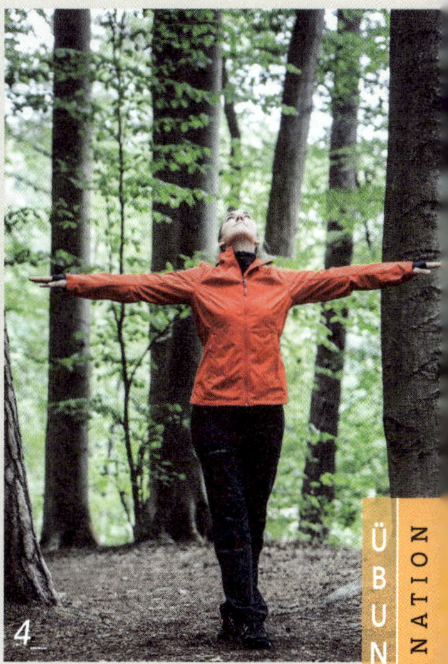

1_Der Seiltänzer ist die Königsübung im Gleichgewichtstraining: Wir stehen aufrecht, die Füße stehen voreinander, als wenn wir auf einem Seil balancieren würden. Der Blick ist nach vorn gerichtet. Wir strecken die Arme bis Schulterhöhe parallel zum Boden.

2_Nun wandert der Blick langsam zu den Fingerspitzen der rechten Hand. Dort kurz verharren, dann langsam wieder nach vorn …

3_… und dasselbe zu den Fingerspitzen der linken Hand. Langsam wieder geradeaus.

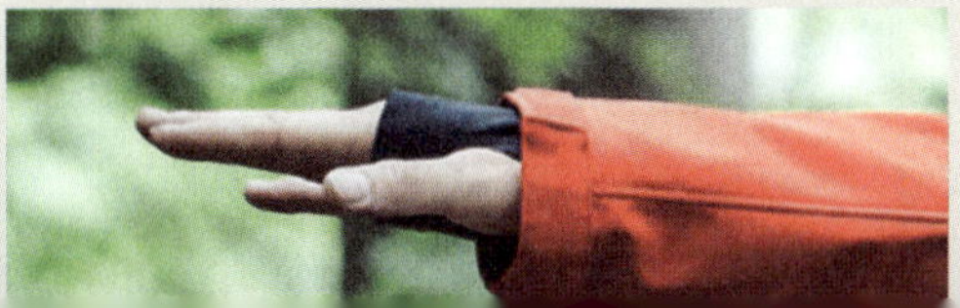

4_Wir behalten die Haltung bei, legen den Kopf langsam in den Nacken und schauen in den Himmel. Dann langsam wieder zurück nach vorn.

***Variante:** Den Bewegungsablauf mit geschlossenen Augen durchführen.*

***Tipp:** Um es uns – gerade am Anfang – leichter zu machen, können wir ein wenig versetzt stehen. Also nicht die Füße direkt voreinander, sondern den einen Fuß leicht diagonal vor dem anderen. Dieser etwas breitere Stand sorgt für mehr Stabilität.*

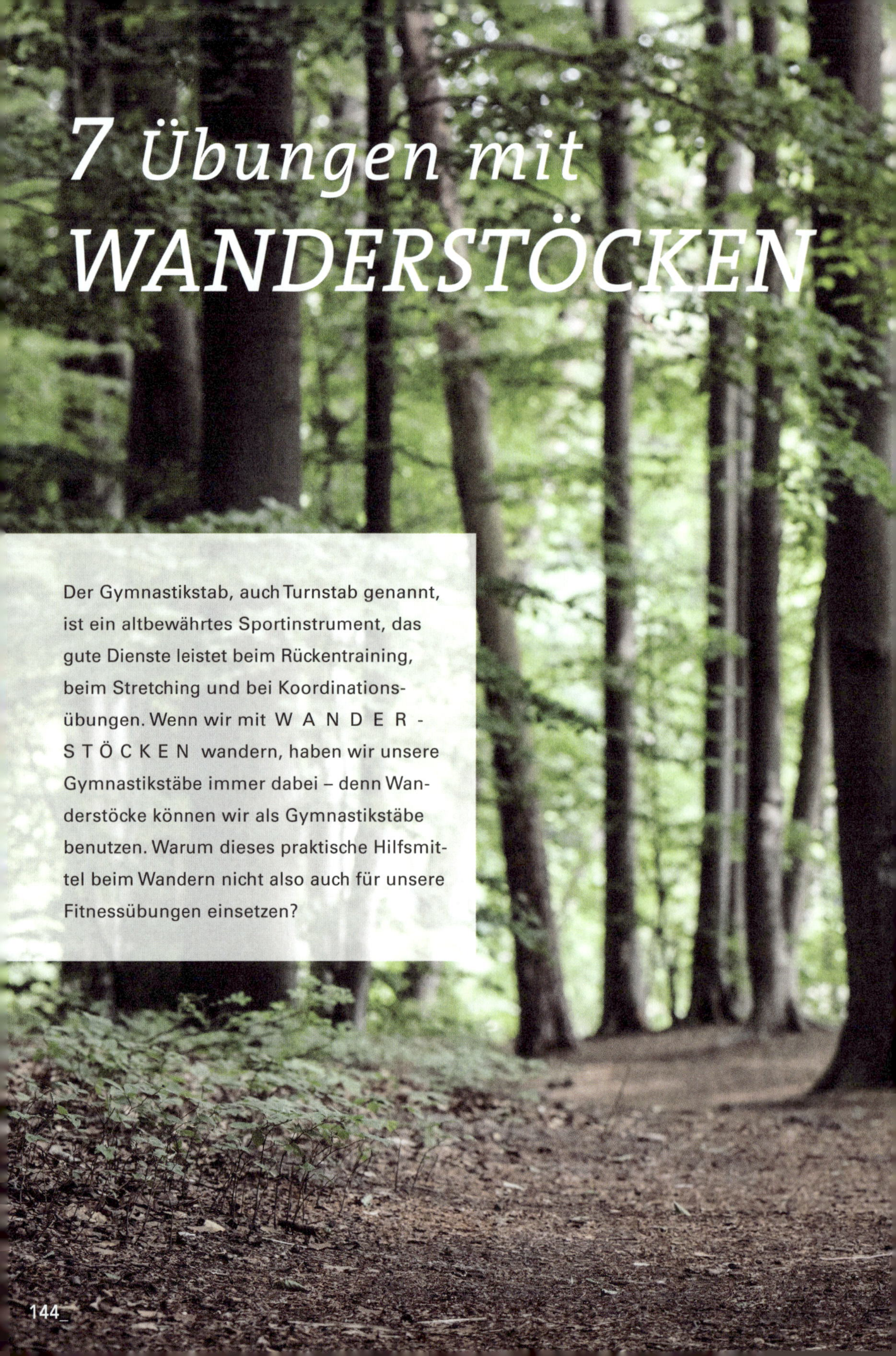

7 Übungen mit WANDERSTÖCKEN

Der Gymnastikstab, auch Turnstab genannt, ist ein altbewährtes Sportinstrument, das gute Dienste leistet beim Rückentraining, beim Stretching und bei Koordinationsübungen. Wenn wir mit WANDERSTÖCKEN wandern, haben wir unsere Gymnastikstäbe immer dabei – denn Wanderstöcke können wir als Gymnastikstäbe benutzen. Warum dieses praktische Hilfsmittel beim Wandern nicht also auch für unsere Fitnessübungen einsetzen?

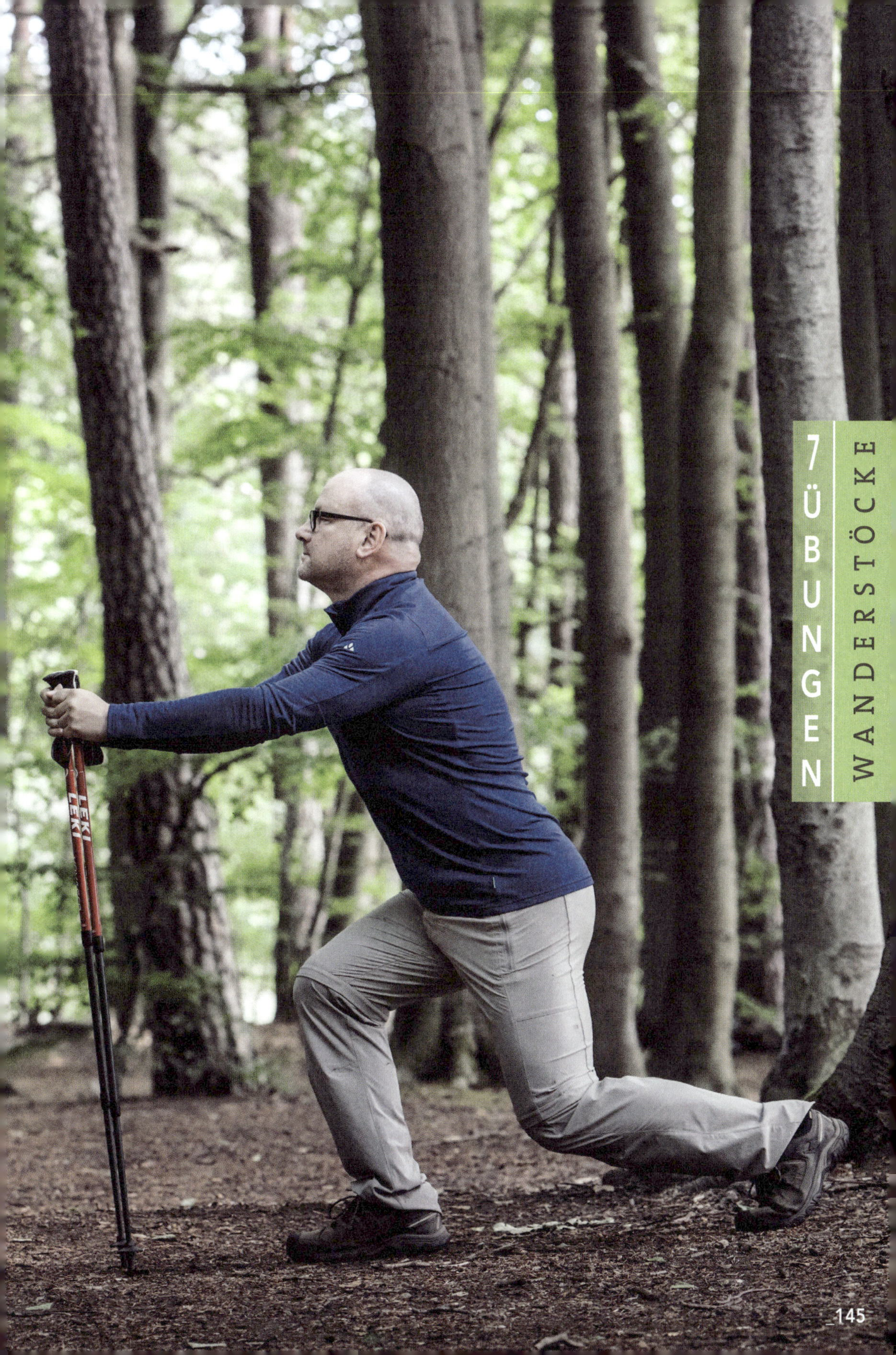
LEKI
LEKI

Übung W1:

Wadenmuskel und Schienbeinmuskel

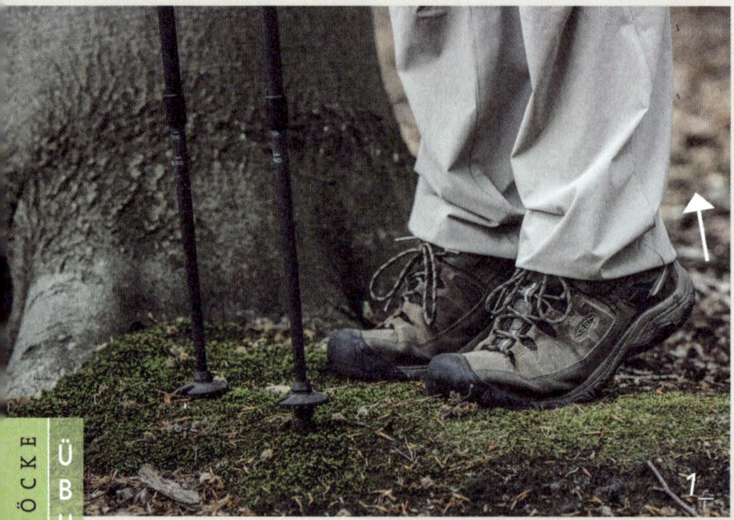

1_*Wir stehen hüftbreit aufrecht, die Knie sind leicht gebeugt, und stützen uns auf den Wanderstöcken vor uns ab.*

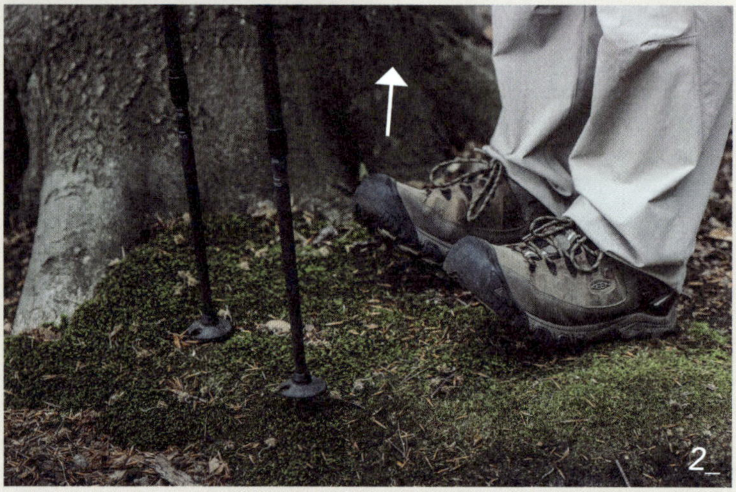

2_*Nun stellen wir uns auf die Fersen und heben die Fußspitzen an so weit es geht. Kurz halten, dann auf die Zehenspitzen stellen und so halten.*

12 Wiederholungen.

Übung W2:

Oberschenkelmuskel

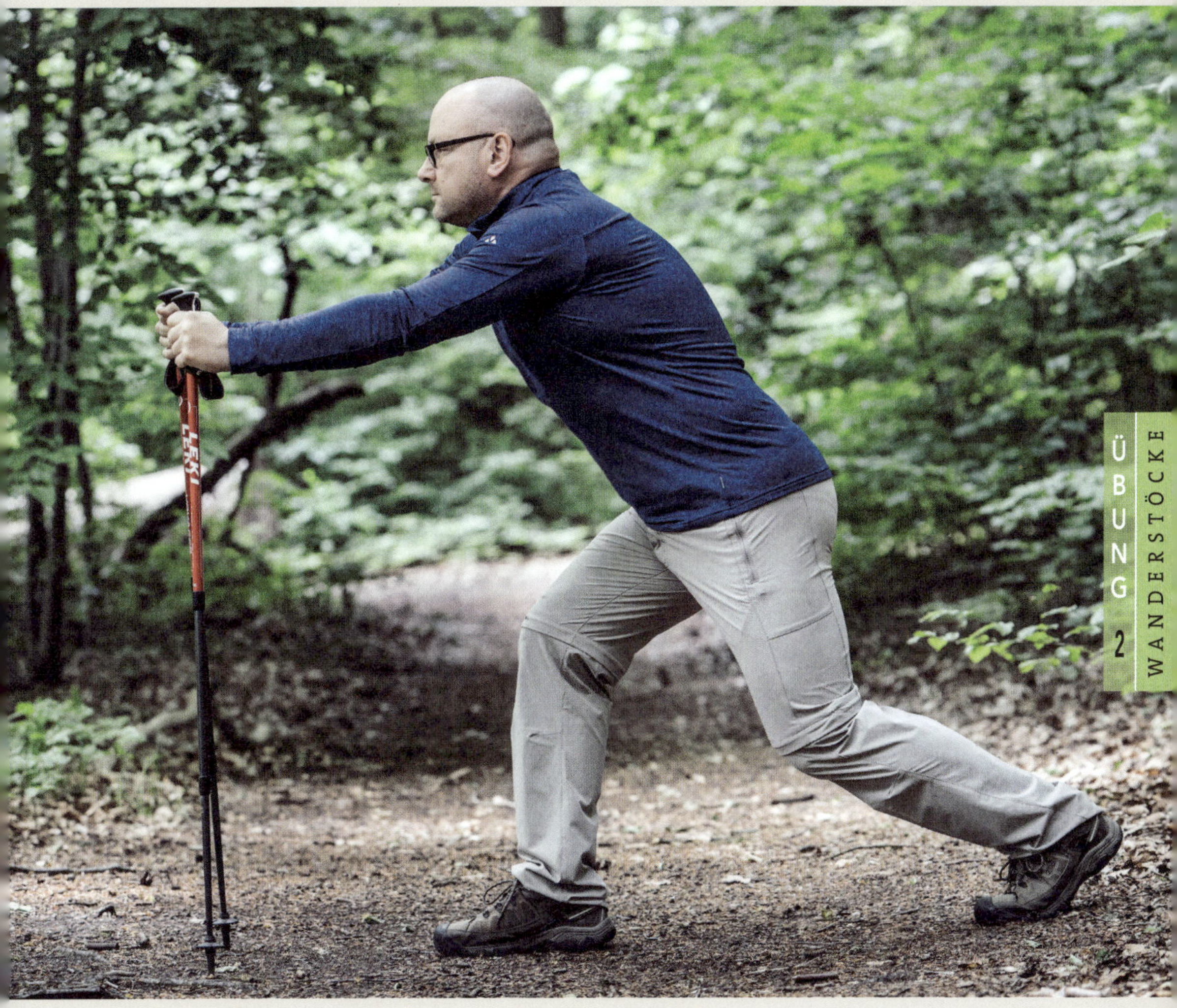

1_Wir gehen mit dem rechten Bein in Schrittstellung. Die ausgestreckten Arme stützen sich am Wanderstock vor dem Körper ab. Das Gewicht ruht fast ausschließlich auf dem vorderen Bein. Mit dem hinteren linken Bein halten wir das Gleichgewicht.

2_Nun machen wir auf dem linken Bein eine Kniebeuge. Das rechte Knie zeigt beim Anbeugen nicht über die Zehen. Zurück in die Ausgangsposition.

8 Wiederholungen, dann die Beinstellung wechseln.

Übung W3:

Brustmuskel

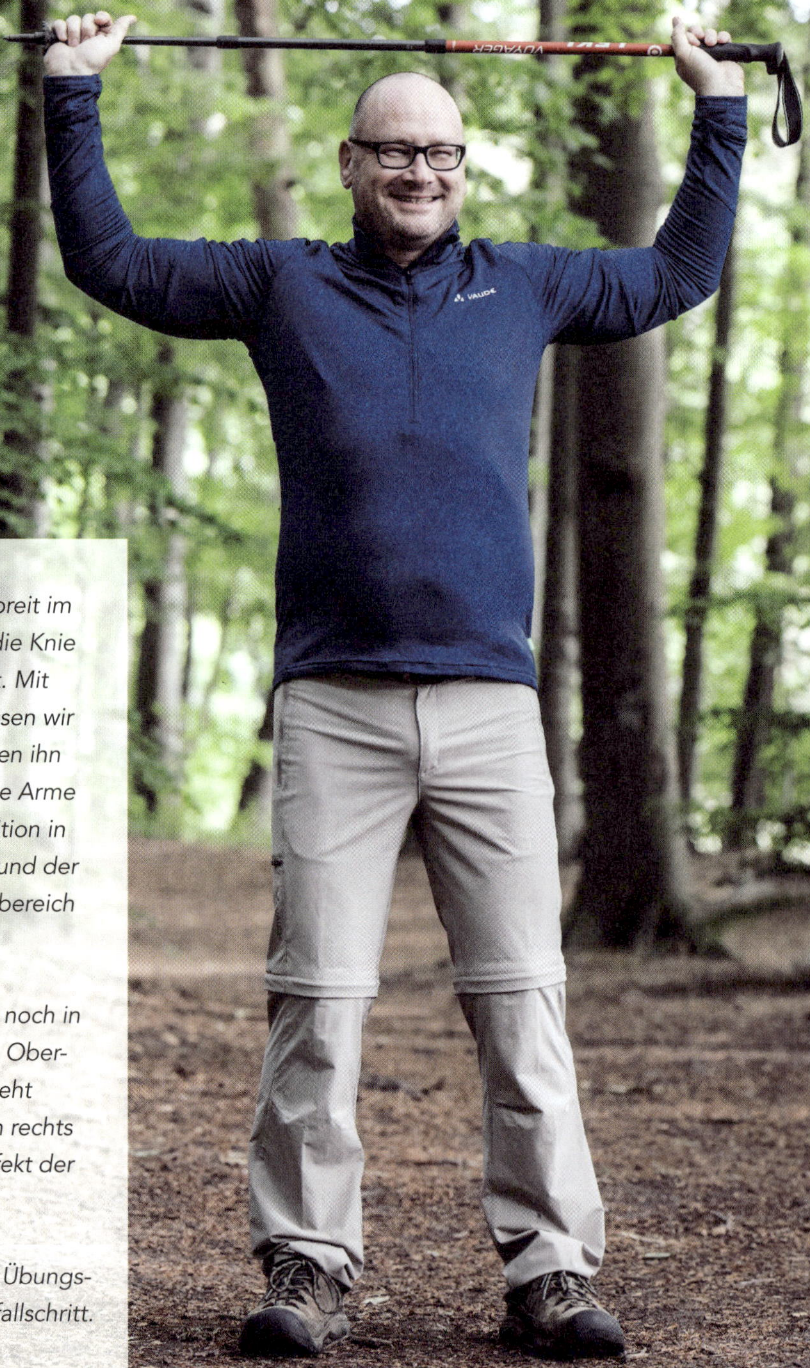

1_Wir stehen hüftbreit im aufrechten Stand, die Knie sind leicht gebeugt. Mit breitem Griff umfassen wir den Stock und führen ihn hinter den Kopf. Die Arme sind in der Endposition in U-Form. So halten und der Spannung im Brustbereich nachspüren.

2_Wir können nun noch in dieser Haltung den Oberkörper so weit es geht nach links und nach rechts drehen, um den Effekt der Übung zu steigern.

***Variante:** Dieselbe Übungsausführung im Ausfallschritt.*

Übung W4:
Rückenmuskulatur

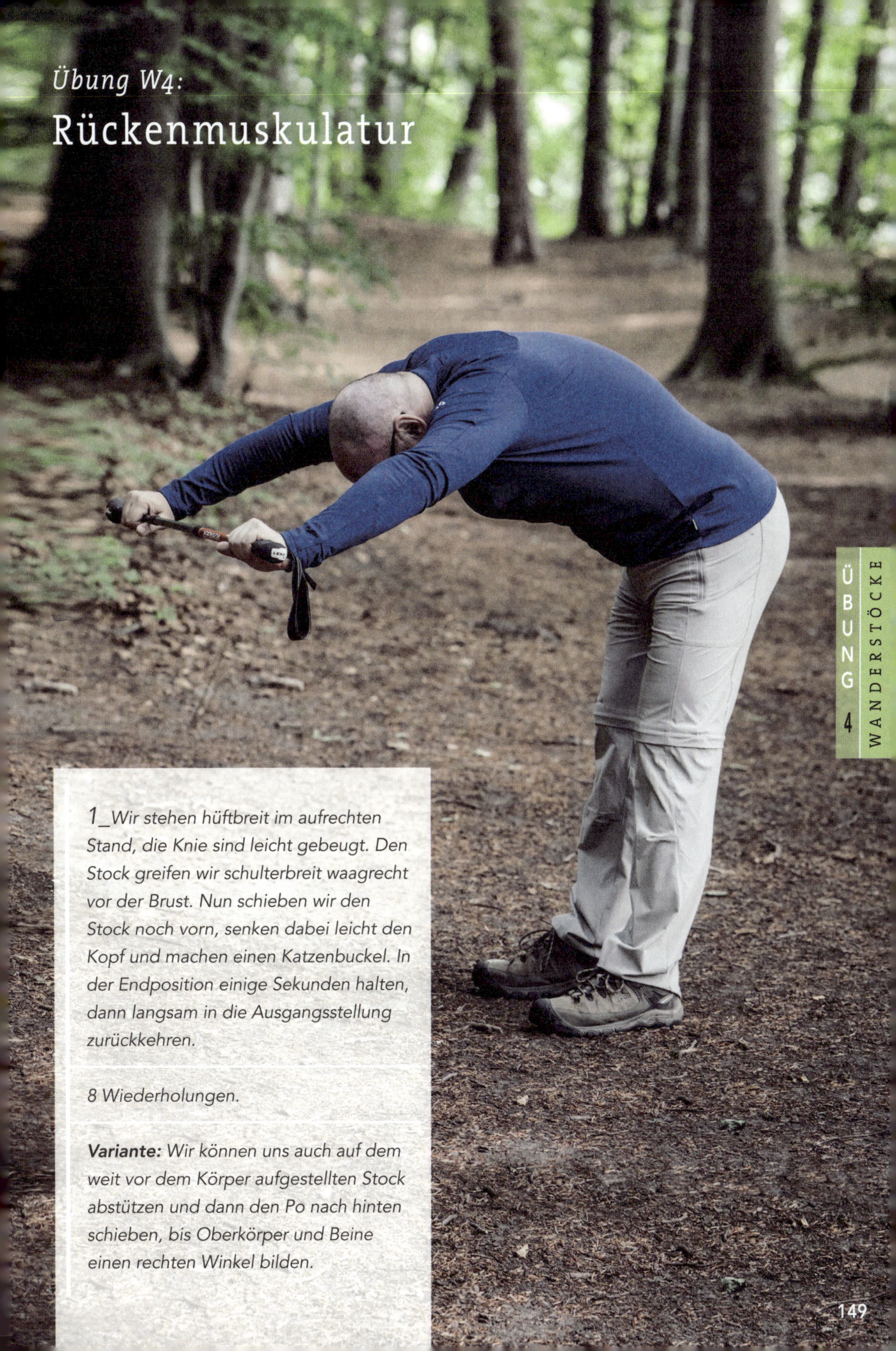

1_Wir stehen hüftbreit im aufrechten Stand, die Knie sind leicht gebeugt. Den Stock greifen wir schulterbreit waagrecht vor der Brust. Nun schieben wir den Stock noch vorn, senken dabei leicht den Kopf und machen einen Katzenbuckel. In der Endposition einige Sekunden halten, dann langsam in die Ausgangsstellung zurückkehren.

8 Wiederholungen.

***Variante:** Wir können uns auch auf dem weit vor dem Körper aufgestellten Stock abstützen und dann den Po nach hinten schieben, bis Oberkörper und Beine einen rechten Winkel bilden.*

Übung W5:

Schräge Standwaage

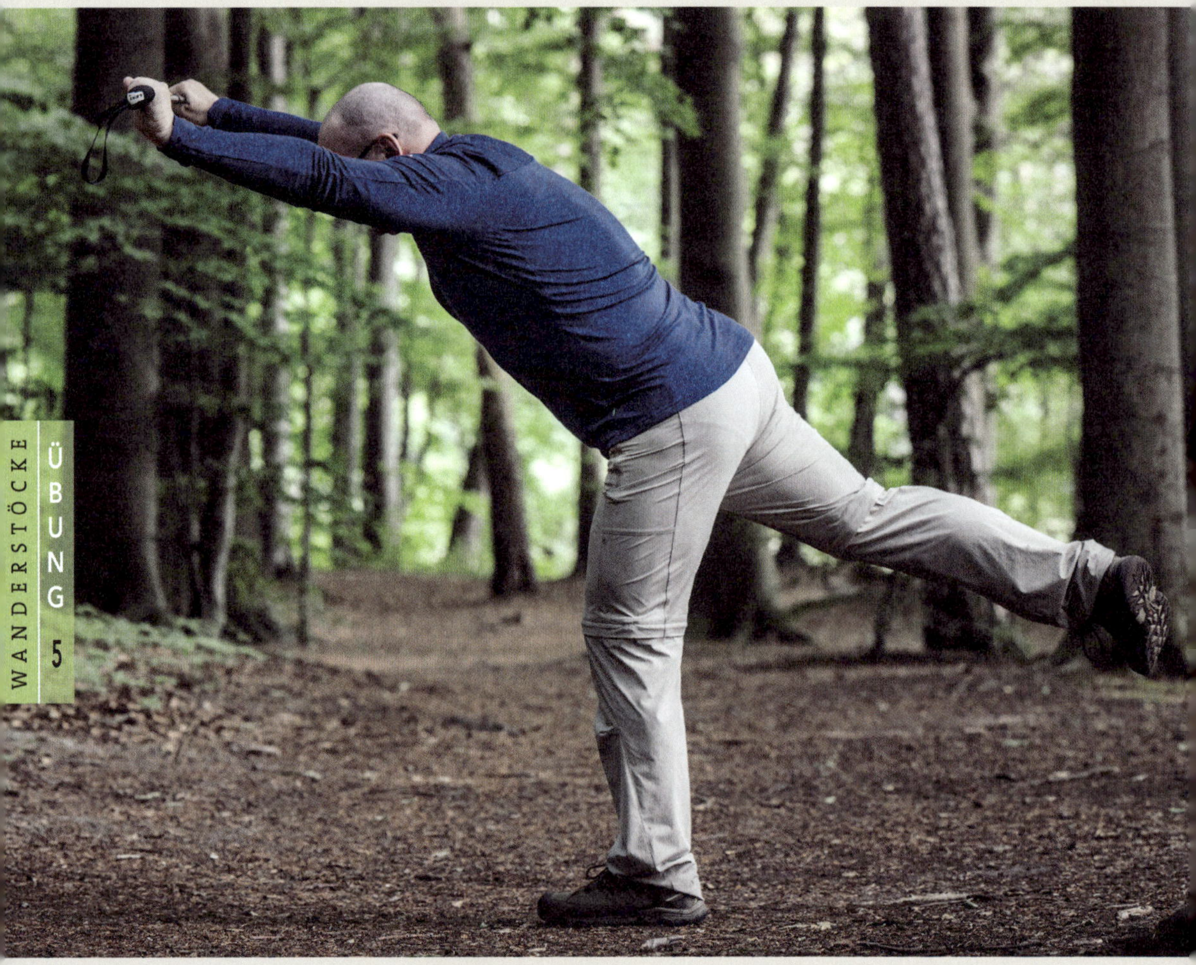

Im hüftbreiten Stand halten wir den Wanderstock mindestens schulterbreit vor dem Körper. Mit dem linken Fuß machen wir nun einen Schritt nach vorn. Dann senken wir den Oberkörper um 45 Grad nach vorn und heben gleichzeitig die Arme mit dem Stock sowie das rechte Bein an, bis Arme, Rumpf und rechtes Bein eine schräge Linie bilden. Das Standbein ist leicht gebeugt.

So 3 bis 5 Sekunden ausharren. Die Schultern sind tief, der Nacken ist gestreckt und die Körpermitte angespannt.

Dann die Seiten wechseln.
Jeweils 3 Wiederholungen.

Übung W6:

Tiefe Hocke mit Wanderstock

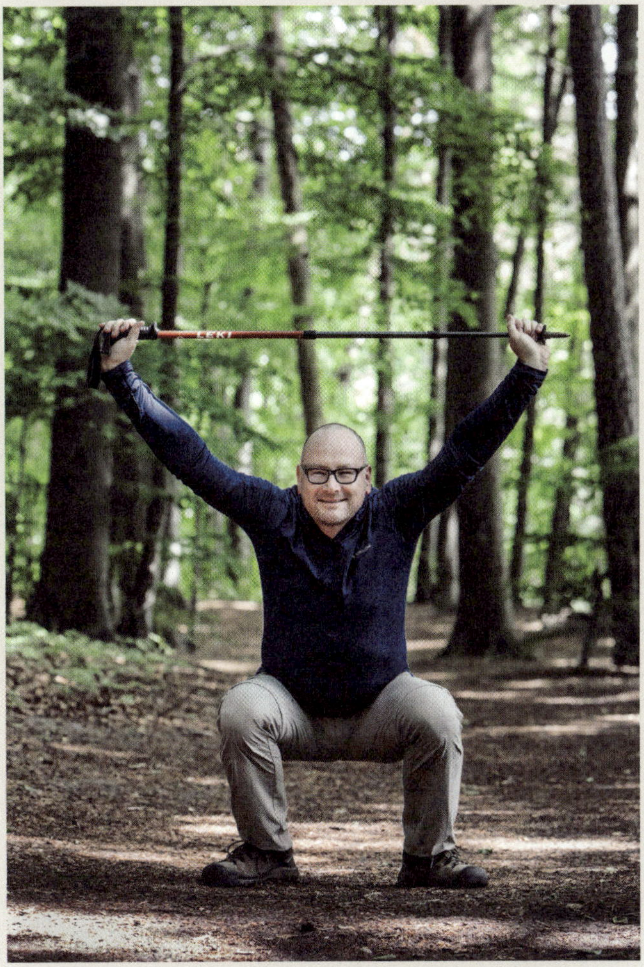

Wir umfassen im Stand den Wanderstock an den Enden und strecken die Arme über den Kopf. Die Fußspitzen zeigen nach außen. Nun gehen wir mit geradem Rücken langsam in die Knie bis zur tiefen Hocke – das heißt, der Po befindet sich auf Höhe oder unterhalb der Knie. So eine halbe Minute halten, dann wieder hoch.

4 Wiederholungen.

***Variante:** In der tiefen Position drehen wir Oberkörper und Arme so weit es geht jeweils 3-mal nach rechts und links und kehren dann in die Ausgangsposition zurück.*

Übung W7:

Schulter

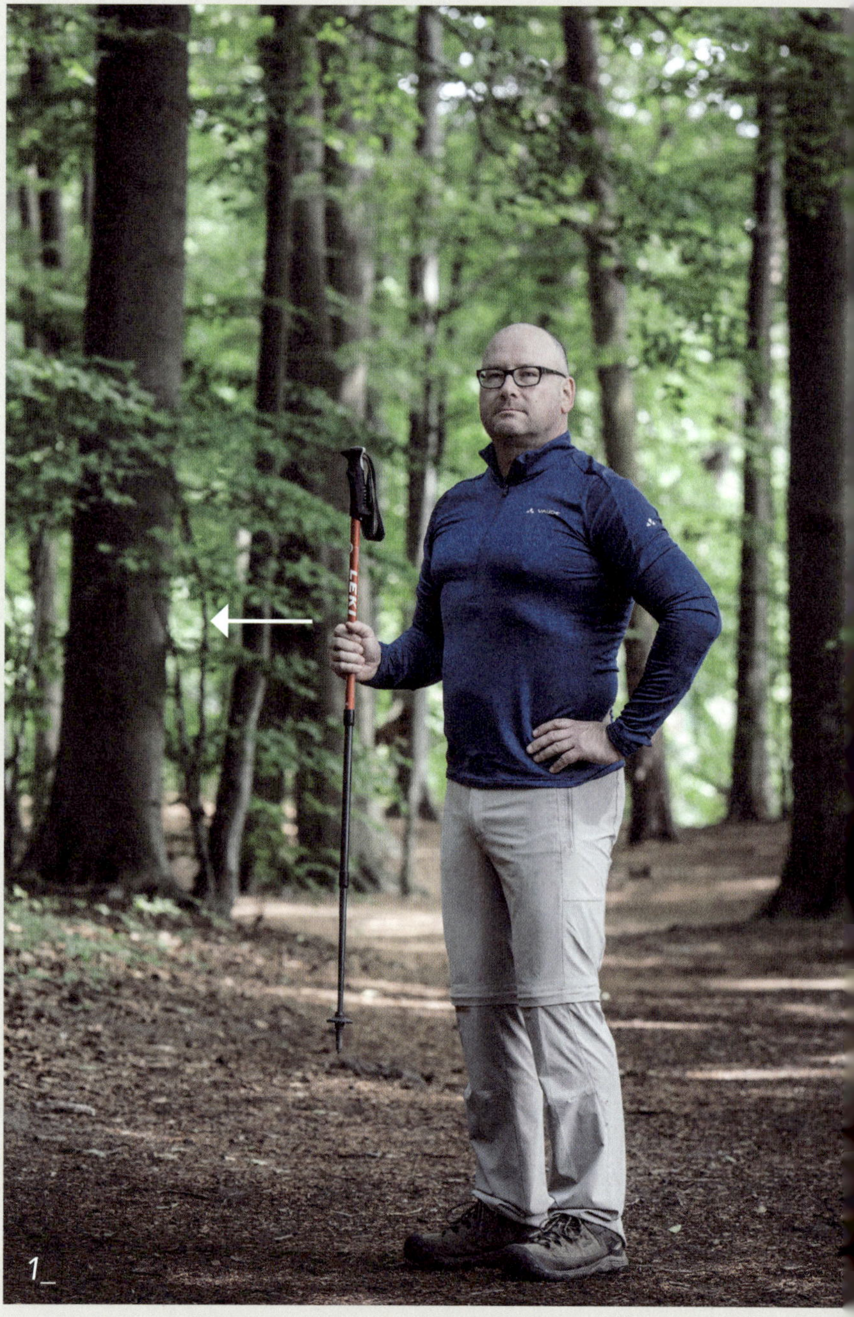

1_

1_Wir stehen hüftbreit auseinander, die Knie sind leicht gebeugt. Den Wanderstock fassen wir mit der rechten Hand in der Mitte ...

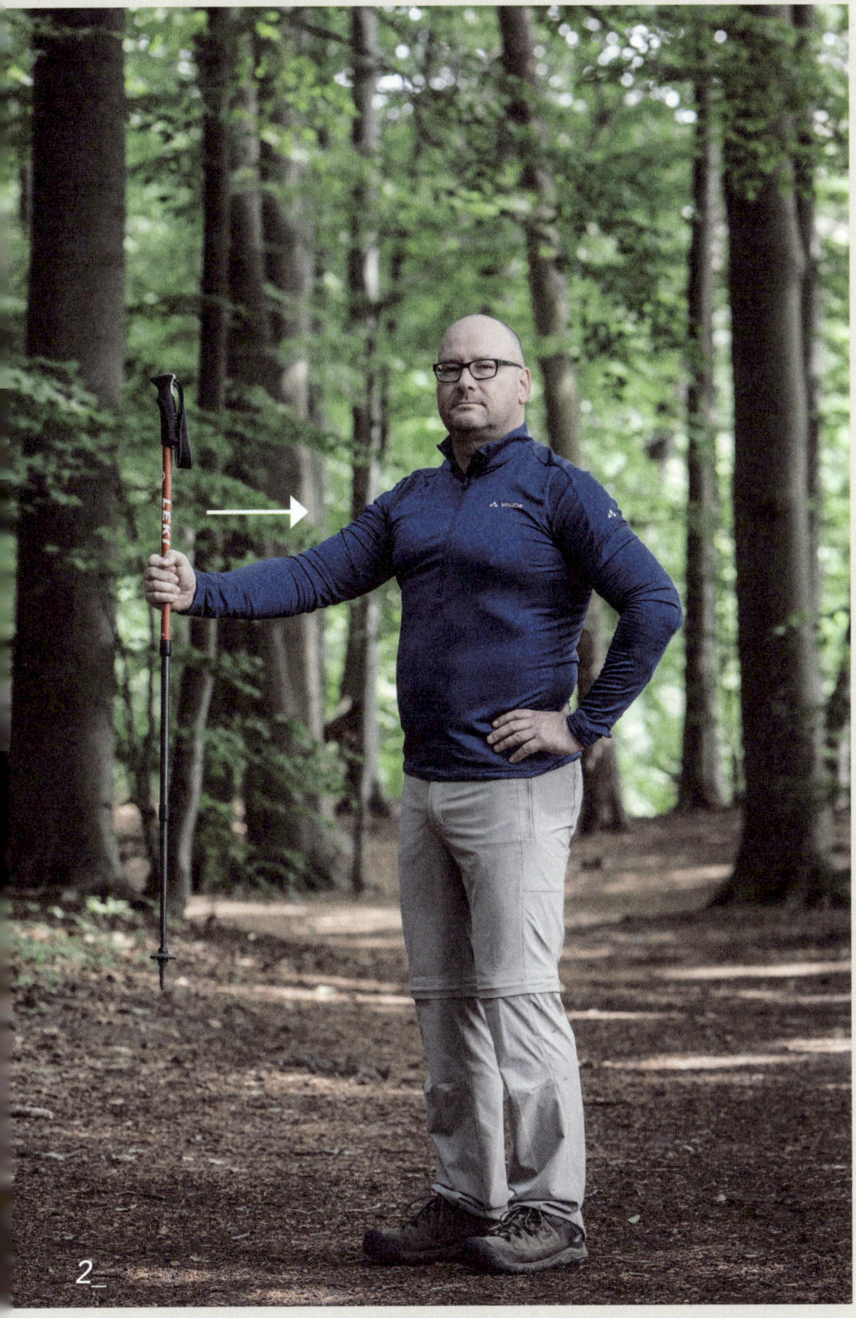

2_... und bewegen ihn nun 10-mal vor und zurück. Dann wechseln wir in die linke Hand.

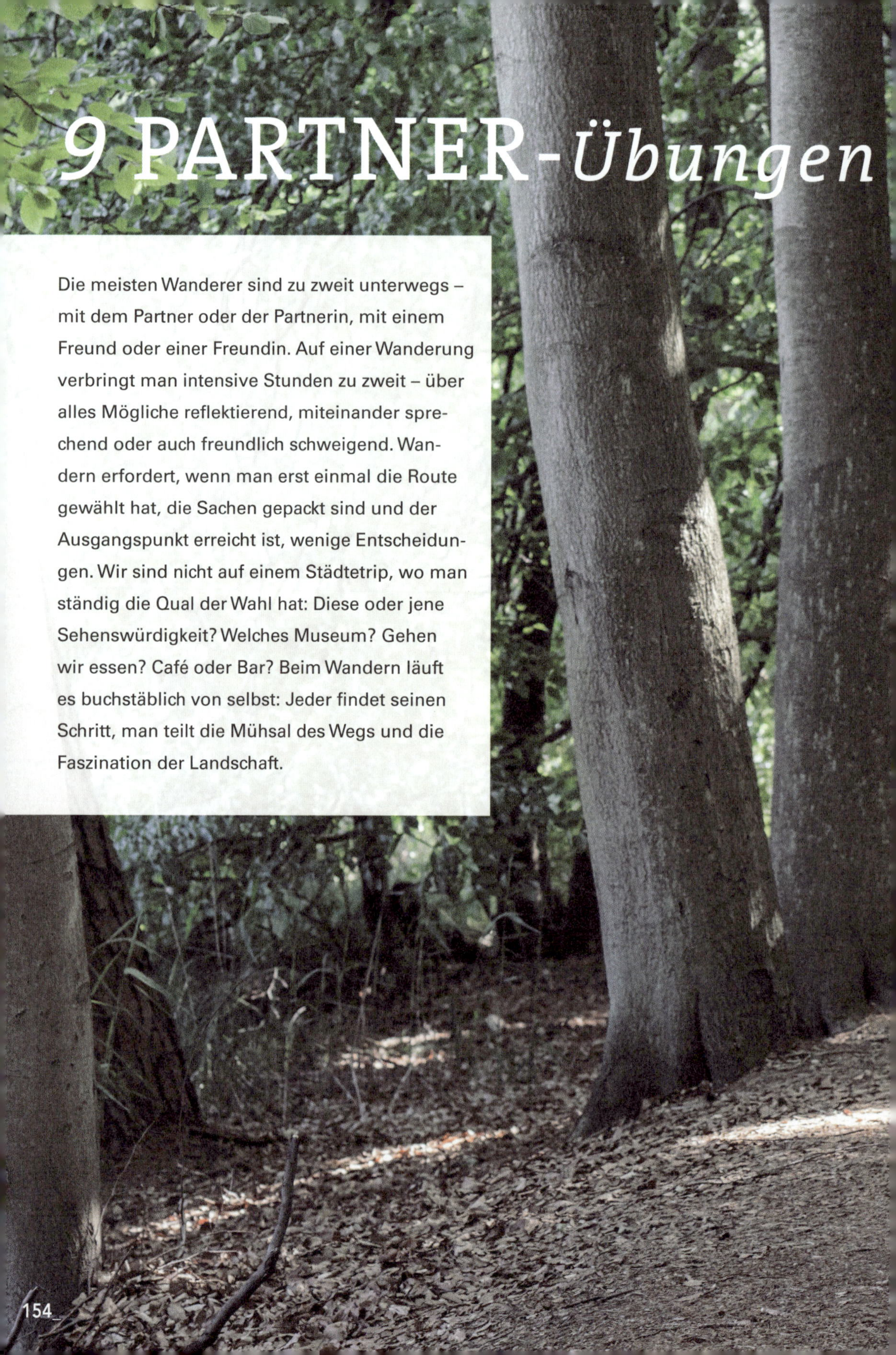

9 PARTNER-*Übungen*

Die meisten Wanderer sind zu zweit unterwegs – mit dem Partner oder der Partnerin, mit einem Freund oder einer Freundin. Auf einer Wanderung verbringt man intensive Stunden zu zweit – über alles Mögliche reflektierend, miteinander sprechend oder auch freundlich schweigend. Wandern erfordert, wenn man erst einmal die Route gewählt hat, die Sachen gepackt sind und der Ausgangspunkt erreicht ist, wenige Entscheidungen. Wir sind nicht auf einem Städtetrip, wo man ständig die Qual der Wahl hat: Diese oder jene Sehenswürdigkeit? Welches Museum? Gehen wir essen? Café oder Bar? Beim Wandern läuft es buchstäblich von selbst: Jeder findet seinen Schritt, man teilt die Mühsal des Wegs und die Faszination der Landschaft.

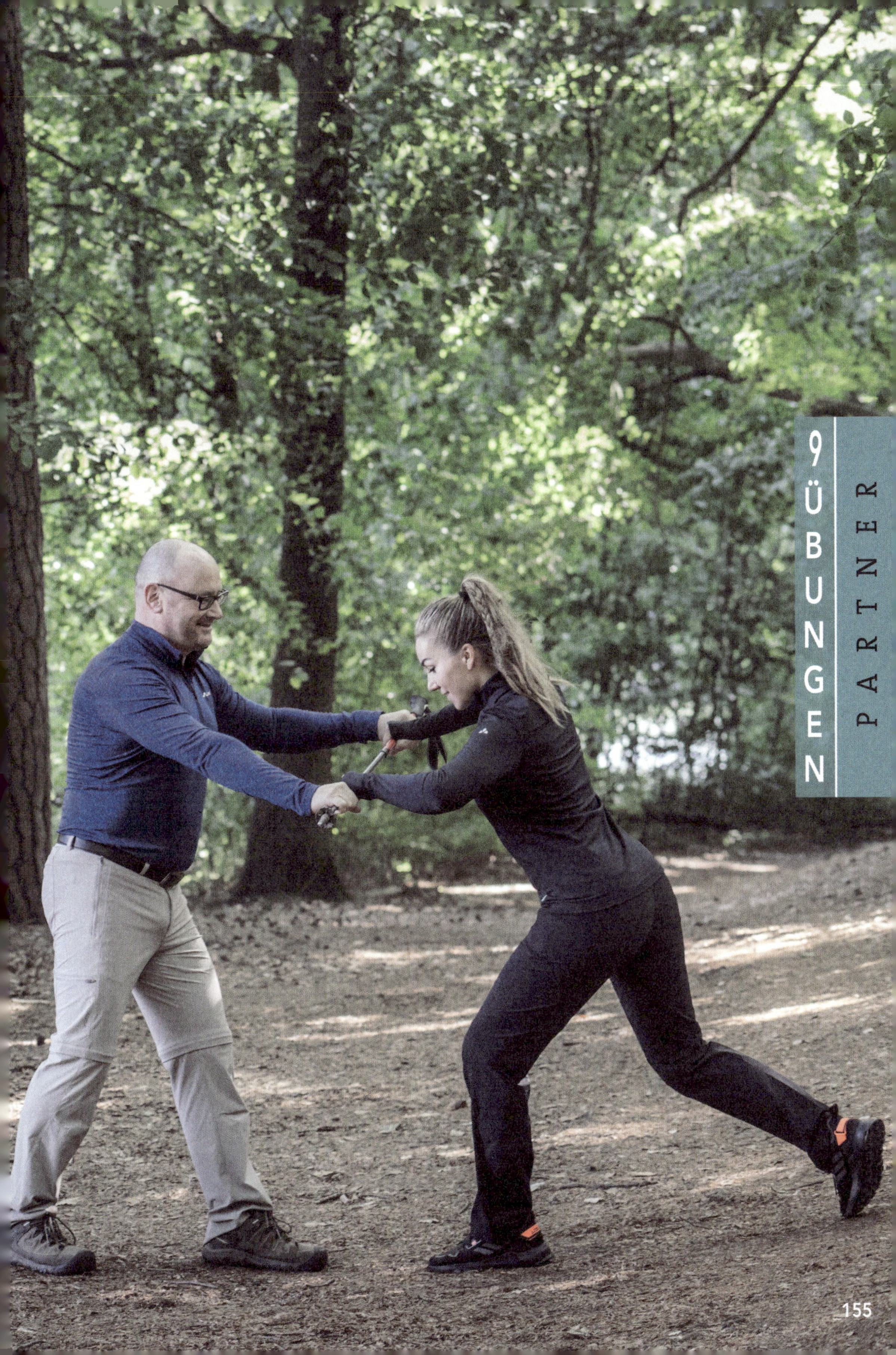

Außerdem ist das Gehen in der Natur eine prima Gelegenheit, um zu lernen, gemeinsam ein Ziel zu erreichen und sich dabei aufeinander zu verlassen. Vielleicht entdecken wir auch unsere Belastungsgrenzen – dann kann ein motivierendes Wort oder eine Umarmung Wunder wirken. Was liegt also näher, auch einige der Übungen im Partnermodus auszuführen? Dabei kommt es nicht auf Anmut und Eleganz an – auf der Wanderung haben wir uns ohnehin schon ungeschminkt kennengelernt: verschwitzt, in unserer ganzen Körperlichkeit mit Harndrang und Hunger, mit Freude über das Erreichte oder Müdigkeit nach dem, was man gemeinsam gemeistert hat. Man kann sich daher gut auf den anderen auch beim Fitnessteil einlassen.

Wichtig ist, dass wir unsere Unterschiede respektieren – im Fitnesslevel, im Können, in der Motivation – und dass wir Ungleichgewichte austarieren. Der Erfahrene sollte Rücksicht auf den Partner nehmen, der Unerfahrene Hilfe und Ratschläge annehmen. Es geht nicht darum, besser zu sein oder mehr zu können. Der Partner kann uns aber durchaus anspornen. In jedem Fall hilft Humor, wenn mal eine Übung nicht so klappt. Das ist nicht schlimm. Wandern ist ein Spiegel der Beziehung zwischen zwei Menschen. Die Art und Weise, wie die folgenden Übungen ausgeführt werden, ist es auch.

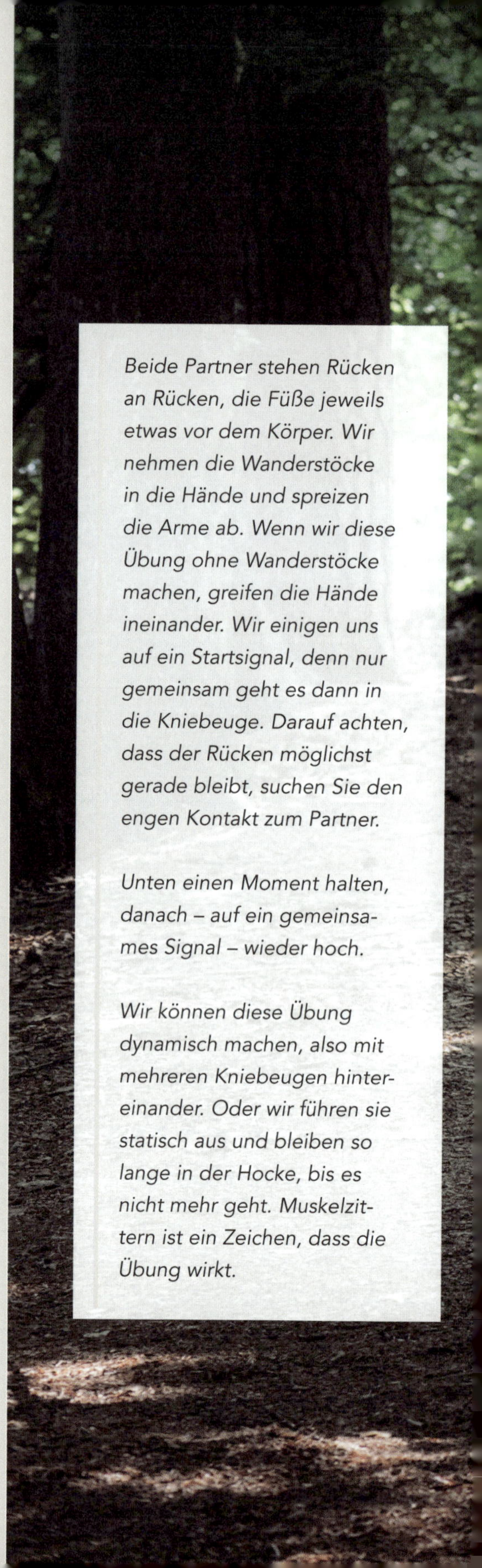

Beide Partner stehen Rücken an Rücken, die Füße jeweils etwas vor dem Körper. Wir nehmen die Wanderstöcke in die Hände und spreizen die Arme ab. Wenn wir diese Übung ohne Wanderstöcke machen, greifen die Hände ineinander. Wir einigen uns auf ein Startsignal, denn nur gemeinsam geht es dann in die Kniebeuge. Darauf achten, dass der Rücken möglichst gerade bleibt, suchen Sie den engen Kontakt zum Partner.

Unten einen Moment halten, danach – auf ein gemeinsames Signal – wieder hoch.

Wir können diese Übung dynamisch machen, also mit mehreren Kniebeugen hintereinander. Oder wir führen sie statisch aus und bleiben so lange in der Hocke, bis es nicht mehr geht. Muskelzittern ist ein Zeichen, dass die Übung wirkt.

Übung P1:

Doppelte Kniebeuge Rücken an Rücken

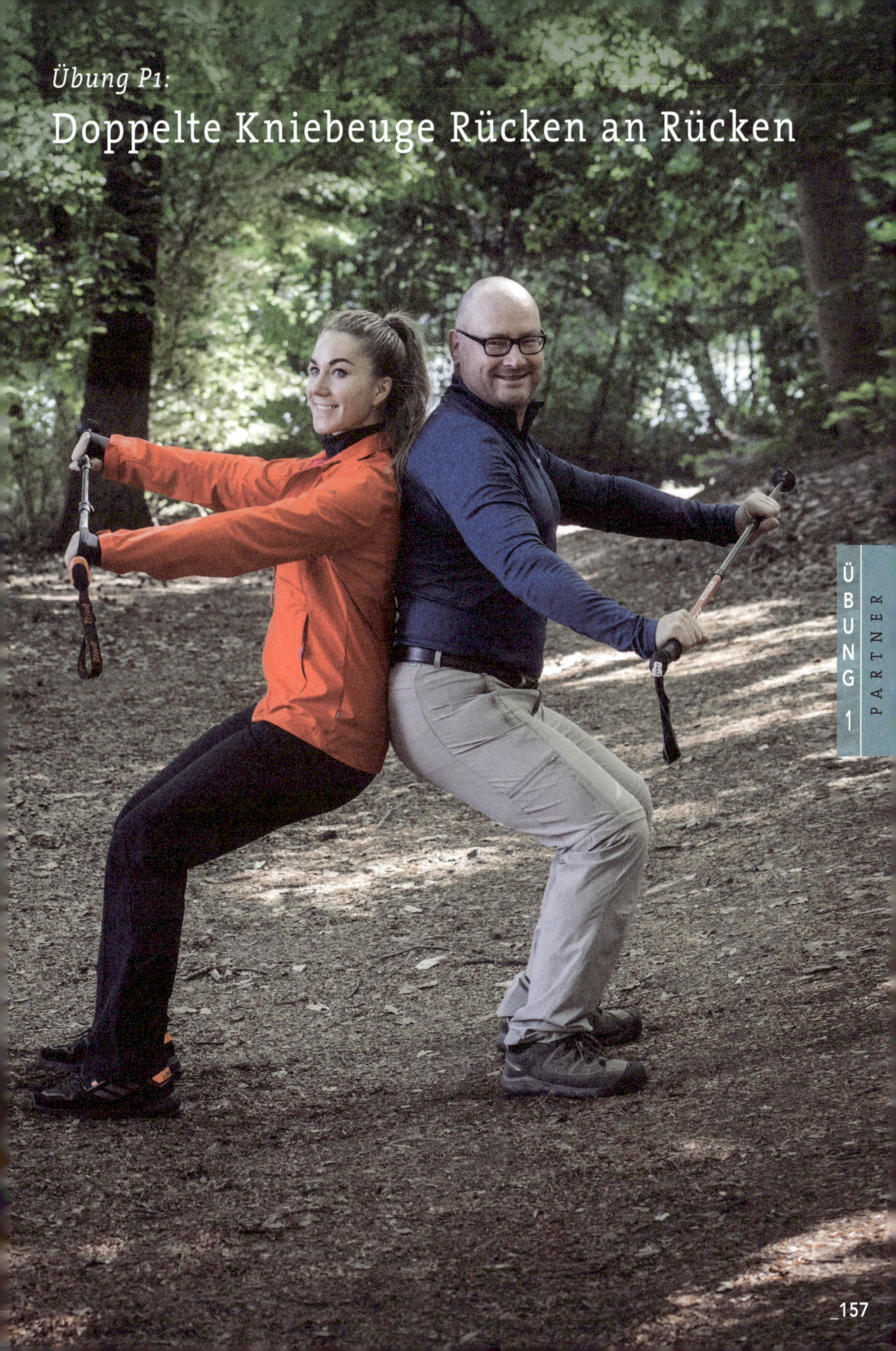

Übung P2:

Doppelte Kniebeuge Auge in Auge

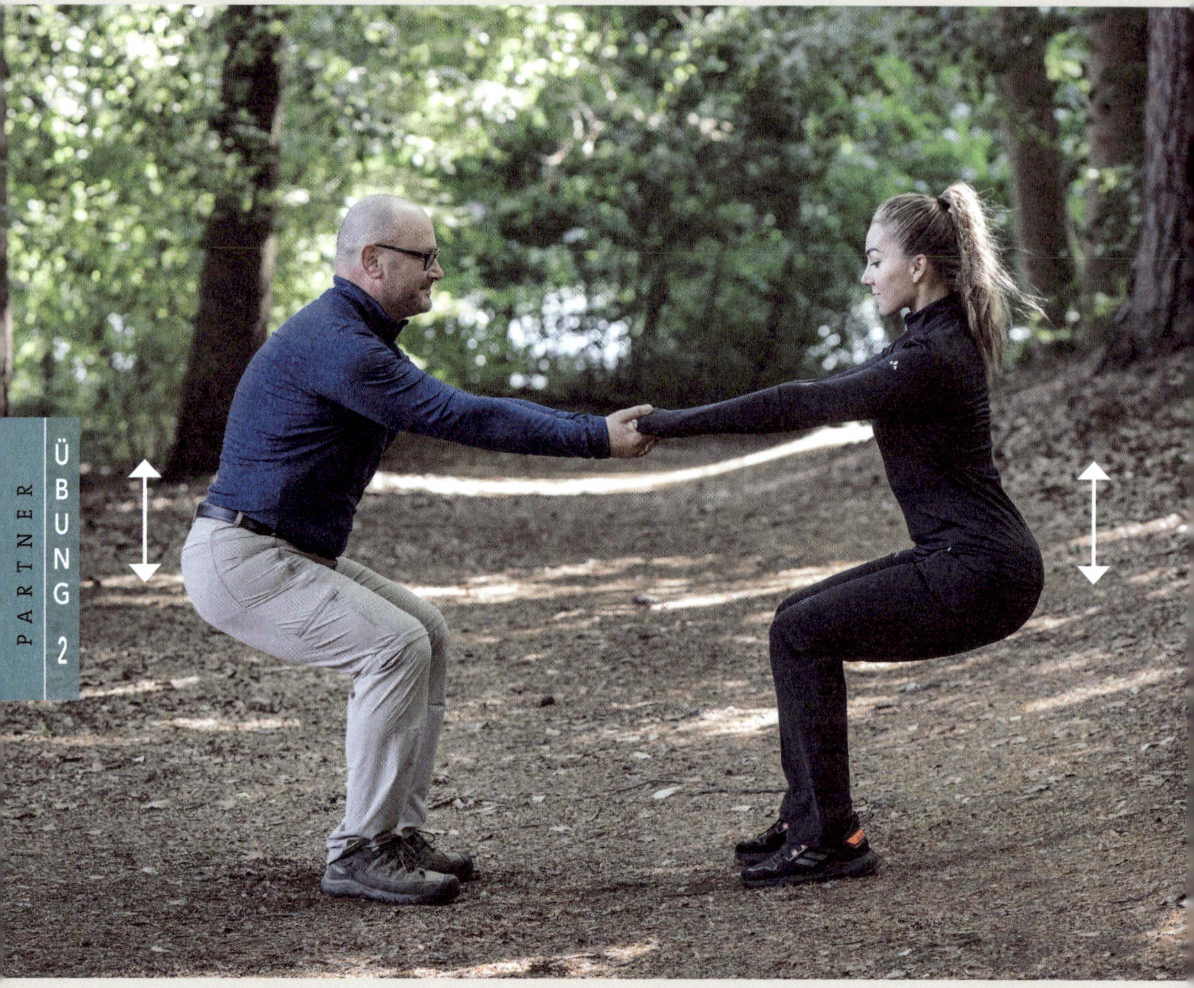

Die Partner stehen sich gegenüber und fassen sich an den Händen. Beide lehnen sich ein wenig nach hinten, sodass einer den anderen hält. Aus dem Stand schieben beide Partner nun gleichzeitig den Po nach hinten und gehen dabei in die Kniebeuge. Dort kurz halten, dann wieder hoch.

Auch hier ist eine dynamische und eine statische Ausführung möglich. Je nachdem, wie tief man die Knie beugt, wird es leichter oder schwerer.

***Variante:** Mit nur einer Hand diagonal gefasst, also rechte Hand/rechte Hand, linke Hand/linke Hand.*

Übung P3:

Hamstring Curl

1_Ein Partner kniet hinter dem anderen, beide blicken in dieselbe Richtung. Der knieende Partner hält sich an den Sprunggelenken des anderen fest.

2_Der vordere Partner spannt die Bauchmuskeln an und lässt sich mit geradem Rücken so weit wie möglich langsam nach vorn sinken. Dann wieder zurück.

Er kann sich auch langsam und kontrolliert in den Liegestütz fallen lassen.

3_Von dort drückt er sich wieder in die Ausgangsposition zurück.

4 Wiederholungen.

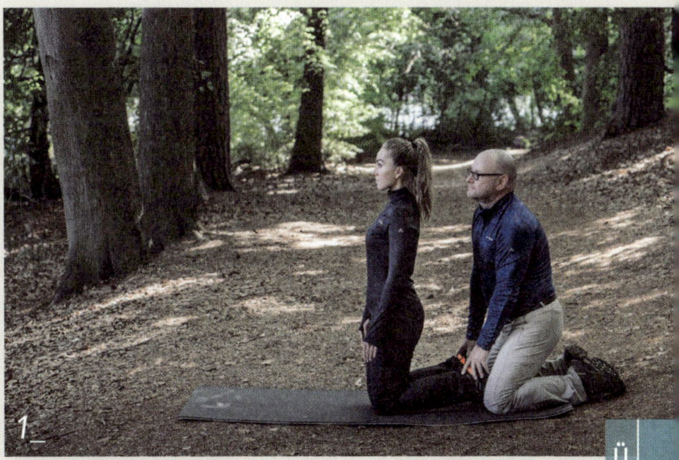

1_

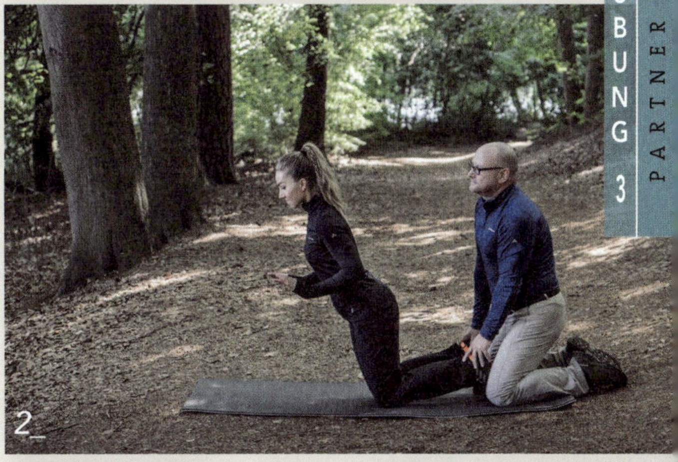

2_

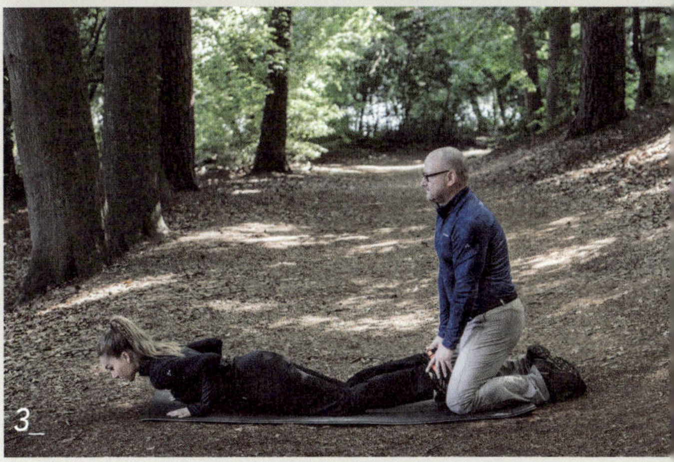

3_

Übung P4:

Reverse Crunch

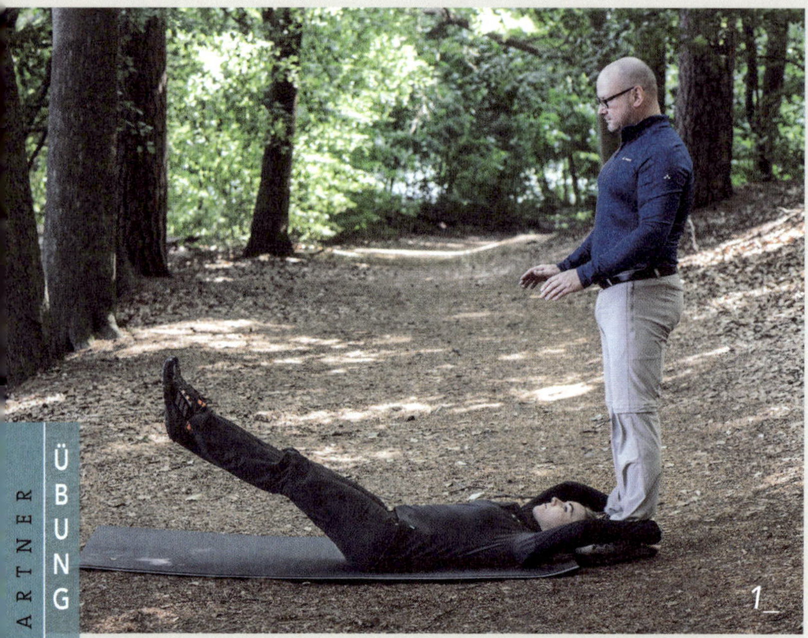

1_

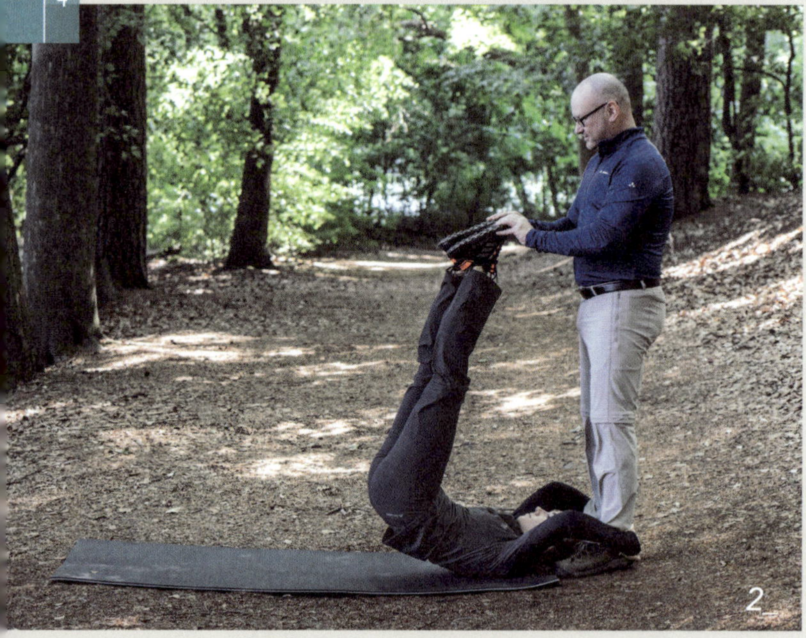

2_

*1*_Ein Partner legt sich auf den Rücken und umfasst die Sprunggelenke des hinter seinem Kopf stehenden Partners.

*2*_Der liegende Partner hebt nun die Füße, bis er die Hände des stehenden Partners berührt. Dann senkt er die Beine wieder ab. Der stehende Partner sollte keinen Schubs geben.

5 Wiederholungen.

Übung P5:

Beinkreisen

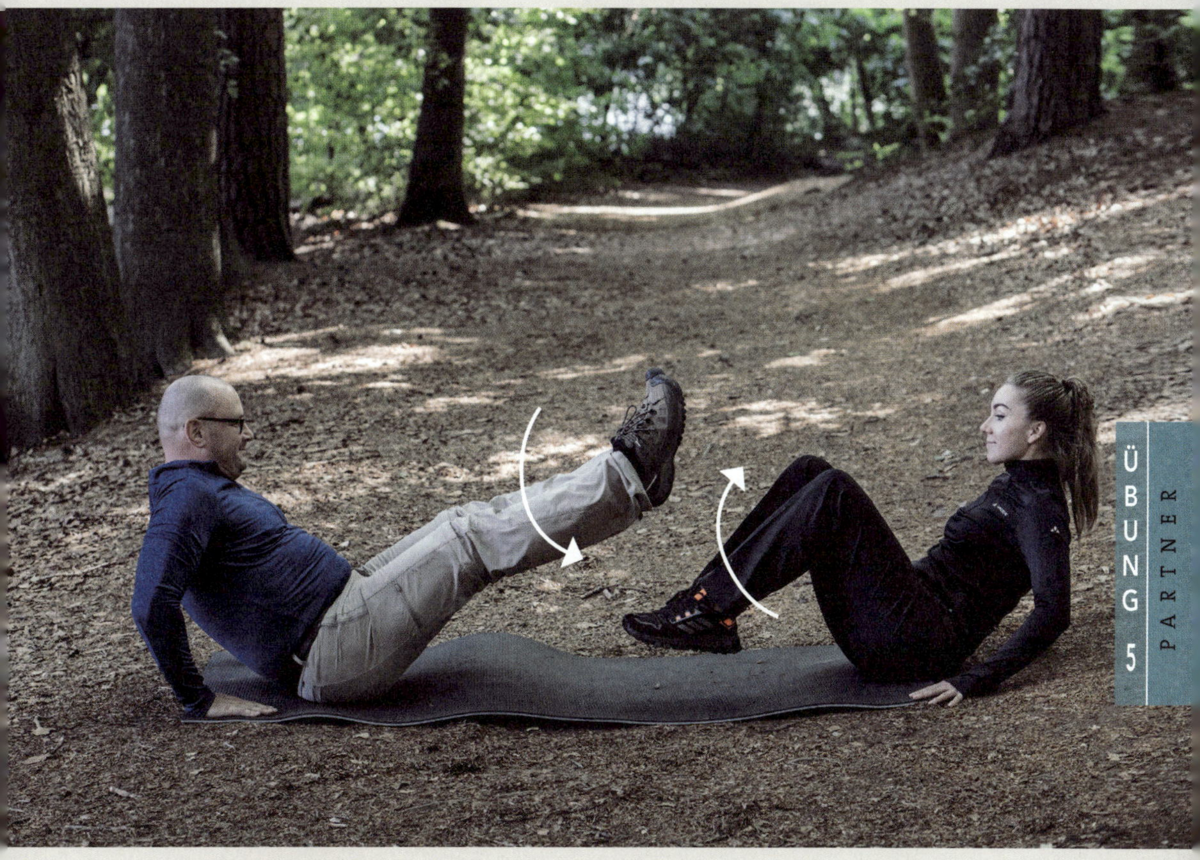

Die Partner sitzen sich frontal gegenüber, spannen den Bauch an und richten sich mit geradem Rücken ein wenig auf. Die Hände stemmen sich gegen den Boden und stützen den Körper. Die Beine anheben. Die Unterschenkel umkreisen die des Partners.

6-mal in die eine Richtung, dann 6-mal in die andere.

Die Übung wird leichter, wenn wir uns statt auf den Händen auf den Unterarmen abstützen. Sie wird schwerer, wenn wir uns gar nicht abstützen.

Übung P6:

Armdrücken

Wir ergreifen gemeinsam in Brusthöhe waagerecht einen Wanderstock und stellen uns in Schrittstellung zueinander auf. Ein Partner versucht nun den Stock kräftig zur Brust des anderen zu drücken, der dagegen hält. Dann den Stock in die Mitte zurückführen.

10-mal drücken, dann ist der Partner dran.

Variante: Die Übung lässt sich auch ohne Wanderstock ausführen, indem wir uns an den Händen fassen.

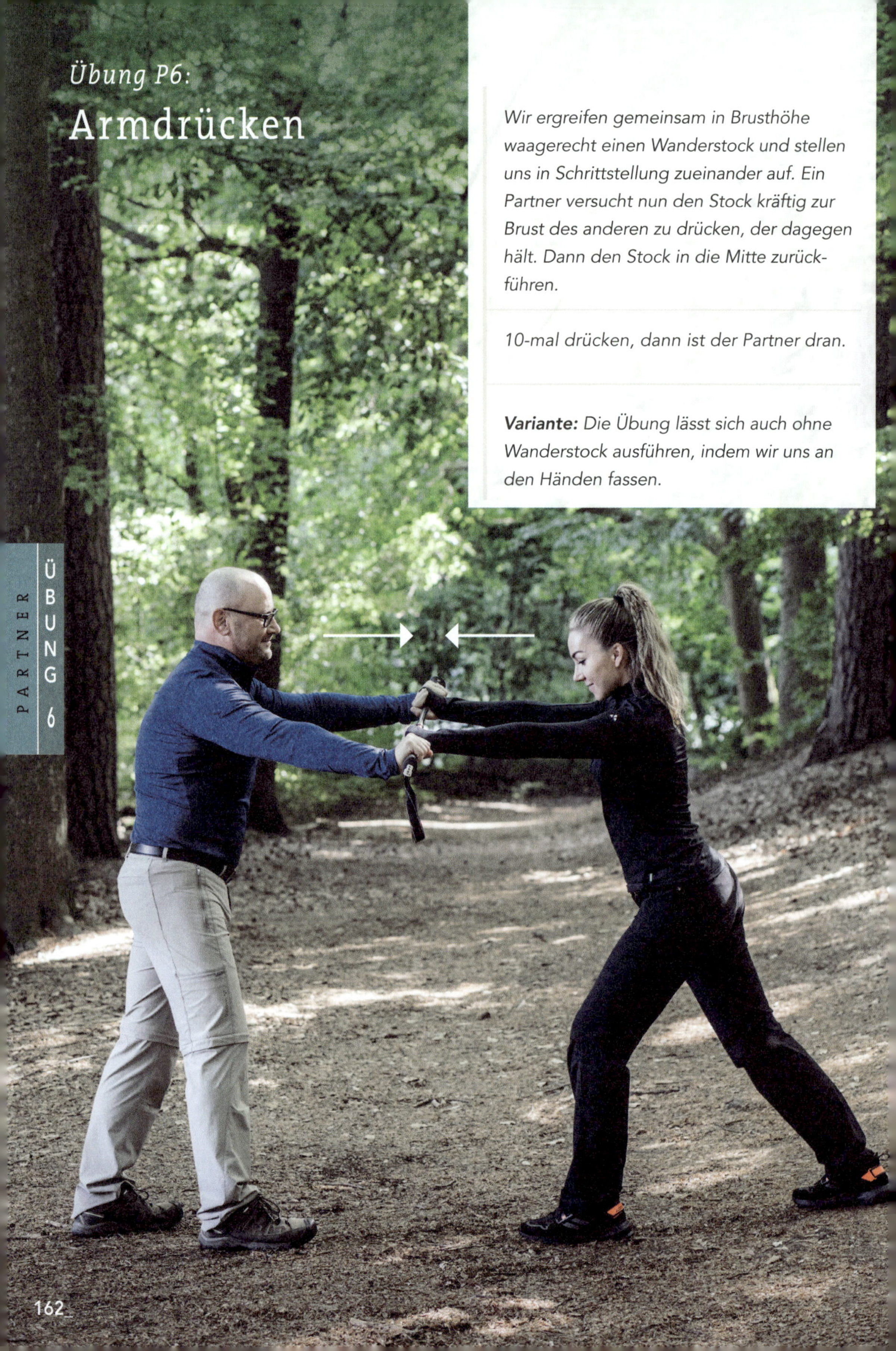

Übung P7:

Armziehen

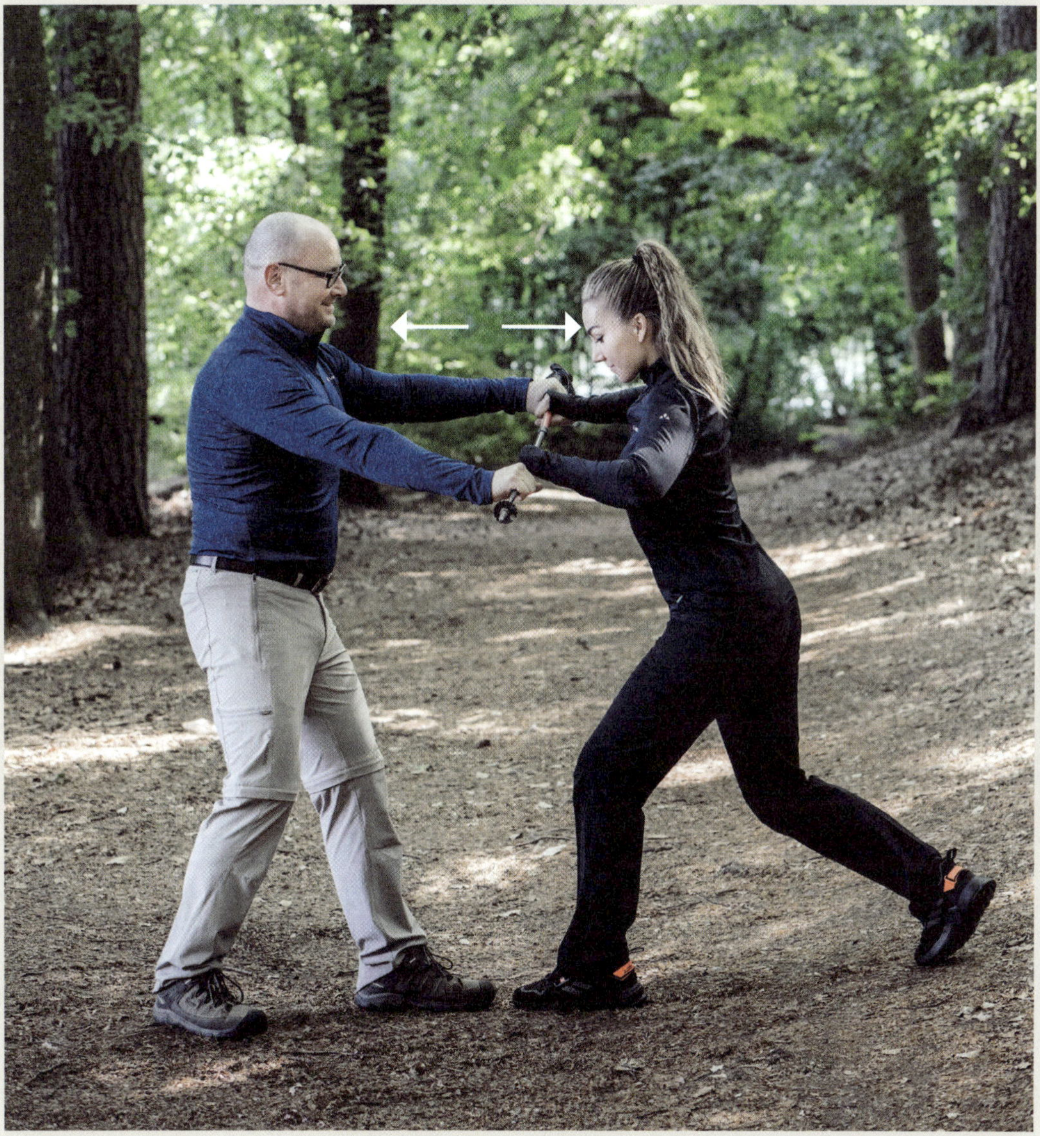

Wie Übung P6, nur dass nun nicht gedrückt, sondern gezogen wird. Das Ziehen sollte nur über die Armmuskulatur erfolgen, nicht durch Gewichtsverlagerung des Oberkörpers.

Übung P8:

Knie-Dip

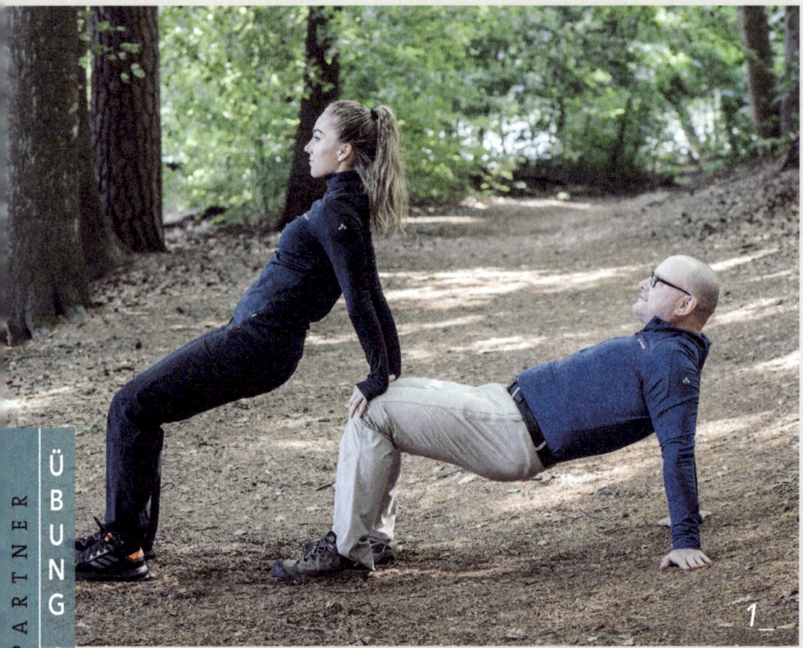
1_

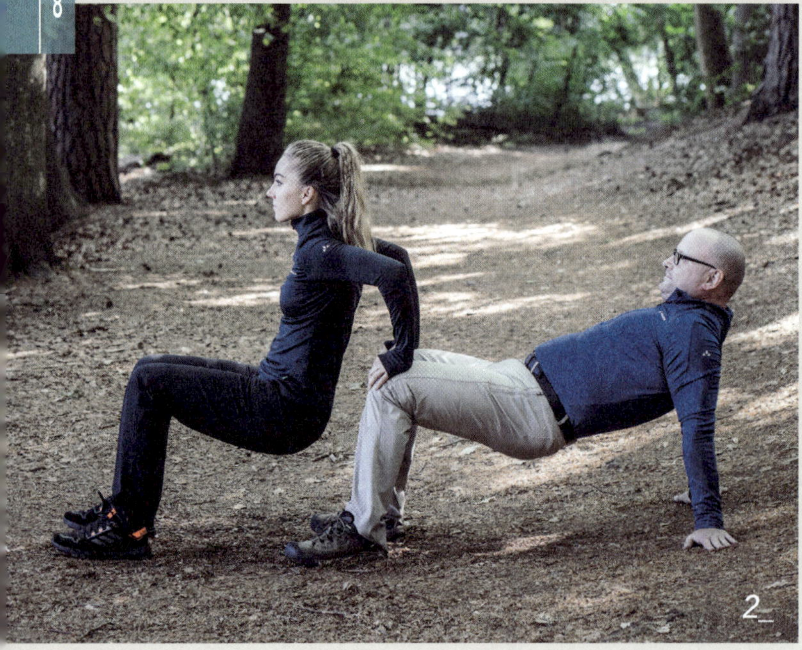
2_

PARTNER ÜBUNG 8

1_Ein Partner liegt auf den Boden, winkelt die Knie an und hebt den Rumpf mit Armen und Beinen an (Tischstellung).

2_Der andere Partner stützt sich nun auf den Knien des »Tischs« ab, senkt den Po bis kurz vor den Boden ab und drückt sich dann wieder hoch (Dip).

5 Wiederholungen, dann Wechsel.

Übung P9:

Up-and-down

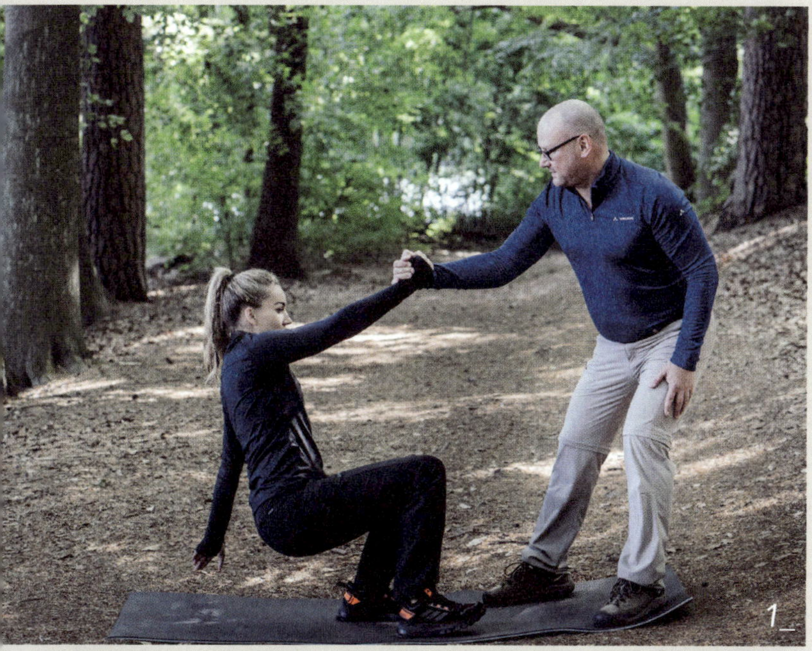

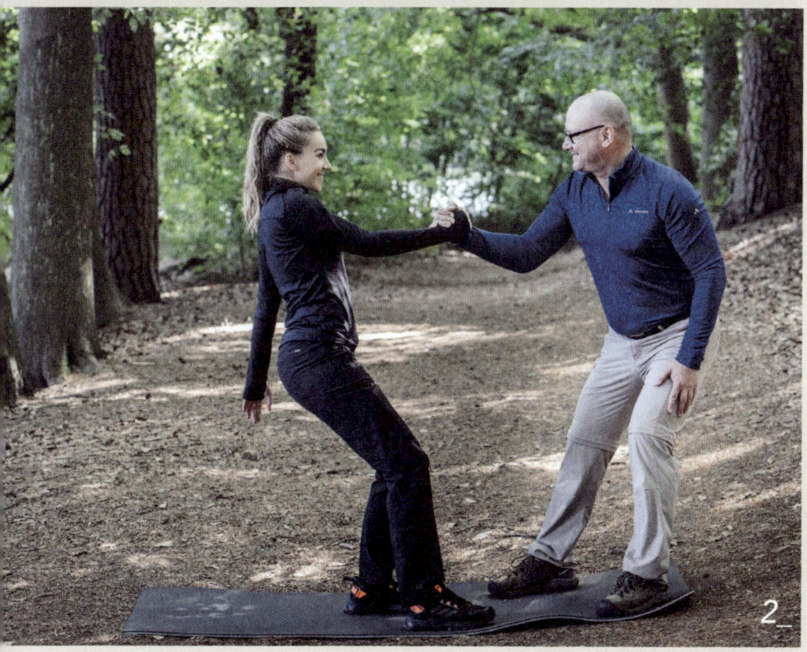

*1*_Die Partner stehen sich in Schrittstellung gegenüber und halten sich mit der jeweils gleichen Hand diagonal fest.

*2*_Nun beugt der eine Partner seine Knie und legt sich auf den Rücken. Der andere Partner hält ihn gut fest und verzögert die Bewegung des Partners. Dann hilft er dem Liegenden durch Zug wieder auf. Keine ruckartigen Bewegungen! Danach Wechsel.

Jeweils 4 Wiederholungen.

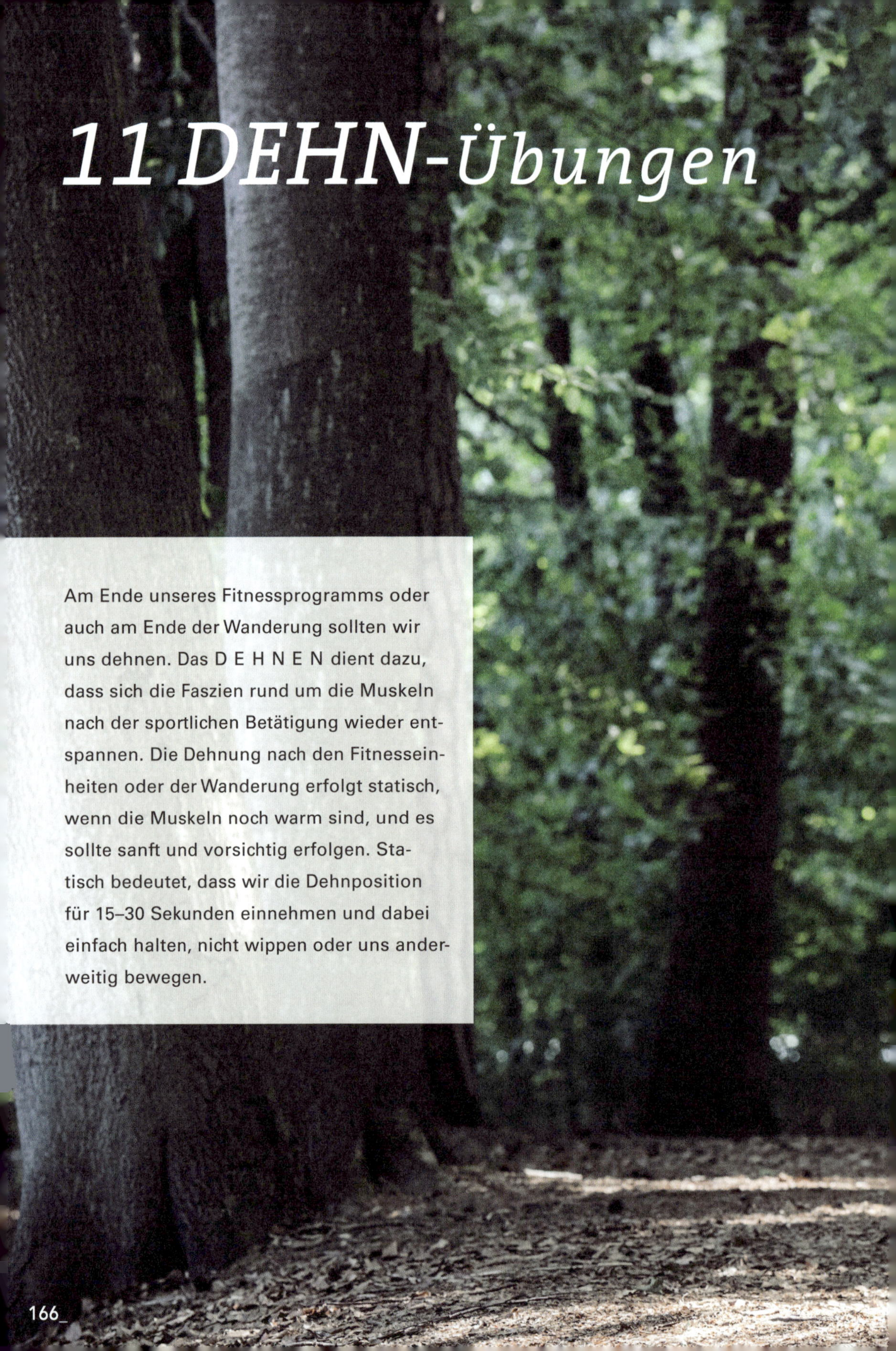

11 DEHN-*Übungen*

Am Ende unseres Fitnessprogramms oder auch am Ende der Wanderung sollten wir uns dehnen. Das D E H N E N dient dazu, dass sich die Faszien rund um die Muskeln nach der sportlichen Betätigung wieder entspannen. Die Dehnung nach den Fitnesseinheiten oder der Wanderung erfolgt statisch, wenn die Muskeln noch warm sind, und es sollte sanft und vorsichtig erfolgen. Statisch bedeutet, dass wir die Dehnposition für 15–30 Sekunden einnehmen und dabei einfach halten, nicht wippen oder uns anderweitig bewegen.

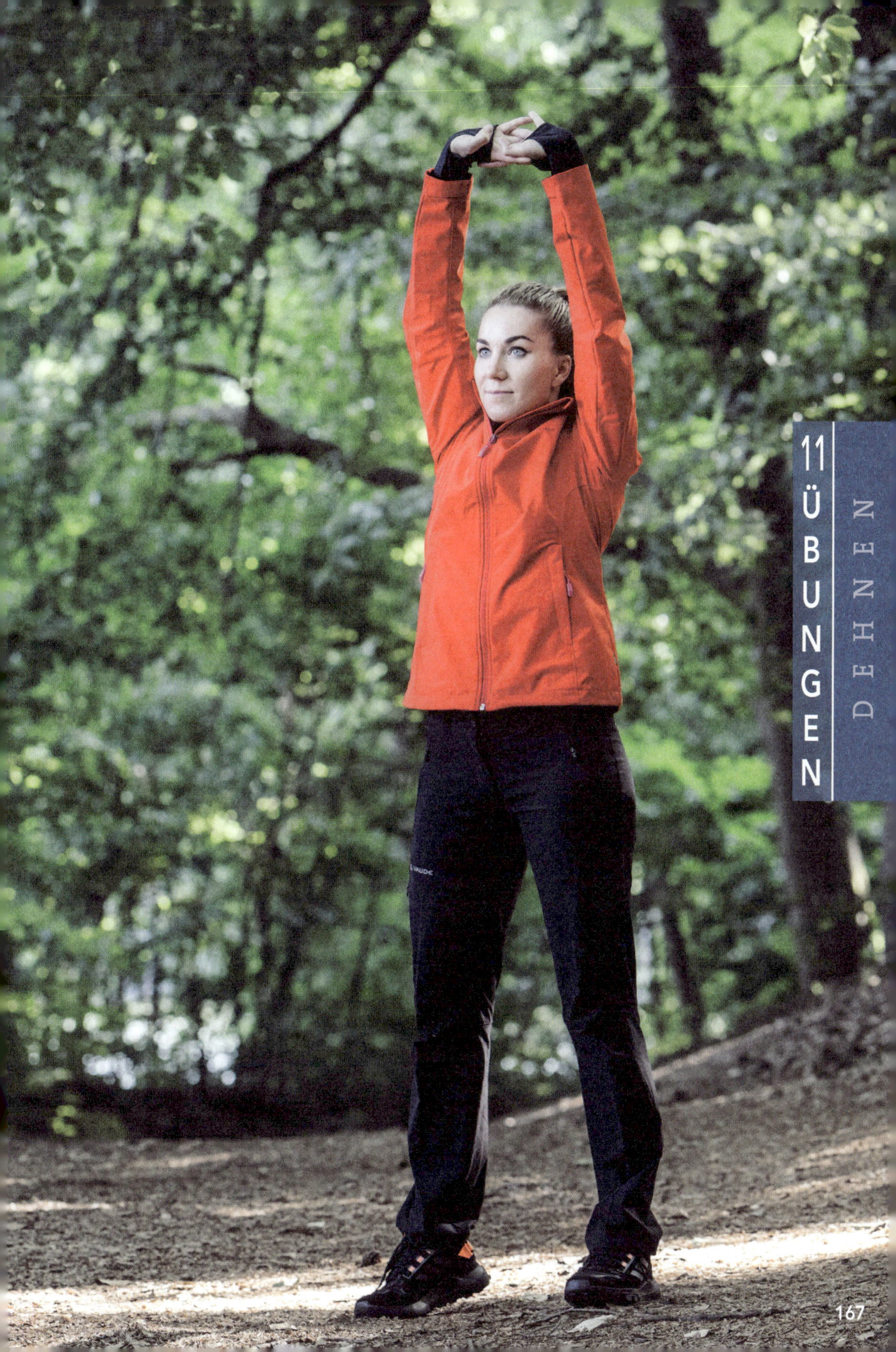

Übung D1:

Waden und Oberschenkel

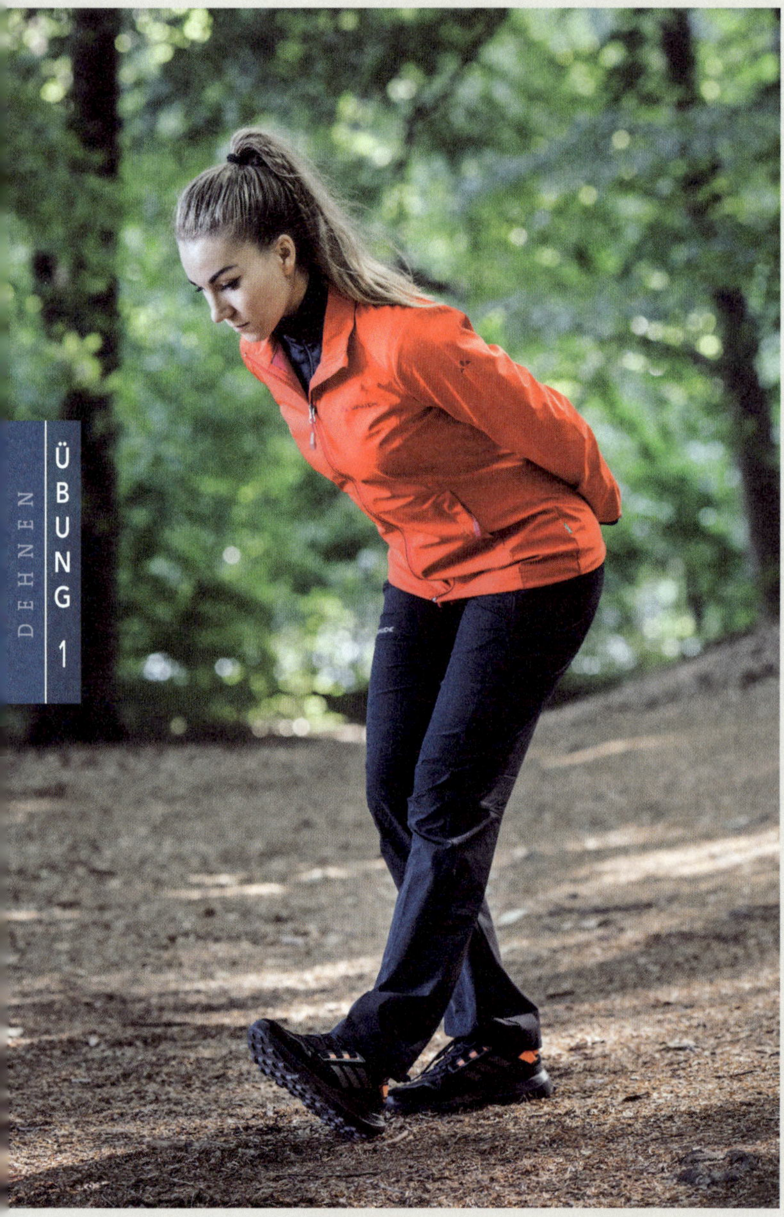

DEHNEN

ÜBUNG 1

Wir stehen aufrecht und stellen eine Ferse soweit vor uns auf, dass beide Oberschenkel noch parallel sind. Das vordere Bein ist gestreckt, das hintere leicht gebeugt. Wir legen beide Hände auf dem Rücken ab und gehen mit dem Oberkörper soweit nach vorn, bis wir in der Oberschenkelrückseite und in der Wade des gestreckten Beins die Dehnung spüren.

So halten, dann das Bein wechseln.

Übung D2:

Vorderer Oberschenkel

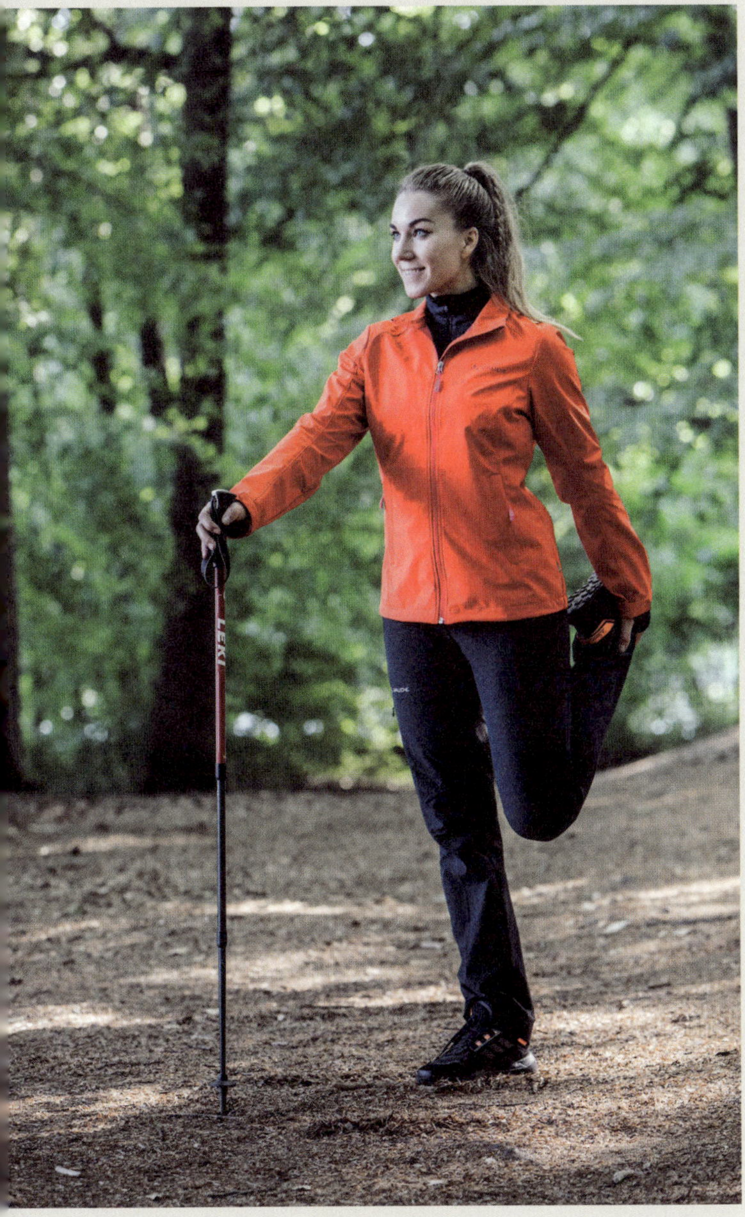

Wir stehen aufrecht und nehmen einen sicheren Einbeinstand ein. Dabei können wir uns auch an einem Baum, auf dem Wanderstock oder beim Partner abstützen. Nun ziehen wir die Ferse langsam bis zum Po und fassen dabei das Hosenbein oder den Fuß. Die Knie bleiben auf einer Höhe. Wir spüren die Dehnung in der Oberschenkelvorderseite des angewinkelten Beins.

Wechsel.

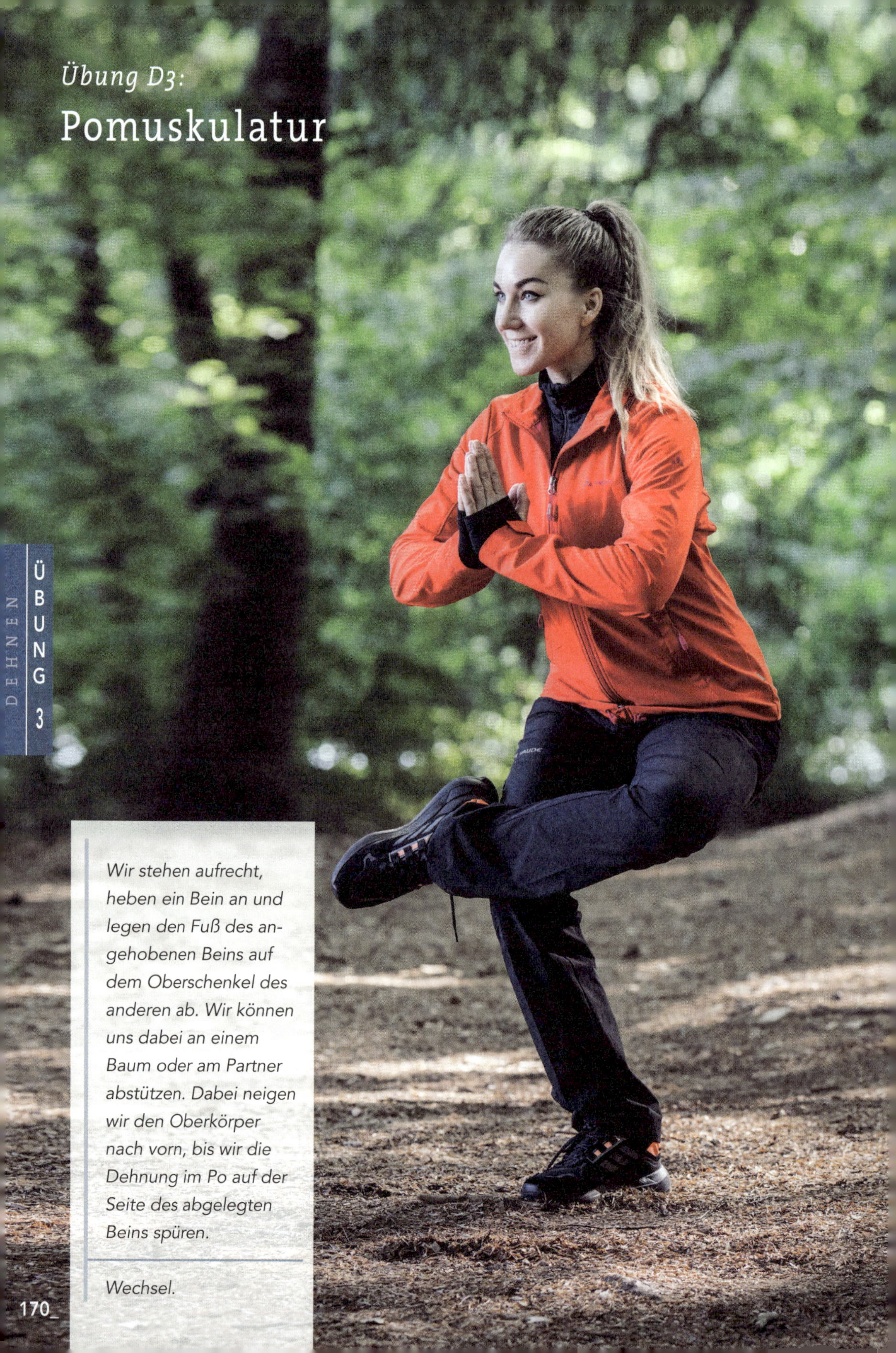

Übung D3:

Pomuskulatur

Wir stehen aufrecht, heben ein Bein an und legen den Fuß des angehobenen Beins auf dem Oberschenkel des anderen ab. Wir können uns dabei an einem Baum oder am Partner abstützen. Dabei neigen wir den Oberkörper nach vorn, bis wir die Dehnung im Po auf der Seite des abgelegten Beins spüren.

Wechsel.

Übung D4:

Hüftbeuger

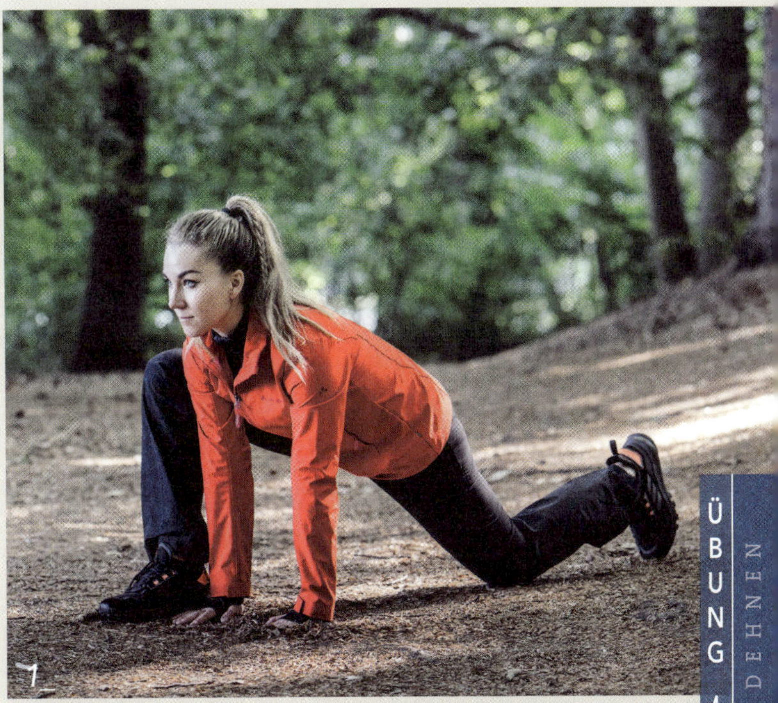

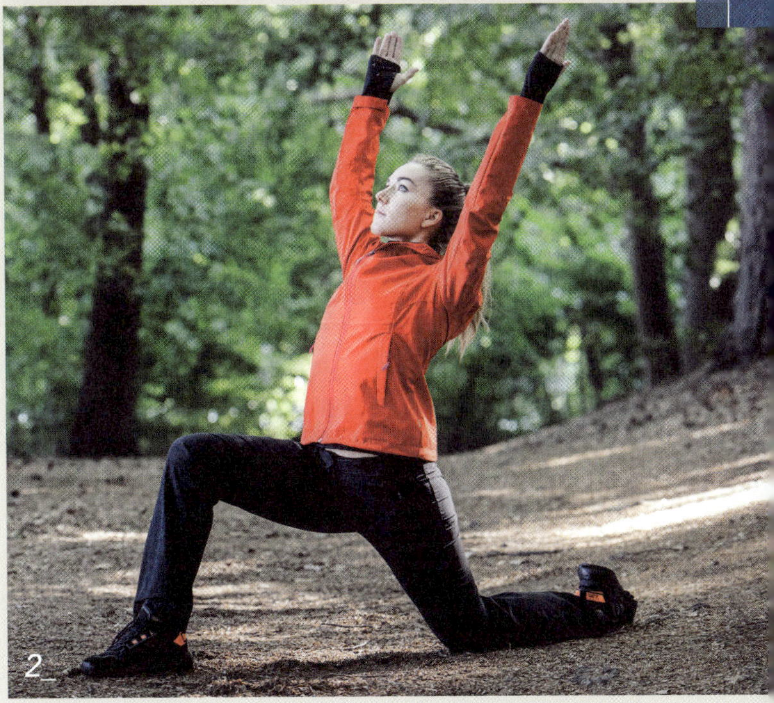

1_Wir machen einen weiten Ausfallschritt, bis das hintere Knie den Boden berührt. Nun bringen wir den Oberkörper parallel zum vorderen Oberschenkel und schieben das Becken nach vorn, bis wir die Dehnung im hinteren Bein spüren.

2_Wir können anschließend zusätzlich den Oberkörper aufrichten und mit angespanntem Bauch in eine leichte Rückbeuge führen. Die Arme strecken wir dabei in die Höhe.

Beinwechsel.

Übung D5:

Rumpfmuskulatur

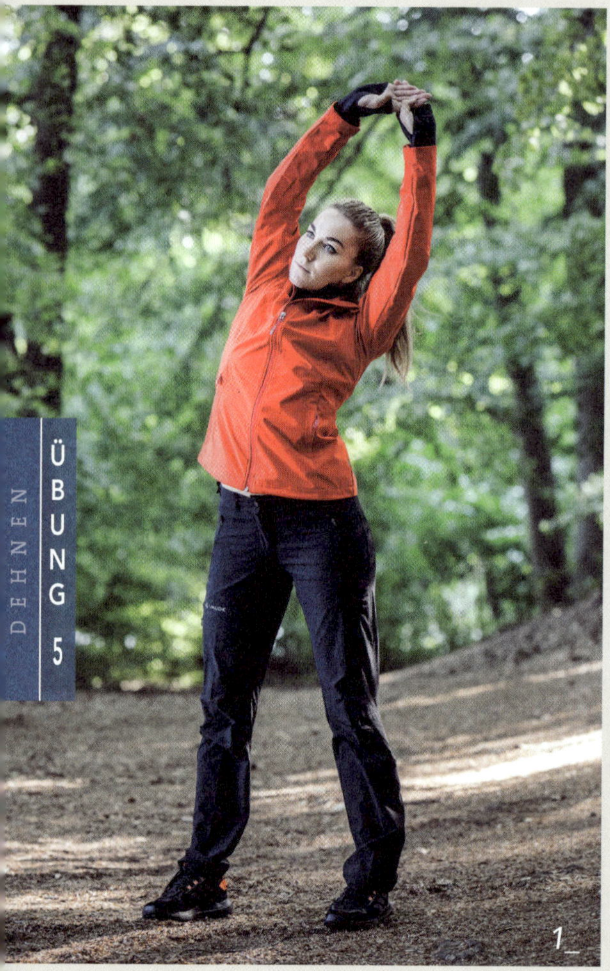

1_

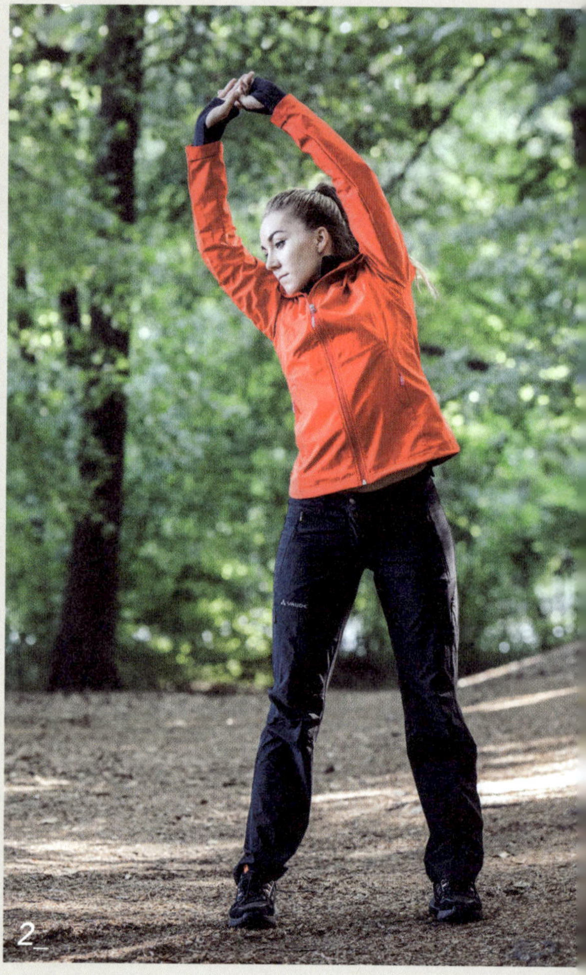

2_

1_Wir nehmen einen aufrechten Stand ein und strecken die Arme nach oben. Eine Hand greift die andere. Nun neigen wir den Oberkörper seitlich nach links. Der rechte Arm hilft mit leichtem Zug. In dieser Position halten, ...

2_... dann Seitenwechsel.

Variante: Mehr als schulterbreiter Stand, eine Hand auf dem Oberschenkel ablegen, den anderen Arm in die Höhe heben und über den Kopf zur Seite der abgelegten Hand strecken. Der Oberkörper sollte keine Ausweichbewegung nach vorn oder hinten machen.

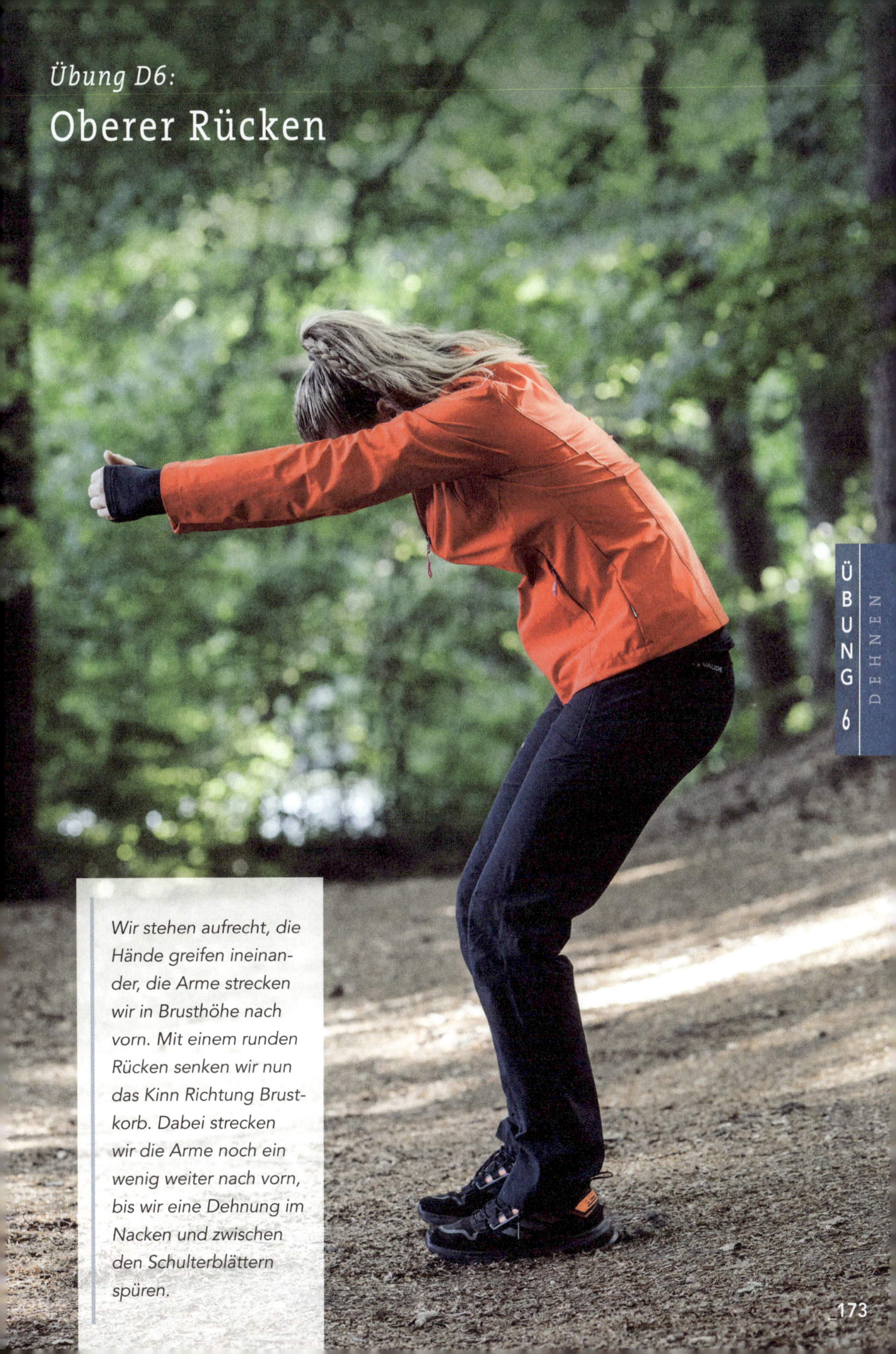

Übung D6:

Oberer Rücken

Wir stehen aufrecht, die Hände greifen ineinander, die Arme strecken wir in Brusthöhe nach vorn. Mit einem runden Rücken senken wir nun das Kinn Richtung Brustkorb. Dabei strecken wir die Arme noch ein wenig weiter nach vorn, bis wir eine Dehnung im Nacken und zwischen den Schulterblättern spüren.

Übung D7:

Brustmuskulatur

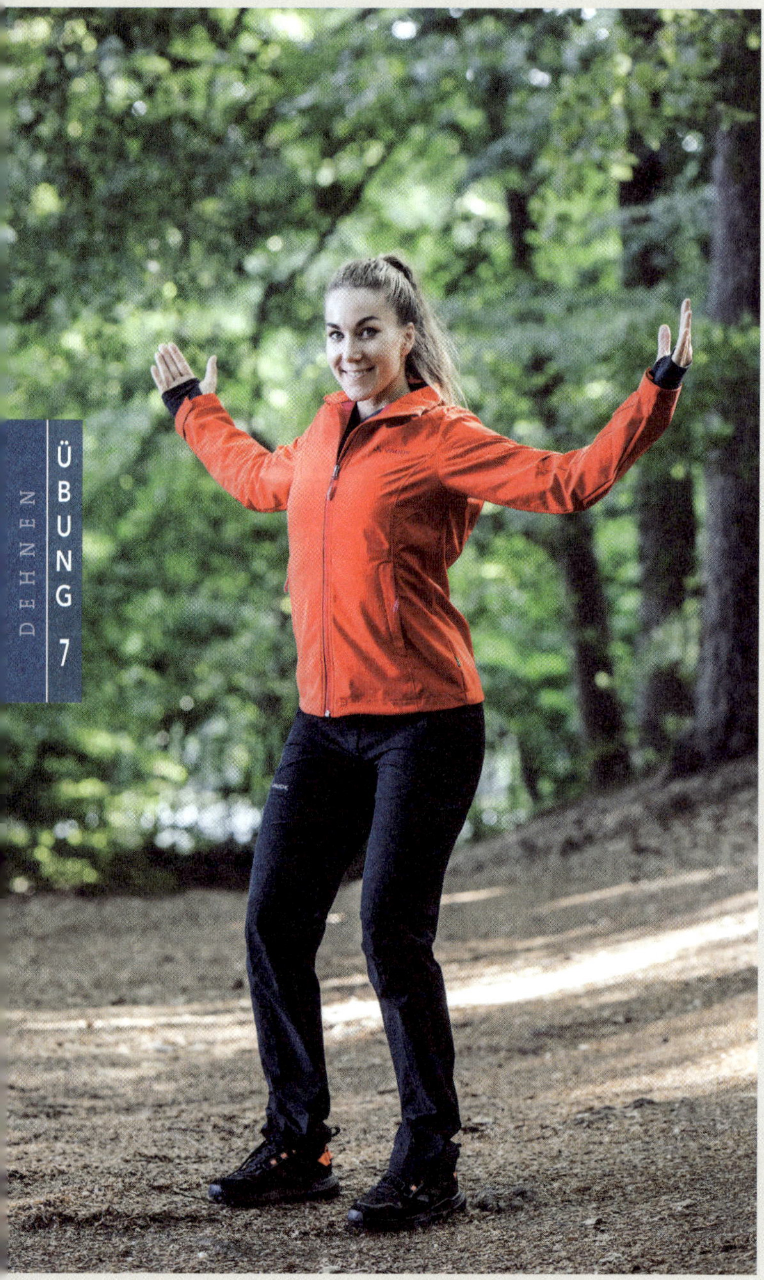

DEHNEN ÜBUNG 7

Wir stehen aufrecht, die Beine hüftbreit auseinander. Der Oberkörper ist ganz leicht nach vorn gebeugt. Wir schieben das Brustbein nach vorn oben und die gestreckten und leicht gebeugten Arme nach hinten, bis wir in der Brustmuskulatur die Dehnung spüren.

Je mehr wir die Schulterblätter zusammenziehen und das Brustbein nach vorn schieben, desto intensiver wird die Dehnung. Indem wir die Arme niedriger oder höher halten, sprechen wir die verschiedenen Anteile der Brustmuskeln stärker an.

***Variante:** Wir stehen neben einem Baum, die Knie sind leicht gebeugt. Ellbogen und Unterarm liegen am Baum an und bilden einen rechten Winkel. Nun drehen wir den Oberkörper leicht vom Arm weg nach schräg vorn. Dabei gehen wir nicht ins Hohlkreuz. Die Dehnung ist in der Brustmuskulatur zu spüren. Dann die Seite wechseln.*

Übung D8:

Trizeps

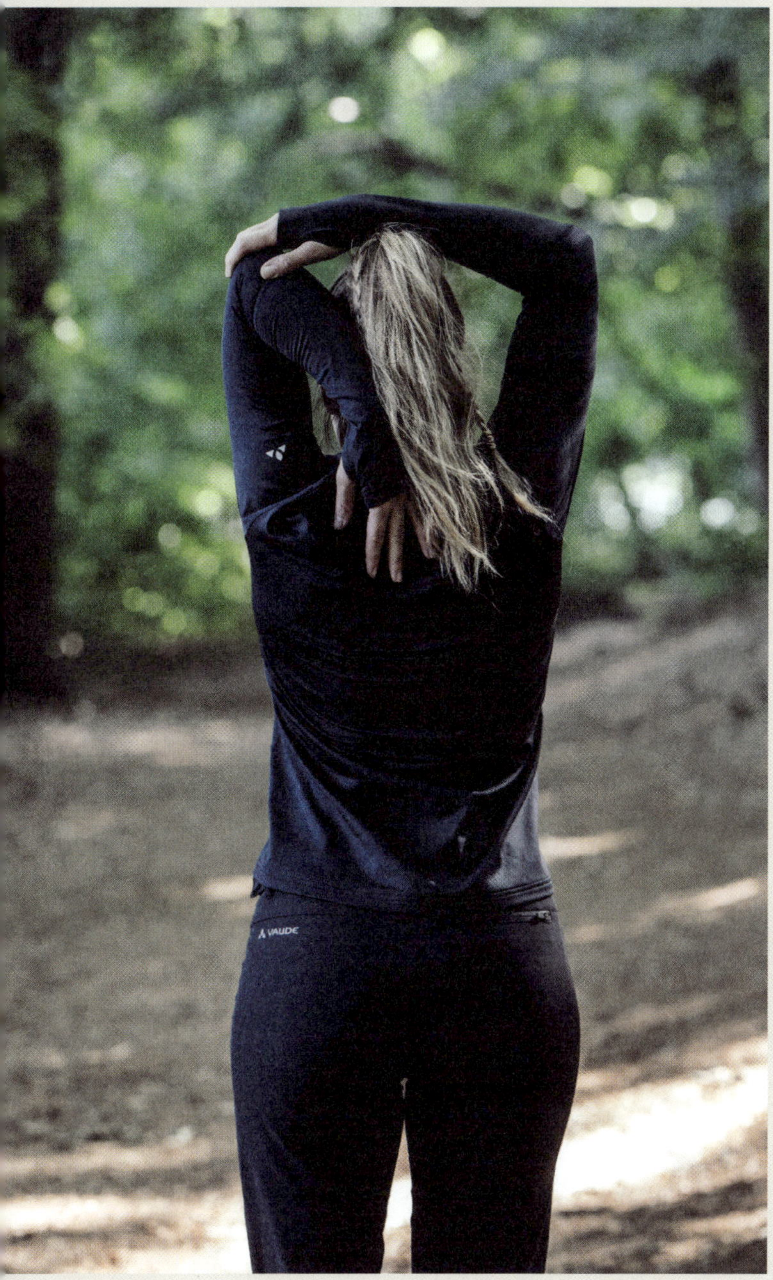

Wir stehen aufrecht und halten den linken Arm neben dem Kopf hoch. Wir beugen den Ellbogen und legen die Hand hinter dem Kopf zwischen die Schulterblätter. Mit der rechten Hand fassen wir den linken Ellbogen und ziehen diesen leicht nach innen unten, sodass die rechte Hand an der Wirbelsäule ein wenig nach unten wandert. Dann neigen wir den Oberkörper zur gegenüberliegenden Seite und spüren die Dehnung in der rechten Oberarmrückseite, dem Trizeps.

Wechsel zum anderen Arm.

Übung D9:

Schulter und Brust

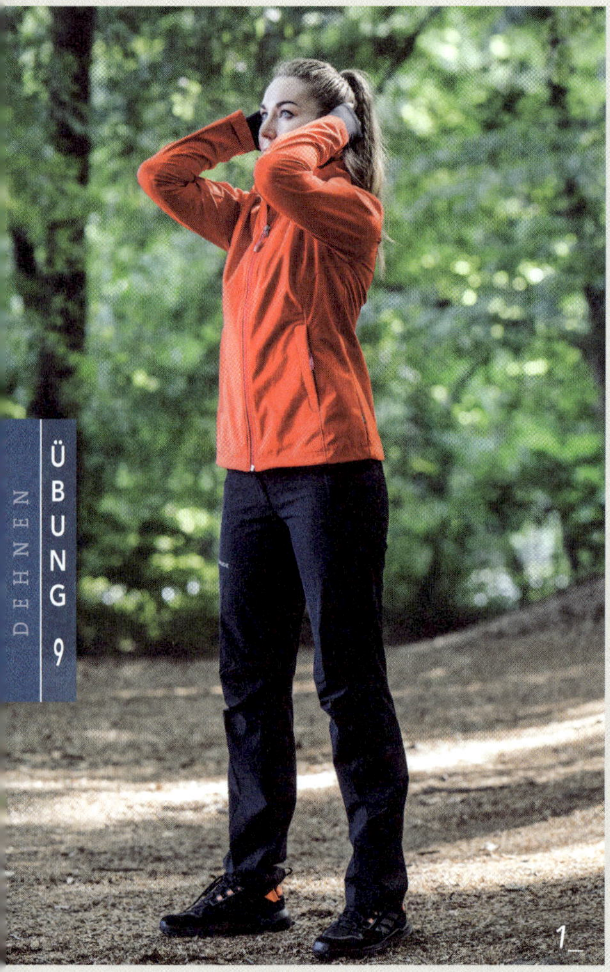

1_

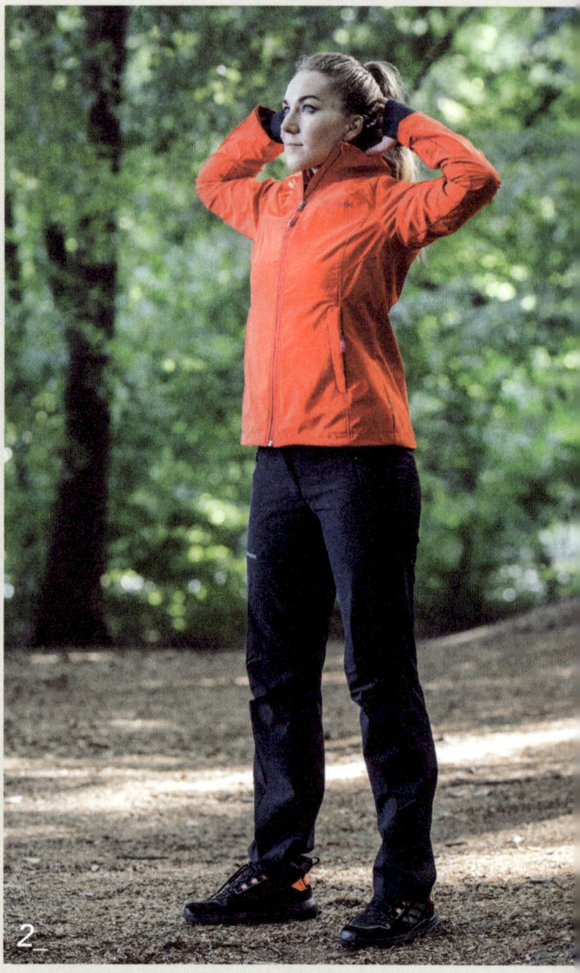

2_

DEHNEN ÜBUNG 9

1_Wir stehen im schulterbreiten Stand und legen die verschränkten Hände am Hinterkopf ab. Die Ellbogen zeigen nach vorn in Blickrichtung. Der Kopf ist aufrecht in Verlängerung der Wirbelsäule. Keinen Druck auf den Kopf ausüben und Hohlkreuz vermeiden!

2_Nun bewegen wir die Ellbogen nach außen und nach hinten, bis wir die Dehnung in der Brustmuskulatur spüren.

Variante: *Im schulterbreiten Stand heben wir die Ellbogen bis auf Schulterhöhe an und richten die Unterarme senkrecht auf. Die Arme bilden jetzt ein U. Nun stellen wir uns vor, dass wir die Schulterblätter in die Potaschen schieben: die Schulterblätter werden zusammengezogen und die Ellbogen nach hinten und nach unten.*

Übung D10:

Nacken

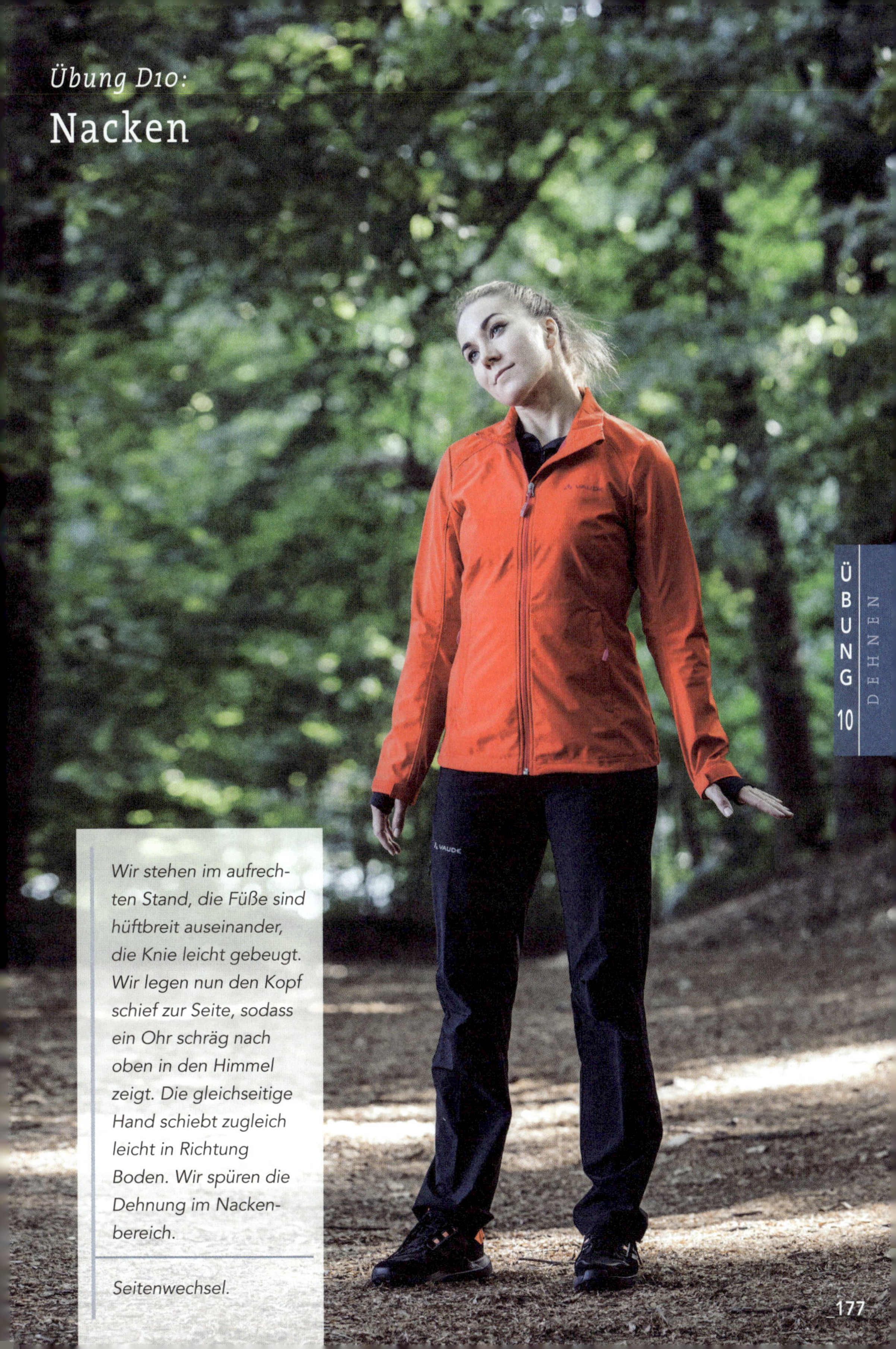

Wir stehen im aufrechten Stand, die Füße sind hüftbreit auseinander, die Knie leicht gebeugt. Wir legen nun den Kopf schief zur Seite, sodass ein Ohr schräg nach oben in den Himmel zeigt. Die gleichseitige Hand schiebt zugleich leicht in Richtung Boden. Wir spüren die Dehnung im Nackenbereich.

Seitenwechsel.

Übung D11 :

Arme, Schulter, Hände und Finger

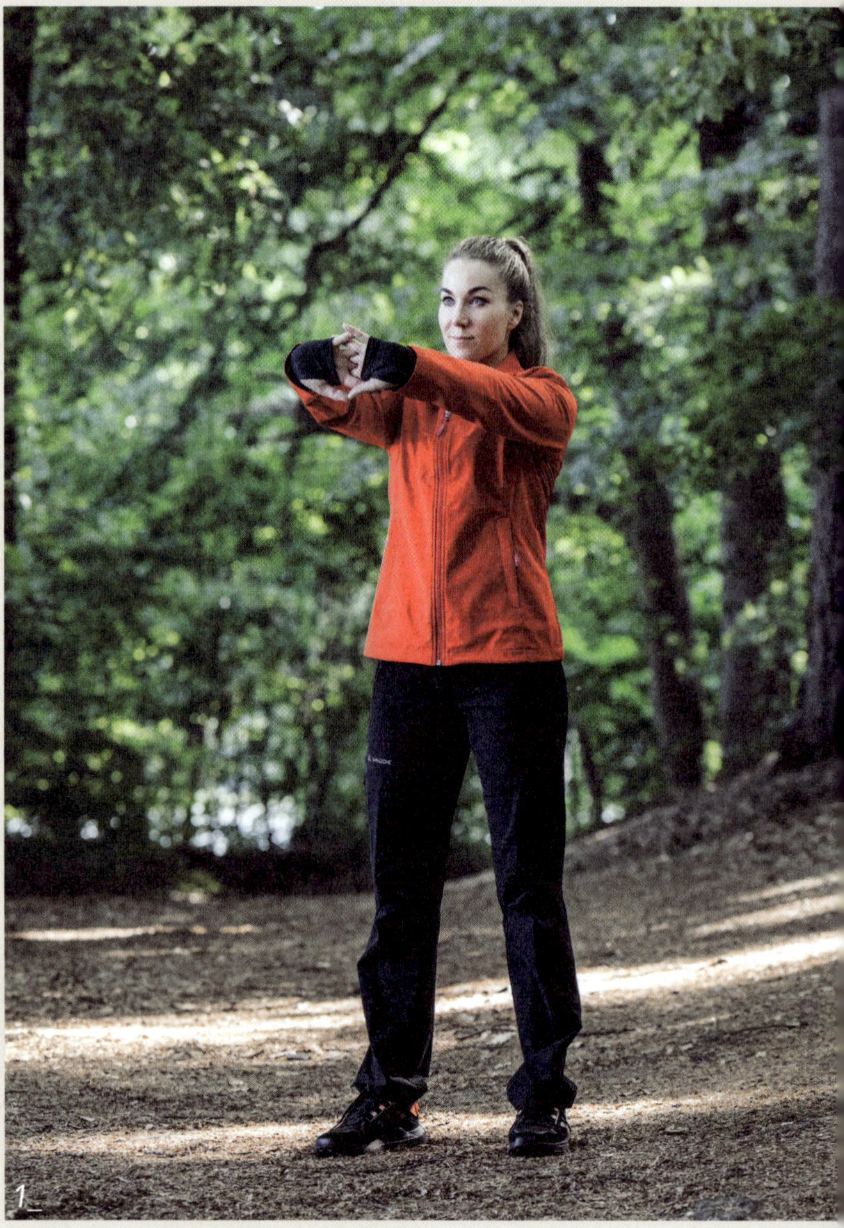

1_Die Finger greifen im aufrechten Stand vor dem Körper ineinander. Die Arme weisen nach unten, der Blick ist nach vorn gerichtet. Nun heben wir die Arme nach vorn auf Schulterhöhe und drehen gleichzeitig die Handinnenflächen nach außen. Kurz halten, ...

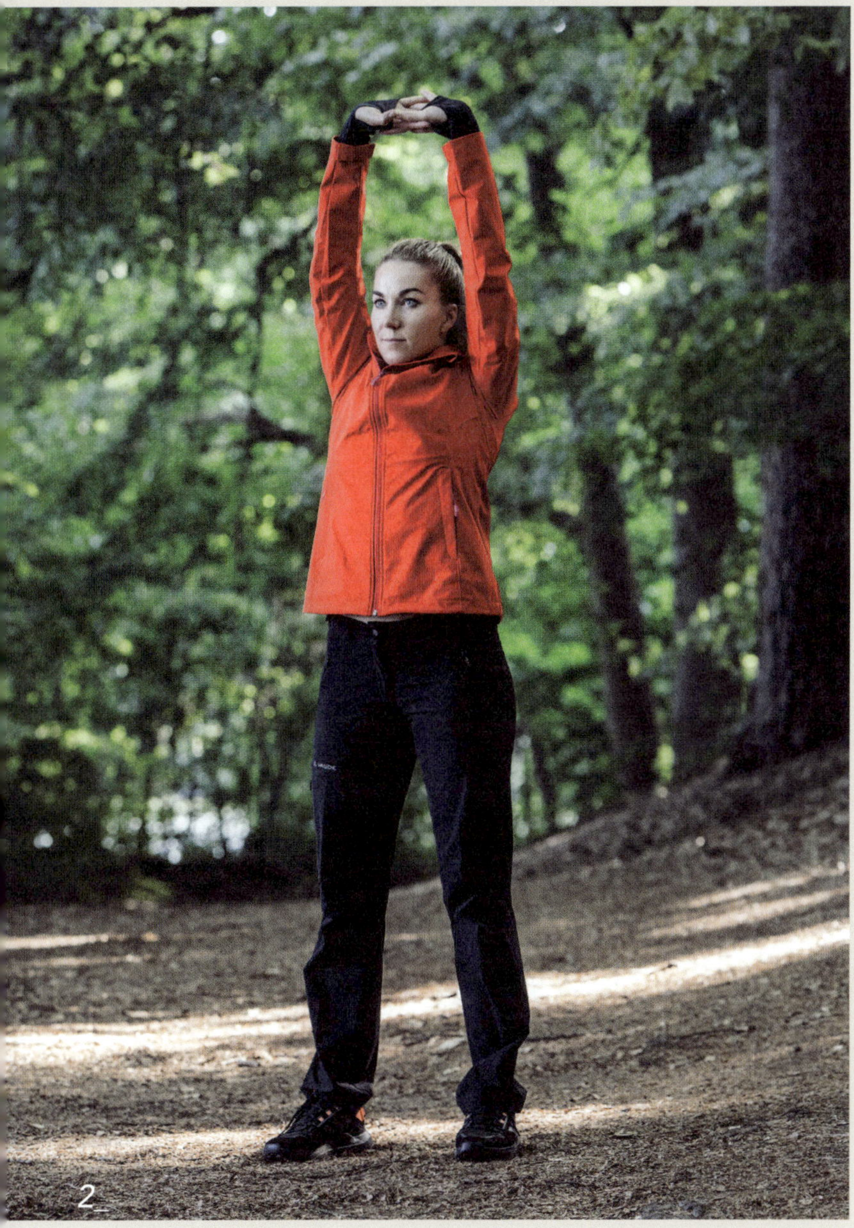

2_... und anschließend die Arme so weit es geht in die Höhe strecken und die Dehnung in Händen, Armen und Rumpf spüren.

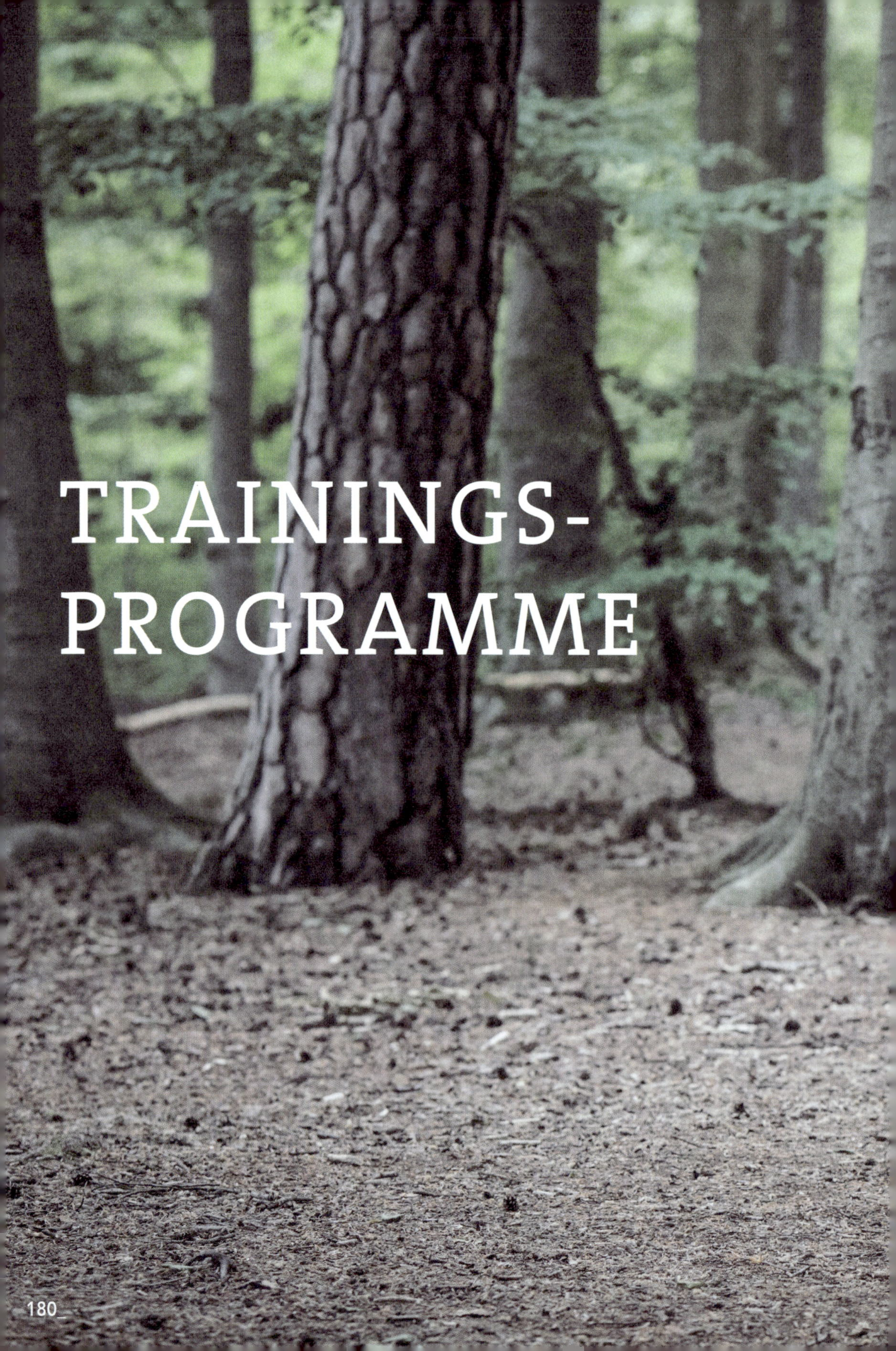

TRAININGS-PROGRAMME

Dritter Teil

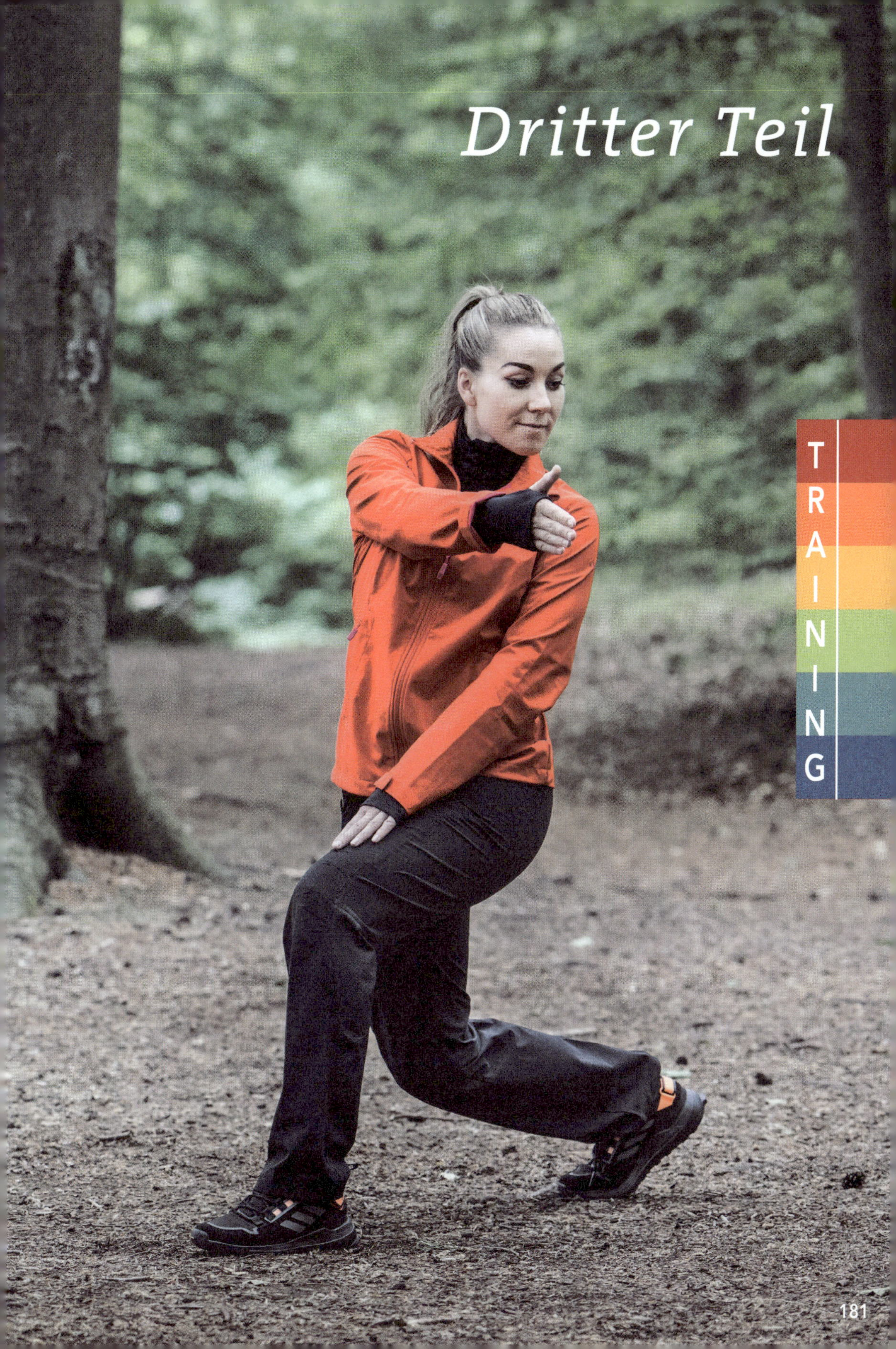

TRAININGSPROGRAMME

Die Übungen aus dem zweiten Teil können je nach Können und Trainingsstand frei ausgewählt und kombiniert werden – getreu dem Motto: Hauptsache es tut gut und macht Spaß. Wer Anregungen sucht, kann allerdings auch den hier beschriebenen Programmen folgen. Die nachfolgend zusammengestellten Übungen bieten jedem Wanderer das auf sein Leistungslevel beziehungsweise auf seine individuellen Bedürfnisse zugeschnittene Trainingsprogramm. Es umfasst Übungen aus allen im zweiten Teil vorgestellten Bereichen und sollte in der jeweiligen Reihenfolge absolviert werden.
Diejenigen, die bevorzugt bestimmte Körperpartien trainieren wollen, finden zum Schluss eine Zusammenstellung ausgewählter Übungen, die diese gezielt ansprechen.

- M Mobilisation
- K Kraft
- KO Koordination
- W Wanderstockübungen
- P Partnerübungen
- D Dehnung

FÜR EINSTEIGER

Wer mit dem Fitnesswandern beginnt, sollte sich nicht gleich überfordern. Die leichten Übungen dieses Programms sind für jeden Wanderer geeignet, der damit beginnt, seine Touren zu einem Ganzkörpertraining auszubauen.

M1
M2

K12
K13

KO1
KO3

W1
W7

P2
P6

D1
D11

FÜR KÖNNER

Trainierte können auf einer Wanderung anspruchsvollere Übungen ausführen, zum Beispiel die in diesem Programm aufgeführten.

M9
M14
M15

K4
K5
K14

KO2
KO4
KO6

W2
W3
W4

P1
P3
P9

D2
D5
D8

FÜR SPEZIALISTEN

Wer regelmäßig im Studio oder im Verein trainiert oder anspruchsvolle Wanderungen macht, der sollte sich auch bei den Fitnessübungen fordern.

M9
M10
M15

K9
K29
K34

KO4
KO5
KO7

W2
W4
W6

P1
P4
P8

D3
D7
D8

KOMPAKTPROGRAMM

Für diejenigen, die eine kurze Wanderung machen und sich zwischendurch recken und strecken möchten, sei dieses Programm empfohlen.

M2
M5

K2
K31

Ko3
Ko6

W4
W5

P2
P8

D9
D11

AUSFÜHRLICHES PROGRAMM

Dieses Programm lässt sich am besten in vier Fitnesseinheiten vor, während und nach einer Wanderung umsetzen. Einheit 1 absolvieren wir, bevor es auf die Wanderstrecke geht – beispielsweise auf dem Wanderparkplatz. Die Einheiten 2 und 3 finden dann jeweils als Unterbrechung der Wanderung statt. Einheit 4 bildet zugleich den Abschluss der Tour, wenn wir die gewählte Strecke hinter uns gelegt haben.

Einheit 1
(vor Beginn einer Wanderung)

- M1
- M2
- M3
- M4
- M6
- M8

Einheit 2
(nach ein paar Kilometern Wanderung)

- K3
- K11
- K12
- K14
- K17
- K26

- KO1
- KO2
- KO3
- KO4
- KO5
- KO6

Einheit 3
(nach weiteren Kilometern Wanderung)

- W2
- W4
- W6

- P2
- P3
- P5

Einheit 4
(am Ende der Wanderung)

- D1
- D2
- D4
- D5
- D8
- D10

M Mobilisation
K Kraft
KO Koordination
W Wanderstockübungen
P Partnerübungen
D Dehnung

Für eine kräftige Brust und starke Schultern

M8
M9
M11

K10
K20
K21
K27
K28
K29
K31
K32
K33

W3
W7

P6
P 7

Für definierte Arme

M8
K28
K29
K30
P6
P7
P8

Für einen belastbaren Rücken

M7
K10
K12
K20
K21
K29
K31
K33
W4
KO6
W 5

Für einen straffen Bauch, einen knackigen Po und Beine, auf denen wir sicher stehen

M2
M3
M4
M5
K1
K2
K3
K4
K5
K6
K7
K9
K11
K13
K14

K15
K16
K17
K18
K22
KO5
KO6
W1
W2
W5
P1
P2
P3
P4
P5

Ganzkörperübungen

K9
K19
K27 bzw. K27a
K34

QUELLENANGABEN

1 Bundesministerium für Wirtschaft und Technologie (Hg.) in Zusammenarbeit mit dem Deutschen Wanderverband (DWV): Grundlagenuntersuchung Freizeit- und Urlaubsmarkt Wandern (Langfassung), Berlin 2010, S. 23 (im Folgenden: Wanderstudie)

2 Vgl. Seifert-Rösing, Ingo: Wanderlexikon. Alles, was Wanderer wissen müssen von A-Z, Stuttgart 2020, S. 218.

3 Zit. nach Hupke, Klaus-Dieter: Naturschutz. Ein kritischer Ansatz, Berlin/Heidelberg 2015. S. 8.

4 Wanderstudie, S. 34.

5 Knoll, Gabriele M., Handbuch Wandertourismus, Konstanz/München 2016, S. 18.

6 Wanderstudie, S. 23.

7 Offizielle Zahlen des Statistischen Bundesamts.

8 Offizielle Zahlen des Statistischen Bundesamts.

9 Wanderstudie, S. 32.

10 Wanderstudie, S. 25.

11 Wanderstudie, S. 42.

12 Wanderstudie, S. 50.

13 Wanderstudie, S. 77

14 Wanderzeit. Magazin des Deutschen Wanderverbandes, März 2021, S. 7.

15 Wanderstudie, S. 34

16 Vgl. www.wanderforschung.de/files/gesstudkz1220021637.pdf

17 Annika Joeres: »Neuer Wirkstoff entdeckt«, in: DIE ZEIT, 18. Februar 2021, S. 6.

18 www.mannheimer-morgen.de/deutschland-welt_artikel,-wissenschaft-gesund-durch-gehen-_arid,274600.html

19 Vgl. www.internisten-im-netz.de/krankheiten/metabolisches-syndrom/was-ist-ein-metabolisches-syndrom/

20 Vgl. www.diabinfo.de/vorbeugen/faktencheck/was-ist-das-metabolische-syndrom.html

21 Ebd.

22 Annika Joeres: »Neuer Wirkstoff entdeckt«, in: DIE ZEIT, 18. Februar 2021, S. 6.

23 Vgl. www.weitwanderwege.com/gesundheit-wandern-weitwandern-wundermittel/

24 Vgl. www.herzstiftung.de/ihre-herzgesundheit/gesund-bleiben/sport-und-bewegungsmangel/wandern

25 www.wanderforschung.de/files/gesstudkz1220021637.pdf

26 Vgl. Annika Joeres: »Neuer Wirkstoff entdeckt«, in: DIE ZEIT, 18. Februar 2021, S. 6, sowie die Veröffentlichung einer amerikanischen Studie im British Journal of Sports Medicine vom 13. März 2021.

27 Zit. nach Albert Kitzler: Vom Glück des Wanderns. Eine philosophische Wegbegleitung, München 2019, S. 24.

28 www.wanderforschung.de/files/gesstudkz1220021637.pdf

29 Ebd.

30 Ebd.

31 www.mobilegeeks.de/artikel/eine-kleine-geschichte-der-home-fitness-von-yoga-bis-zu-peloton/

32 www.akademie-sport-gesundheit.de/magazin/die-bedeutung-von-fitness-in-der-gesellschaft.html

33 www.focus.de/gesundheit/experten/becic/die-geschichte-der-fitness-die-entstehung-der-modernen-fitnessbewegung_id_4021862.html

34 www.aerzteblatt.de/archiv/90696/Intensitaet-und-Effekte-von-Krafttraining-bei-Aelteren

DANKSAGUNG

Der Sport ist mir nicht in die Wiege gelegt worden, im Gegenteil. Als Schüler wurde mir der Sportunterricht verleidet, weil es quälende Schuljahre lang fast nur ums Turnen ging – und das habe ich gehasst. Heute bewundere ich die Leichtigkeit, Eleganz und Anmut, mit der Turnerinnen und Turner das Reck, den Barren und die Ringe beherrschen. Für mich war das als Kind reiner Horror. Erst in den höheren Klassenstufen kamen Leichtathletik, Schwimmen, Fußball und Basketball hinzu – und damit auch für mich die Freude an der Bewegung. Das Wandern habe ich erst jenseits der 40 für mich entdeckt – dank vieler guter Bücher, Wanderführer und Freunden, die mich auf diese natürlichste aller Sportarten und die damit verbundenen herrlichen Naturerlebnisse aufmerksam gemacht haben. Heute ist es meine wichtigste Freizeitbeschäftigung. Ich trauere jedem schönen Tag nach, an dem ich mich nicht in der Natur bewegen kann.

Meinen Ausbildern im Eifelverein zum DWV-Wanderführer, Arno Kaminski und Wilhelm Hermsen, möchte ich Dank sagen. Sie haben maßgeblich dazu beigetragen, dass ich begann, mich über das übliche Maß hinaus mit dem Wandern zu beschäftigen und es gleichsam zu einem zweiten Standbein zu machen. Gleiches gilt für meinen Fitnesslehrer Ralf Stirpeiks, der mich in Berlin zum geprüften Fitness- und Personaltrainer ausgebildet hat.

Meine Lektorin beim Pietsch-Verlag Ulrike Ruh danke ich für die Idee zu diesem Buch und die stets umsichtige und wundervoll motivierende Begleitung im Entstehungsprozess – auch und gerade, wenn es mal etwas schwieriger wurde. Niko Schmidt hat als ihr Nachfolger das Projekt zu Ende geführt. Ganz besonders herzlich danke ich unserem Fitness-Model Theresa Trübenbach für ihren Einsatz beim Shooting der Fotos zu diesem Buch am Hellsee im Naturpark Barnim bei Berlin. Der Tag war lang und anstrengend – und sie hat bis zuletzt gestrahlt – innerlich und äußerlich. Gleiches gilt für Stephan Pramme, unserem Fotografen, der uns einiges abverlangte bei den Übungen, bis er in seinem hohen Qualitätsanspruch mit den Bildern zufrieden war und auch noch das letzte Licht des Tages auszunutzen verstand. Ohne die Fotos mit Theresa und von Stephan wäre dieses Buch nicht zustande gekommen. Kornelia Erlewein hat Texte und Bilder zu einem attraktiven Buch gestaltet. Last but not least geht mein Dank an die Vaude Sport GmbH & Co. KG, die das Outfit zum Foto-Shooting zur Verfügung gestellt hat.

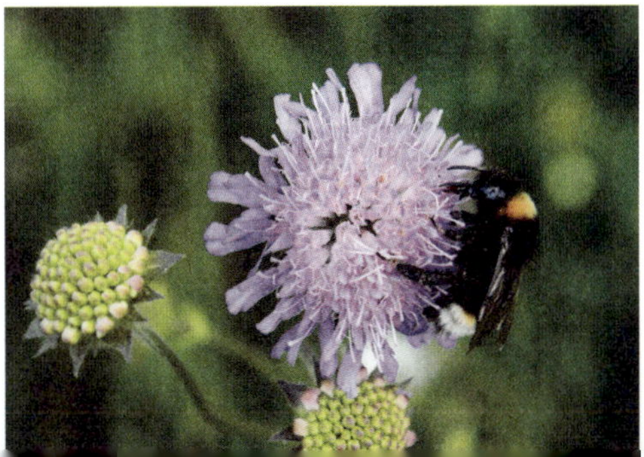

LITERATURVERZEICHNIS

Andrack, Manuel: Das neue Wandern. Unterwegs auf der Suche nach Glück, Berlin 2011

Annand, Naomi: Yoga. Ein Handbuch fürs Leben, Stuttgart 2020

Bimbi-Dresp, Michaela: Das große Pilates-Buch. Die Original-Übungen für alle Könnensstufen, München 2006

Blech, Jörg: Bewegung. Die Kraft, die Krankheiten besiegt und das Leben verlängert, Frankfurt/M. 2007

Bohnenkamp, Anne/Möbius, Frank (Hg.): Mit Gunst und Verlaub! Wandernde Handwerker – Tradition und Alternative, Göttingen 1989 (2020)

Bundesministerium für Wirtschaft und Technologie (Hg.) in Zusammenarbeit mit dem Deutschen Wanderverband (DWV): Grundlagenuntersuchung Freizeit- und Urlaubsmarkt Wandern (Langfassung), Berlin 2010

Delp, Christoph: Beweglichkeit durch Dehnen, Faszienmassage und Mobility-Training, Stuttgart 2020

Delp, Christoph: Das große Fitness-Buch. Beweglichkeit, Kraft, Ausdauer, Stuttgart 2011

Dick, Andreas / Hohenester, Georg: 101 Dinge, die ein Wanderer wissen muss, München 2014

Doll, Marcel: 50 Workouts. Bodyweight-Training ohne Geräte, München 2017 (22020)

Eisenhit, Andrea / Renner, Thomas: Fit für den Berg, München 2004

Fischer, Bernd: Vitalitätstraining. Praktische Übungen für ein langes und selbstbestimmtes Leben, Lahr 2008

Freiwald, Jürgen: Stretching für alle Sportarten, Reinbek 2006

Granum Rosebø, Kristin: Outdoor-Training. Mit über 100 Kraft- und Ausdauerübungen sowie über 20 Trainingsplänen, München 2018

Grifka, Joachim: Die moderne Knieschule. Hilfe bei Schmerzen und Beschwerden, Reinbek 2021

Harder, Gustav: Wandern Bergwandern, Reinbek 2006

Hauser, Uli: Geht doch! Wie nur ein paar Schritte mehr unser Leben besser machen, München 2018

Hlade, Christian: Wanderwissen kompakt, Wien 2021

Hupke, Klaus-Dieter: Naturschutz. Ein kritischer Ansatz, Berlin/Heidelberg 2015

Jochum, Inka: Mehr Beweglichkeit. Das persönliche Aufbauprogramm für Muskeln, Sehnen und Gelenke, München 2006

Kagge, Erling: Gehen, weiter gehen. Eine Anleitung, Berlin 2018

Kaiser, Andreas Paul: Glücksformel Wandern. Wie Schritt für Schritt gute Gefühle entstehen, Stuttgart 2021

Kieling, Andreas: Kielings kleine Waldschuld. Vom Leben in der Natur, München 2020

Kitzler, Albert: Vom Glück des Wanderns. Eine philosophische Wegbegleitung, München 2019

Knoll, Gabriele M.: Handbuch Wandertourismus, Konstanz/München 2016

Koch, Marianne/Buchberger, Werner: Bluthochdruck, München 2008

Koch, Marianne: Das Herz-Buch, München 2011

Larbig, Manuel: Waldwandern. Von der Sehnsucht nach Wildnis und Nächten unter freiem Himmel, München 2020

Mertens, Wilhelm/Oberlack, Helmut: Qigoing, München 2015

Mittermaier, Rosi/Neureuther, Christian: Die Heilkraft des Sports. Mit Spaß und Freude mehr Gesundheit, München 2008

Moor, Robert: Wo wir gehen. Unsere Wege durch die Welt, Berlin 2020

O'Mara, Shane: Das Glück des Gehens. Was die Wissenschaft darüber weiß und warum es uns so guttut, Hamburg 2020

Pott, Gerhard (Hg.): Das metabolische Syndrom. Übergewicht, Bluthochdruck, Diabetes mellitus mit den Folgen Herzinfarkt und Schlaganfall, Stuttgart 2007

Reng, Ronald: Warum wir laufen, München 2018

Römer, Alexander: Fit am Berg. Die perfekte Vorbereitung, Garmisch-Partenkirchen 2004

Rühl, Jörn / Binias, Jens: 4xF Outdoor FitCamp, Aachen 2014 (22018)

Schönthaler, Stefan / Hofmann, Holger: Das Bodyprogramm. Die besten Übungen für Kraft, Beweglichkeit und Entspannung, Reinbek 2000

Seifert-Rösing, Ingo: Wanderlexikon. Alles, was Wanderer wissen müssen von A-Z, Stuttgart 2020

Tesson, Sylvain: Auf versunkenen Wegen, München 2017

Thomschke, Ronald: Beweglichkeits-Training. Übungen für mehr Flexibilität und zur Muskelentspannung, Berlin 32020

Thomschke, Ronald: Rückenfit & Kreuzfidel. Das Training für Rücken und aufrechte Körperhaltung, Berlin 2015 (22016)

Thomschke, Ronald: Rückentraining. Funktionelle Übungen für einen gesunden & starken Rücken, Berlin 2020

Thürmer, Christina: Weite Wege wandern. Erfahrungen und Tipps von 45.000 Kilometern zu Fuß, München 2020

Outdoor-Wissen. Alles über Reisen, Wandern, Abenteuer, Stuttgart 2011

Perwitzschky, Olaf: Alpine Lehrschrift Bergwandern/ Bergsteigen, München 2008

Wanderbares Deutschland. Genusswandern auf über 7.000 Kilometern der faszinierenden Qualitätswanderwegen, Innsbruck 2020

Wanderland. Katalog zur Ausstellung im Germanischen Nationalmuseum Nürnberg, Nürnberg 2018

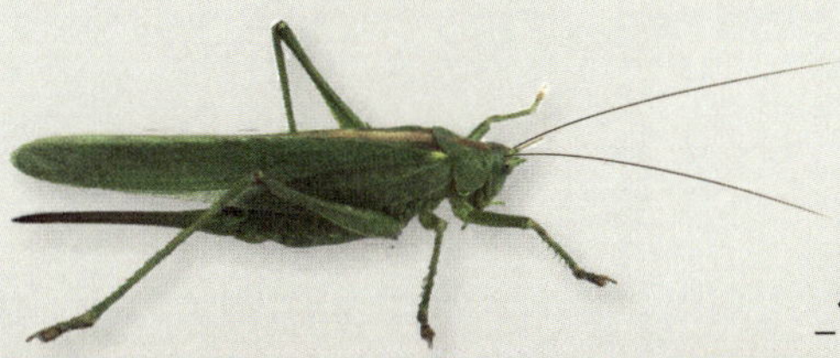

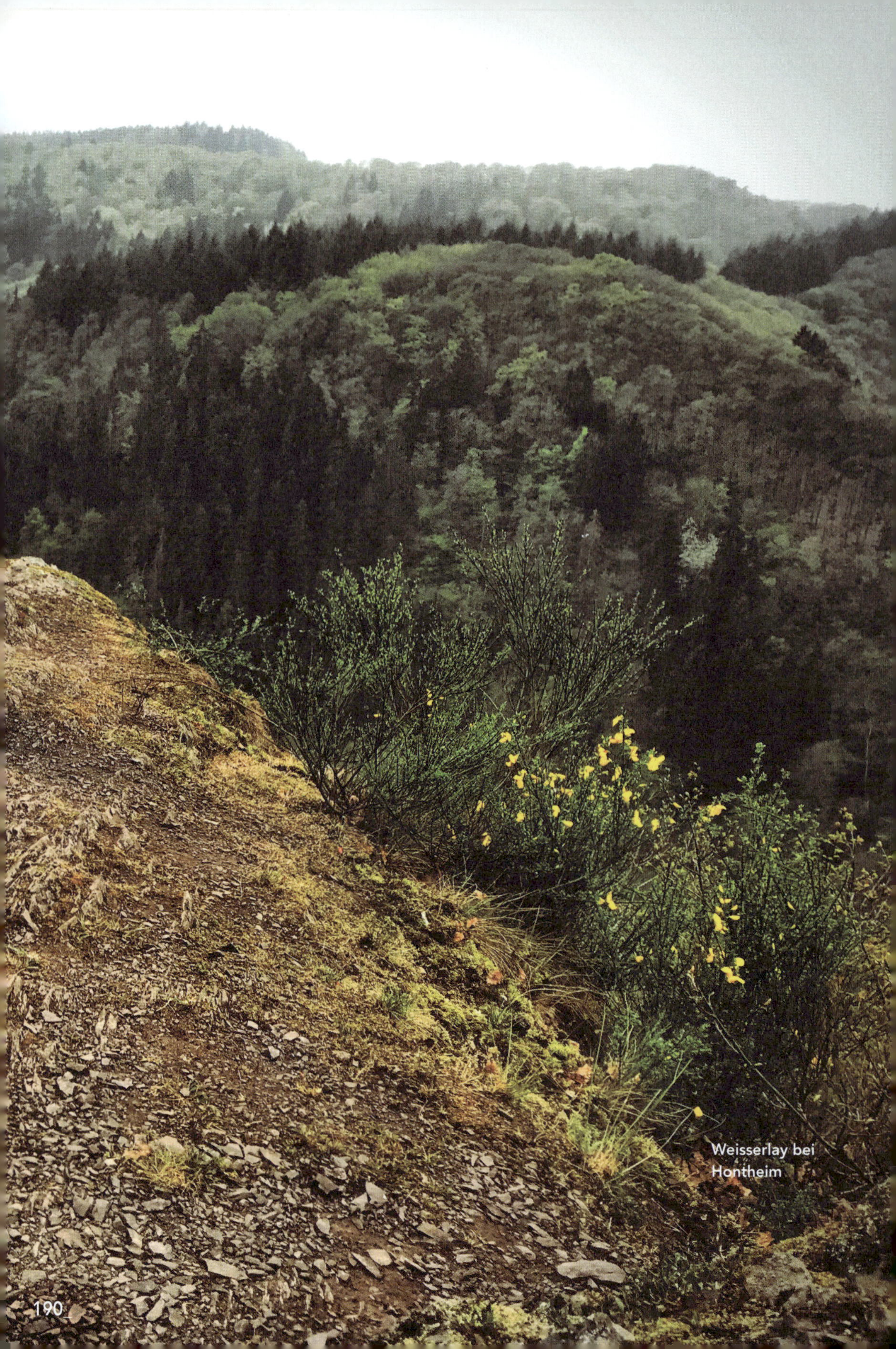

Weisserlay bei Hontheim

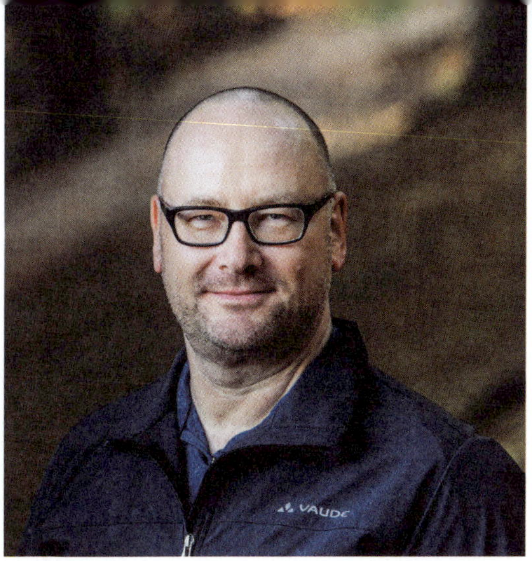

DER AUTOR

Dr. André Uzulis, geboren 1965 in Hannover, ist Journalist, Historiker und Buchautor. Studium der Geschichte, Politikwissenschaft und Französischen Literaturwissenschaft in Hannover und Lille (Frankreich). Tätigkeiten für Tageszeitungen, dem Rundfunk und Nachrichtenagenturen sowie in der Presse- und Öffentlichkeitsarbeit. Uzulis ist zertifizierter Wanderführer (DWV), Gesundheitswanderführer (DWV) und Venentrainer, außerdem geprüfter Fitness- und Personaltrainer. Er lebt in der Eifel und Berlin und ist in allen deutschen Wanderrevieren zuhause.

Zuletzt von ihm sind erschienen:

Hermann Hesse. Biografie (Berlin 2021)
Bad Bertrich – Natur, Geschichte und Kultur (zusammen mit Peter Laux - Daun 2021)
Landtag. Beobachtungen aus dem Maschinenraum der Politik (Taunusstein 2019)
Stille Nacht, heilige Nacht. 200 Jahre ewiges Lied (Paderborn 2018)
Hans Fallada. Biografie (Berlin 2017)

www.wanderfitness.de
www.uzulis.de

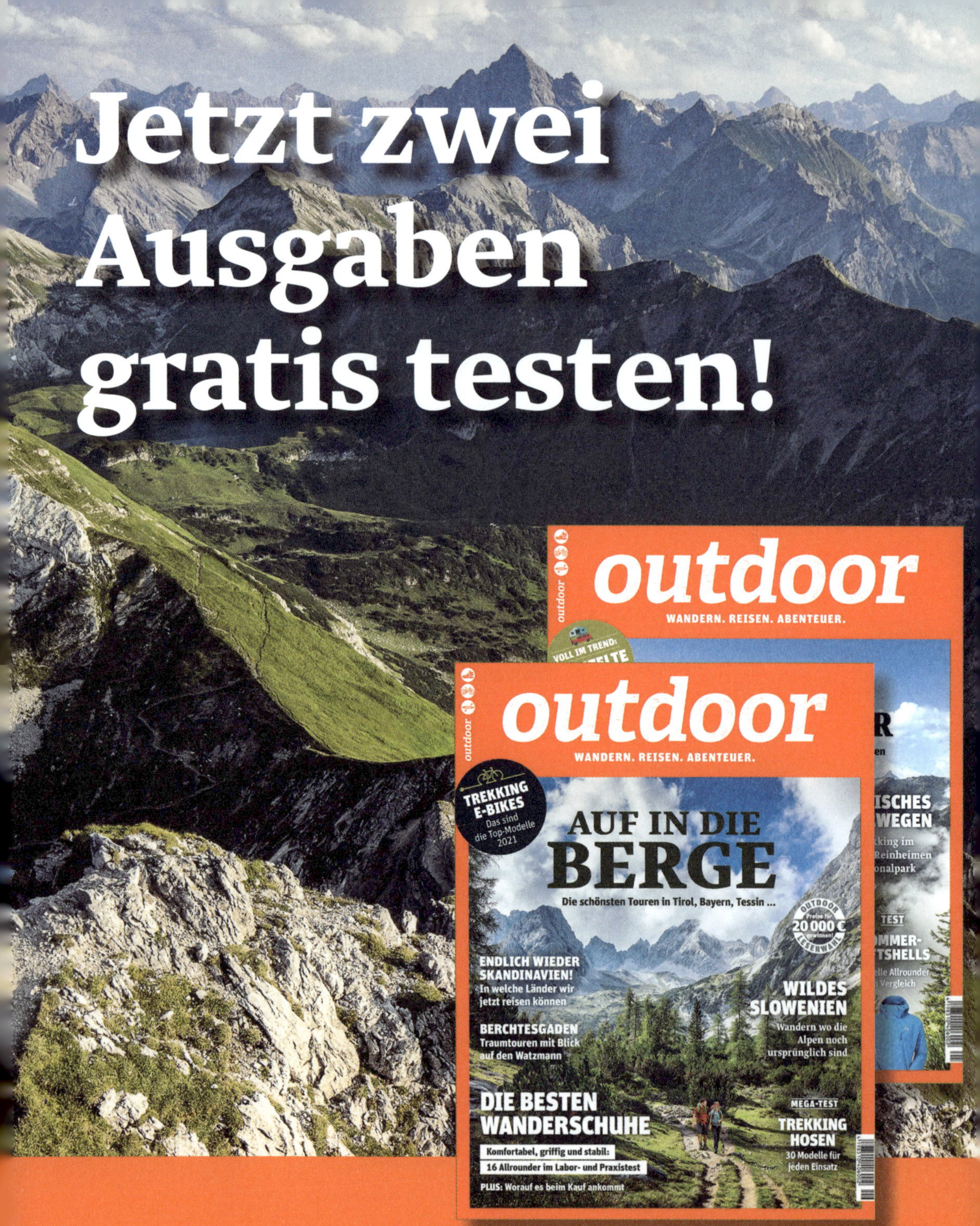
Jetzt zwei Ausgaben gratis testen!
outdoor
WANDERN. REISEN. ABENTEUER.
outdoor
WANDERN. REISEN. ABENTEUER.
TREKKING E-BIKES
Das sind die Top-Modelle 2021
AUF IN DIE BERGE
Die schönsten Touren in Tirol, Bayern, Tessin ...
ENDLICH WIEDER SKANDINAVIEN!
In welche Länder wir jetzt reisen können
BERCHTESGADEN
Traumtouren mit Blick auf den Watzmann
WILDES SLOWENIEN
Wandern wo die Alpen noch ursprünglich sind
DIE BESTEN WANDERSCHUHE
Komfortabel, griffig und stabil:
16 Allrounder im Labor- und Praxistest
PLUS: Worauf es beim Kauf ankommt
MEGA-TEST
TREKKING HOSEN
30 Modelle für jeden Einsatz